ZHENGFU YILIAO GUANZHI MOSHI CHONGGOU YANJIU

王丙毅 著

政府医疗管制模式
重构研究

人民出版社

责任编辑:陈 登

图书在版编目(CIP)数据

政府医疗管制模式重构研究/王丙毅 著. −北京:人民出版社,2008.12

ISBN 978 − 7 − 01 − 007693 − 5

Ⅰ. 政… Ⅱ. 王… Ⅲ. 医疗保健事业−国家干预−研究 Ⅳ. R19

中国版本图书馆 CIP 数据核字(2009)第 011799 号

政府医疗管制模式重构研究

ZHENGFU YILIAO GUANZHI MOSHI CHONGGOU YANJIU

王丙毅 著

人民出版社 出版发行

(100706 北京朝阳门内大街 166 号)

北京龙之冉印务有限公司印刷 新华书店经销

2008 年 12 月第 1 版 2008 年 12 月北京第 1 次印刷

开本:710 毫米 × 1000 毫米 1/16 印张:23

字数:331 千字 印数:0,001 − 3,000 册

ISBN 978 − 7 − 01 − 007693 − 5 定价:45.00 元

邮购地址 100706 北京朝阳门内大街 166 号

人民东方图书销售中心 电话 (010)65250042 65289539

前　言

　　伴随着中国医疗改革进程的推进，医疗服务领域出现了一系列令人担忧的现象，这些现象集中体现为人们普遍关心的"看病难"、"看病贵"和"看不起病"问题。面对这些问题，医疗改革无论是在理论上还是在实践中，都遇到了前所未有的困难：在理论上，无休止的"不完全市场与无效率的政府管制之争"仍然在延续；在实践中，政策选择陷入"政府管制与市场化改革的两难境地"难以自拔。也就是说，在医疗服务领域，如何重构政府医疗管制模式及其制度体系，更好地界定政府管制的作用范围，以实现政府与市场的有机结合，仍然是值得深入研究的重要理论与现实问题。

　　本书在吸收和借鉴前人研究成果的基础上，把研究的范围定格在医疗服务领域（狭义医疗卫生）的政府管制模式重构问题上，并坚持从一般到特殊、从理论到实践的基本分析思路，运用规范分析与实证分析相结合、理论构筑与理论应用相结合的基本分析方法，始终以医疗服务领域为什么和如何改革与重构政府管制模式为主题展开研究，力图形成一个较为完整的医疗管制模式改革与重构理论框架，为中国医疗管制改革提供理论和政策参考。

　　为了更好地分析政府医疗管制的范围与边界，探询政府医疗管制与医疗市场竞争的有机结合点，以便更为确切地解释政府管制"管什么"和"如何管"的问题，本书在导论中首先对政府管制及其相关概念作了详细界定。对于政府管制，本书是从更为广泛的意义上来理解这一概念的，认为政府管制是政府及其授权机构对社会经济活动所进行的一切干预行为。这种广义理解与狭义理解（即政府管制是政府对微观经济主体的直接干预）相比，能够更为全面地反映政府在社会经济活动中的各种责任及其作用范围。与此同时，本书是从"管制方式→管制模式"和"管制机制→管制制度体系"这两个逻辑层次上来进一步把握政府管制这一概念的，从而对"管制方式"、"管制机制"、"管制模式""管制制度体系"等概念及其相互关系作出了明确解释。

首先，在"管制方式→管制模式"这一层次上，本书认为，管制方式是政府对社会经济领域实施管制行为的方式及其特征，主要表现为政府对经济主体及其决策活动的干预是直接干预还是通过中间媒介所进行的间接干预。由于管制方式既体现了管制者与被管制者发生管制关系的状况，也体现了政府介入社会经济领域的广度和深度，还体现了政府与市场相结合的程度及其具体形式。所以，各种管制方式相互作用与相互影响而组成的有机组合体实际上就构成了政府管制的管制模式。在主流管制经济学中，政府管制按照管制的目的、手段和方法，可分为直接管制方式和间接管制方式；按照其内容可分为经济性管制和社会性管制（植草益，1992）。而本书把管制方式和管制内容结合起来，进而把管制方式分为四类，即直接经济性管制方式和间接经济性管制方式、直接社会性管制方式和间接社会性管制方式。这四种管制方式的不同组合，构成了不同的管制模式。因此，本书有关管制模式重构问题的分析，在技术思路上就转化为管制方式选择与优化重组问题的分析。

其次，在"管制机制→管制制度体系"这一层次上，本书认为，管制机制是指政府管制行为发挥作用的传导过程及其内在机理，是由管制组织（机构）、管制程序、管制手段或各种具体管制制度等，相互作用、相互影响而构成的动态有机体，体现为管制机构以何种组织形式（或具体制度机制）来实施其管制行为。这里，本书把管制机制理解为那些比较具体的管制制度，是与管制方式相对应的具体制度机制和制度工具。如具体的定价制度、市场准入制度等。各种管制机制相互作用构成的有机体就是政府管制的制度体系或制度架构。因此，本书有关政府医疗管制制度体系的研究，实际上也就转化为对各种医疗管制机制所进行选择与设计的研究。

最后，关于管制方式与管制机制、管制模式与管制制度体系之间的关系。在主流管制理论中，经济学家并没有区分管制方式和管制机制这两个概念，而只是以管制工具和管制手段等具体管制制度为标准把管制方式区分为直接管制和间接管制（植草益，1992）。而本书认为，"管制方式"侧重于说明管制的外在表现形式，而"管制机制"则侧重于说明管制的具体内容。管制的具体制度机制和制度工具是管制方式的具体体现。管制方式只有在管制机制的运行和具体实施过程中才得以体现出来。因此，管制方式和管制机制是有区别的，但却是一一对应的，是同一问题的两个方面。既然管制方式可分为以上四类，那么，管制机制也同样可以分为四类：直接经济性管制机制和间接经济性管制机制、直接社会性管制机制和间接社会性管制机制。同理，根据管制方式和管制机制之间的关系，我们不难理解管制模式和管制制度体系之间的关系，即它们之间的关系只不过是管制形式与管制内容之间的关系。因此，本书对医疗管制模式重构问题的分析，既包括对医疗管制模式本身的分析（第3章），也包括对这种管制模式下的管制制度体系分析（第4章）。这两个方面共同构成了本书有关政府医疗管制模式重构的规范理论框架。

本书除了第1章（绪论）和第8章（结论、问题与前瞻）外，其基本内容和逻辑结构由四部分构成（见第1章图1-4）。各部分的研究主题如下：

第一部分：基本理论与分析框架（第2章）。本部分在对主流管制理论和实践进行回顾与反思的基础上，分析概括了现有理论在管制模式重构问题上的成就与局限性。同时，为避免现有理论在政府管制模式改革与重构问题上存在的局限性，本书借助新制度经济学的产权理论和"公共领域"范畴，形成了一个有关政府管制模式重构问题的一般性理论假说和基本分析框架，即"公共领域管制"假说和"范围界定—方式选择—机制设计"分析框架，为本书研究医疗服务领域的政府管制模式重构问题，奠定了理论基础。

第二部分：政府医疗管制模式重构的规范分析（第3章与第4章）。本部分的研究主题是：运用上述一般性理论假说和基本分析框架，首先分析医疗市场中的各种公共领域，界定政府医疗管制的范围与边界，进而探讨政府医疗管制模式的管制方式组合，解答医疗服务领域"为什么需要政府管制"和政府医疗管制"管什么"的问题；然后对医疗服务领域的政府管制机制进行设计，探讨政府医疗管制所应具备的制度体系架构，解答医疗服务领域的政府管制"怎么管"的问题。通过上述两个方面的分析，最终形成本书有关政府医疗管制模式重构的规范性理论框架。

第三部分：国际视角：实证分析与理论检验（第5章）。本部分的研究主题是：考察典型国家医疗管制模式改革与重构的实践过程，探讨其医疗管制模式改革与重构的特点和发展趋势。为本书探索中国医疗管制模式及其制度体系重构提供经验性参考，同时也对本书的规范性理论进行实证检验。

第四部分：中国视角：实证分析与改革探索（第6章与第7章）。本部分的主题是：运用本书的基本理论并结合典型国家医疗管制模式改革的经验，考察中国现行医疗管制模式存在的问题及其成因，探索中国医疗管制模式改革与重构的基本目标和基本路径。

本书虽然在总体上形成了比较规范的理论框架和政策体系，对国内外医疗管制模式改革的实践也进行了较为系统的实证考察。但是，本书的这种研究只能说是一种初步探索。由于笔者能力与水平所限，本书在一些具体问题分析上，还存在许多不足和欠缺之处，需要在今后的研究工作中得到进一步完善与修正，也望广大同仁和读者真诚赐教。

目　录

1 导　论

在本章，首先对本书的研究范围和一些相关概念作一明确界定。然后，对一些相关研究文献进行综述。在此基础上，进而阐述本书的研究主题、研究目的和意义，对本书为什么要研究政府医疗管制模式重构作出说明。最后，扼要叙述本书的研究思路、研究方法、主要内容和逻辑框架。

1.1　相关概念和研究范围的界定

1.1.1　医疗服务和医疗服务市场

谈到"医疗"（medical care or medical treatment），我们不能不把它与"卫生"（hygiene）、"健康"（health）、"保健"（health care or health protection）等概念联系起来。因为无论是在我国还是在国外，"医疗"与"卫生"、"健康"、"保健"等概念常常被结合起来使用，形成了"医疗卫生"、"卫生保健"、"医疗保健"等一些习惯性用法。因此，在确定"医疗服务"和"医疗服务市场"的含义之前，我们还必须首先了解与之相关的"卫生"、"医疗卫生"等概念的含义。

1. 卫生、医疗卫生和医疗服务

卫生，在我国古代主要是指"养生"和"护卫生命"。随着社会生产力的发展，人类由被动适应自然发展到主动适应和改造自然。对于生命健康的维护和疾病防治，也从被动适应走向主动，卫生概念也在发生变化，含义变得更为广泛。① 《辞海》对卫生的解释是：为增进人体健康，预防疾病，改善和创造合乎生理要求的生态环境、生活条件所采取的个人和社会的措施。"卫生，泛指为维护人体健康而进行的一切个人和社会活动的总和"，"卫生包括一切为增进人体健康，预防、医治和消除疾病，改善和创造符合人的生理要求的生产环境和生活环境而进行的一切活动"。② 卫生（保健）是"医生、护士、医院、公共卫生工作者，以防止疾病、恢复和提高人们的精神与身体健康为目的所提供的服务"③。

一般来讲，为维护人体健康，人们通常进行以下几个方面的卫生活动：

（1）为促进人体在生活和劳动过程中增强体质、避免和抵御外部环境对人体的不良影响、保持健康而进行的环境保护、劳动保护、防疫、保健等公共卫生和公共预防与防疫活动。

（2）为使人体在出生前后拥有较好的素质而进行的优生优育、卫生期保健、婴幼儿保健、接种免疫，以及针对地方病、职业病、结核病、性病和艾滋病等疾病的治疗活动。属于特殊人群的卫生保健和特殊疾病的预防与治疗活动。

（3）医生或医院依靠一定的医学专业技术和医疗设备，对已经患有疾病的患者进行医治，使之得到康复的服务活动。即通常所说的医疗服务。

（4）为上述活动筹集资金的卫生筹资活动。

（5）为上述卫生活动提供人力、物力要素（包括医药）和技术与环境条件的活动，以及进行卫生科学研究、教育与知识技术传播、设备投资与设施建设等活动。即提供卫生要素的活动。

---

① 吴崇其：《中国卫生法学》，中国协和医科大学出版社 2004 年版，第 2 页。
② 杨平：《卫生法学》，人民军医出版社 2004 年版，第 5 页。
③ John G. Gullies and Peter A. West Martin, 1979, *The Economics of Health—An Introduction*, Robertson & Company Ltd, p. 1.

　　如果把上述五类卫生服务活动按照活动范围进行划分的话，那么，卫生服务活动可以分为广义的卫生服务和狭义的卫生服务。广义的卫生服务包括上述五类活动的全部内容，即活动范围包括公共卫生和公共预防与防疫，特殊人群卫生保健和特殊疾病的预防与治疗，医疗服务，卫生筹资，医药、医疗科技教育。狭义的卫生服务——即通常所说的医疗卫生服务，主要包括上述前三个方面的服务内容，即公共卫生和公共防疫、特殊人群卫生保健和特殊疾病的预防与治疗、医疗服务。有时还包括卫生筹资、医药服务，但不包括医疗卫生科技、教育和知识传播等活动。①

　　而医疗服务只是狭义卫生服务——医疗卫生服务的一个组成部分，主要是指上述卫生活动中的第三方面的内容。也可称为狭义的医疗卫生服务。

　　2. 卫生市场、医疗卫生市场和医疗服务市场

　　在市场经济的大环境下，卫生活动体现为卫生服务提供者向需求者提供卫生服务的活动，卫生市场既是提供卫生服务和接受卫生服务的场所，又体现为服务提供者与服务消费者的交换关系。

　　卫生市场可分为广义和狭义两类（见图1－1）。

　　广义的卫生市场包括医疗卫生服务市场、卫生筹资市场和卫生要素市场。这三个市场是相互联系、相互制约的关系。其中，医疗卫生服务市场是核心，卫生筹资市场是前提，卫生要素市场是基础。

　　狭义卫生市场，即医疗卫生服务市场，主要包括公共卫生与公共预防服务、特殊人群（妇幼）保健和特殊疾病的预防与治疗服务以及医疗服务等市场，②是指医疗卫生服务供需和医疗卫生服务产品所构成的一个特殊市场，它是用一定的医疗卫生资源和医学科学技术，为人们提供医疗、保健、康复、健康咨询以及相关服务的专业性市场，是医疗卫

　　① 有些文献把卫生筹资、医疗、卫生科技与教育等都划归为医疗卫生范围，这种分类是一种更为广义的分类。

　　② 杨敬宇、高峰：《卫生服务市场与政府职能》，载《发展》2004年第9期，第51页。

生服务供需双方商品交换关系的总和。① 从市场划分的角度来看，尽管医疗卫生服务离不开医药、医疗技术人员和医疗资金投入等要素，但医疗卫生服务市场，不应包括医疗卫生筹资市场和卫生要素（包括医药和医疗人力）市场，它们分别是由另外的供求交换关系构成的市场。

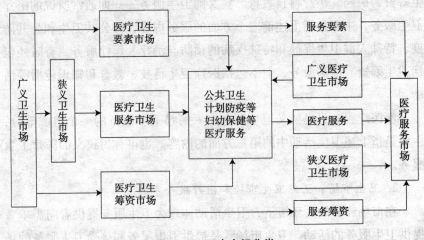

图 1-1　卫生市场分类

医疗服务市场是医疗卫生服务市场的一个重要组成部分，仅指其中的医疗服务部分，主要是指医患供求关系形成的服务市场，可以称为狭义的医疗卫生服务市场（见图 1-1）。

1.1.2　管制和政府医疗管制

管制（regulation）② 或政府管制（regulation by government），在国内外政治学、法学和经济学文献中有不同的解释，争议颇多。本节主要

---

① 高淑华：《浅谈市场经济条件下医疗服务市场的特点》，载《山东煤炭科技》2004 年第 3 期，第 19 页。

② regulation，通常被译为规制、管制或监管。三个中文概念是有区别的，但本书在理论探讨中倾向于使用"管制"译法，并视三者具有相同的含义。

概述管制经济学学者对管制概念及其发生依据的解释，并阐述本书对政府医疗管制概念的理解。

按照《新帕尔格雷夫经济学大辞典》的定义，管制是指"国家以经济管理的名义进行干预"①。卡恩（A. E. Kahn）在对公用事业管制研究的基础上，指出管制"作为一种基本的制度安排，是为了维护良好的经济绩效，其实质是政府命令对竞争的取代"，是"对该种产业的结构及其经济绩效的主要方面的直接政府规定，如进入控制、价格决定、服务条件及质量的规定以及在合理条件下服务所有客户时应尽的义务的规定"。② 丹尼尔·史普博（Daniel F. Spulber）从资源市场配置、消费者与企业因管制而发生的互动关系等角度扩展了管制的定义，提出管制是"由行政机构制定并执行的直接干预市场配置机制或间接改变企业和消费者的供需决策的一般管制或特殊行为"③。斯蒂格勒（Geoge J. Stigler）把管制的范围扩展到包括公用事业以及对要素市场、货币筹集与支付和商品生产销售的公共干预等所有公共与私人关系中，指出管制"作为一种法规，是产业所需并为其利益所设计和操作的"，是国家"强制权力"的运用。④

日本学者金哲良雄则从最为广泛的意义上解释了管制，他指出，管制是指在市场经济体制下，以矫正和改善市场机制内在问题为目的，政府干预和干涉经济主体（特别是企业）活动的行为。也就是说，政府管制政策包容了市场经济条件下政府几乎所有的旨在克服广义市场失败现象的法律制度及以法律为基础的对微观经济活动进行某种干预、限制或约束的行为。⑤

---

① 参见《新帕尔格雷夫经济学大辞典》，关于 regulation 词条，第 2135 页。
② Kahn, A. E., 1970, *The Economics of Regulation: principles and institutions*, New York Wiley, p. 3.
③ ［美］丹尼尔·史普博：《管制与市场》上海人民出版社 1999 年版，第 45 页。
④ Stigler, G. J., 1971, "The Theory of Economics Regulation", *Bell Journal of Economics* 2, pp. 3—21.
⑤ ［日］金泽良雄：《经济法》（新版），有斐阁书店 1980 年版，第 30 页。

我国学者余晖则给出了一个比较通俗的管制定义。他认为，管制是指政府的许多行政机构，以治理市场失灵为己任，以法律为根据，以大量颁布法律、法规、规章、命令及裁决为手段，对微观经济主体（主要是企业）的不完全、不公正市场交易行为进行的直接控制或干预。[①]

上述学者对管制的解释既有比较广义的解释（如金哲良雄和史普博），也有比较狭义的解释。广义的管制概念既包括政府对经济主体的直接干预和微观控制，也包括政府对市场的间接干预和宏观调节，即政府对经济和社会活动的一切干预都称为管制。在管制经济学中，经济学家对管制的解释更多的是比较狭义的解释，特指政府对微观经济活动的直接规范和控制。

按照从"一般到特殊"的原则，我们可以对政府医疗管制作如下的解释：政府医疗管制是政府医疗管理机构根据医疗卫生法律法规的规定，或通过颁布新的医疗卫生法律法规、设计新的医疗管制制度机制，对医疗服务提供者的医疗服务活动进行规范和限制的行为。同样，政府医疗管制既是一系列制度机制的总和，也是一系列管制活动的集合，是医疗市场实现健康、稳定、有序发展所不可或缺的制度安排，目的在于实现医疗市场公平与效率的有机统一。因此，本书所理解的政府管制也是一种比较广义的管制。

1.1.3 管制的相关概念及其分类

由于本书在分析政府医疗管制模式重构时，要涉及与"管制"概念有关的"管制方式"、"管制机制"、"管制模式"和"管制制度体系"等概念。所以，在本节，本书首先要对（本书所理解的）这些概念作一明确界定，然后再对它们的分类进行说明，以便使大家在阅读本书时，能够更好地理解本书的分析思路和意图。

---

① 余晖：《政府与企业：宏观管理与微观管制》，福建人民出版社1997年版，第1页。

1. 政府管制的相关概念

（1）管制方式和管制模式

①管制方式主要是指政府对社会经济领域实施管制行为的行为方式及其特征，主要表现为政府对微观经济主体及决策活动的干预是直接干预还是通过中间媒介间接干预。管制方式体现了管制者与被管制者发生管制关系的联系程度，也体现了政府介入社会经济领域的广度和深度。

②管制模式或管制体制模式。一般来说，管制模式是对政府管制与市场机制各自在经济领域中的作用范围、作用程度、结合方式及其具体实现形式的总体概括。本书认为，管制模式与管制方式是密不可分的。因为管制方式本身也表明了政府介入某一经济领域的程度，体现出了政府与市场的结合程度及其具体实现形式，所以，管制模式实际上就是由各种管制方式组成的有机组合体，不同的管制方式组合体表现为不同的管制模式（见图1-2）。

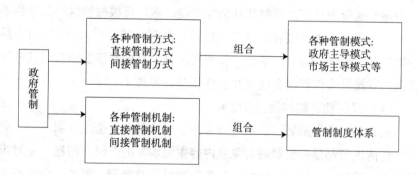

图1-2　管制方式、机制、模式和制度体系的关系

（2）管制机制和管制制度体系

①管制机制。它是指政府管制行为发挥作用的传导过程及其内在机理，是由管制组织（机构）、管制程序、管制手段或各种具体管制制度等相互作用、相互影响而构成的动态有机体，体现为管制机构以何种组织形式或具体制度机制来实施其管制行为。如具体的定价制度、市场准

入制度等。因此，本书认为，管制机制也可以理解为那些比较具体的管制制度，是与管制方式相对应的具体制度机制和制度工具。管制的具体制度机制和制度工具是管制方式的具体体现，管制方式只有在管制机制的运行和具体实施过程中才得以体现出来。

②管制制度体系。它一般是指构成政府管制的各种具体制度要素及其相互作用、相互影响的关系所形成的框架结构。本书认为，管制制度体系与管制机制二者也是密不可分的，管制制度体系实际上就是由各种具体的管制机制或各种具体的管制制度相互关联而构成有机组合体，是管制的制度与机制体系（见图1-2）。

2. 政府管制分类

主流管制经济学按照管制的目标与手段不同，将政府管制分为直接管制（direct regulation）与间接管制（indirect regulation）。其中，直接管制又按照管制内容不同分为经济性管制和社会性管制。这种分类似乎忽视了社会性管制中的间接管制。[①] 本书认为，管制可以首先以管制内容为标准区分为经济性管制和社会性管制，然后再根据管制的目标和手段不同，将其分为直接管制方式（机制）和间接管制方式（机制），最后把管制内容与管制方式结合，管制则区分为直接经济管制和间接经济管制、直接社会性管制和间接社会性管制（见图1-3）。

（1）经济性管制和社会性管制

从管制的内容来看，管制可分为经济性管制和社会性管制。

经济性管制是指管制的对象或内容主要涉及的是经济问题，是对市场中企业的进入、退出、价格、服务的质量以及投资、财务、会计等方面的活动所进行的管制。[②]

社会性管制所处理的对象和内容主要是社会性问题。这些社会性问

---

① 最有代表性的管制分类是日本经济学家植草益的分类。参见植草益：《微观规制经济学》（中译本），中国发展出版社1992年版，第22页。按照这种分类，社会性管制只是一种直接管制，而不存在间接管制问题，这可能是由于包括植草益在内的许多经济学家都把管制仅仅理解为狭义的直接管制而不包括间接管制的缘故。

② ［日］植草益：《微观规制经济学》，中国发展出版社1992年版，第22页。

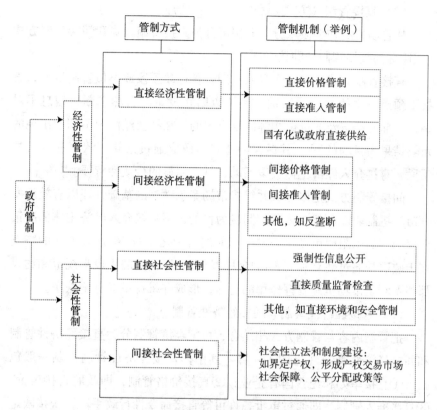

图1-3 管制方式与管制机制分类

题主要包括外部性、信息不对称、非价值物①、社会中不希望发生的现象和问题。社会性管制"是以保障劳动者和消费者的安全、健康、卫生以及保护环境和防止灾害为目的，对物品和服务的质量以及伴随着提供它们而产生的各种活动制定一定标准，并禁止、限制特定行为的管制"②。

———————————

① 即依照道德伦理规范而应在一定程度上或者是全面限制和禁止其生产销售的物品，如毒品、黄色书刊等。

② [日] 植草益:《微观规制经济学》，中国发展出版社 1992 年版，第 22 页。

（2）直接管制（方式）和间接管制（方式）

从管制目的和手段来分，管制可分为直接管制方式和间接管制方式（或简称为直接管制和间接管制）

直接管制方式主要是指政府利用各种行政手段或类似管制机制，直接干预经济主体的决策活动，是"以防止发生与自然垄断、信息不对称、外部不经济及非价值物等因素有关的，在社会经济中不期望出现的市场结果为目的的"[1]。其最大的特点是政府通过禁止、认可和许可的手段，直接介入经济主体决策活动，具有明显的行政性特征。

间接管制方式是以形成并维持市场竞争秩序的基础，即以有效地发挥市场机制职能而建立完善的制度为目的，不直接介入经济主体的决策而仅制约那些阻碍市场机制发挥职能的行为之政策。[2] 这种方式的特点在于政府是通过建立和完善市场法律制度，以间接的手段来规范和约束那些不利于市场机制发挥作用的行为，形成并维持市场竞争秩序。

（3）直接经济性管制和间接经济性管制

把管制内容与管制方式相结合，可把经济管制分为直接经济性管制和间接经济性管制（见图1-3）。其中，直接经济性管制机制一般包括：①直接举办和经营国有企业；②直接价格管制，即政府直接定价；③直接准入管制，即通过审批、许可等直接命令性行政手段，直接限定特定经济主体进入市场，限制其提供产品的数量与质量，如只允许某个企业而不允许另外一个企业进入某一市场领域；④其他直接管制机制。

间接经济性管制一般包括：①间接价格管制，运用财政、税收、间接定价等各种手段进行价格调节；②间接准入管制，通过立法建立产品质量标准、技术标准和市场主体资格标准等，构建市场准入与竞争平台，凡是符合条件和标准者都可进入市场，而不限定某个特定企业进入市场；③市场行为管制，即通过界定和保护私有产权、通过反垄断和反不正当竞争等法律维护市场秩序。

---

① ［日］植草益：《微观规制经济学》，中国发展出版社1992年版，第22页。
② ［日］植草益：《微观规制经济学》，中国发展出版社1992年版，第22页。

— 10 —

（4）直接社会性管制和间接社会性管制

把管制内容与管制方式相结合，可把社会性管制分为直接社会性管制和间接社会性管制（见图1-3）。

直接社会性管制主要体现为直接准入管制。其管制机制一般包括针对负外部性的直接准入管制和直接惩罚措施、针对产品或服务质量的直接监督检查与处罚措施、强制性信息公开制度、强制性安全和环境保护措施、对特定非价值物的禁止措施等。

间接社会性管制主要体现为利用社会法律制度来规范和约束容易产生社会性问题的各种行为和现象的发生。管制机制一般是指各种社会性法律制度，如环境保护法律、生产安全和劳动法律、社会保障立法、公平分配法律及其他社会性制度规范等。与间接经济性管制一样，间接社会性管制机制主要是通过法律制度和一般行为规范保证社会公平与稳定，而不像直接社会性管制那样直接介入特定市场主体特定行为及其决策活动。

（5）管制模式的分类

根据各种管制方式的组合情况可以把管制模式区分为政府主导型管制模式、市场主导型管制模式和政府与市场结合型管制模式。

如果政府对某一领域完全采取直接管制方式，或者政府对某一领域进行管制的各种管制方式都是以直接方式为主导，那么，这种管制模式就是一种政府主导型管制模式。

如果政府既对某一经济领域采取直接管制方式，也采取间接方式，二者的作用范围十分明确而又能够相互配合，那么，这种管制模式就是一种政府与市场结合型管制模式。

如果政府对某一经济领域没有采取任何直接管制，或者实施管制所采取的都是一些作用程度及作用范围很小的间接管制方式，那么，这种模式就是一种市场主导型管制模式。

3. 政府医疗管制分类

根据上文的一般分类，可以将政府医疗管制进行如下分类：

（1）直接经济性医疗管制

直接经济性医疗管制，即政府采取行政性手段，直接控制医疗投资、医疗机构和医务人员以及医疗技术与设备的准入，并对医疗服务进行直接定价，对服务的供给数量与质量以行政手段进行直接控制。管制机制主要包括：

①直接准入管制（机制），主要表现为利用行政手段直接控制医疗服务市场的投资、医疗机构的设立和医务人员的执业活动。例如，政府直接举办和经营公立医院来提供医疗服务，或只允许特定数量的公立医院和非营利性私人及社团医院进入医疗市场，而禁止其他任何形式的营利性医院进入医疗市场；直接控制医疗机构和医务人员的进入数量；禁止有害药品和医疗手段的（生产）使用等。

②政府对医疗价格进行直接定价，通过行政措施直接控制医疗服务成本，并对公立医院成本进行补偿。

③直接运营管制，即对所有医院特别是公立医院的微观经营活动（包括投资流向、财务会计和内部组织管理等）进行直接的监督和管理。

④直接经济补偿，即政府直接以财政资金补偿医疗服务成本。例如，在非营利性公立医院按管制价格提供医疗服务的情况下，公立医院以固定价格所获得的收入全部上缴，其成本再由财政资金来直接补偿。

（2）间接经济性医疗管制

间接经济性医疗管制，即通过一系列法律制度，并利用市场机制的作用对医疗市场主体的行为进行间接管制，目的在于促进医疗市场公平竞争，维护市场竞争秩序，保证民众公平高效地利用医疗服务资源。管制机制主要包括：

①间接价格与费用控制机制。

②间接准入管制，包括医务人员资格（考试）和医疗机构资格认证制度；资本投资准入、医疗技术和医疗设备准入与利用审查制度；医疗服务行为规范和执业规则制度；医疗质量评估、认定和分类管理制度

等。

③医疗市场行为和市场秩序管制，包括反垄断和反不正当竞争法律、医师行为规范、医疗服务合同和医疗保险合同法律制度等。

（3）直接社会性医疗管制和间接社会性医疗管制

医疗市场社会性管制主要针对医疗服务的社会公平性与普遍可及性要求、信息不对称问题、医疗质量问题和疾病的不确定性风险等问题，目的在于保证医疗服务的公平可及性，实现医疗资源的公平分配和合理有效利用。医疗市场的直接社会性医疗管制和间接社会性管制机制包括医疗信息公开与披露管制、医疗服务质量评估与监督机制、医疗保险和疾病风险分担机制、医疗服务守门人制度和相应的转诊制度，另外还包括医疗安全、医疗环境管制，等等。

上述医疗管制的方式和管制机制，同时也分别构成了医疗管制的管制模式和管制制度体系。

1.1.4　研究范围

本书的研究范围仅仅限于狭义的医疗卫生——医疗服务领域中的政府管制重构问题。这是因为，医疗卫生活动所涉及的范围十分广泛，既涉及公共卫生和公共预防与防疫、特殊人群（妇幼）保健和特殊疾病预防与治疗活动，又涉及以疾病治疗为核心的医疗服务活动，还涉及为这些服务活动提供资金和要素的医药、医疗保险、医疗投资与医学科技教育等。所以，针对这一领域中的政府管制问题，也必然会涉及众多方面的内容。其中包括公共卫生管制、医疗保险管制、医药市场管制、医疗服务管制等问题。受知识水平和研究能力所限，本书不可能把所有这些问题都纳入到研究的范围，而是把研究范围仅限于更为狭义的医疗卫生市场——医疗服务市场，主要研究医疗服务市场中的政府管制重构问题，基本上不涉及卫生要素市场和卫生筹资市场的政府管制问题，也不涉及公共卫生、特殊人群和特殊疾病（传染病、职业病等）的预防和防疫、妇幼保健、医学教育及科研等卫生领域的政府管制问题。

1.2　相关文献综述

目前，许多学者从卫生经济学、医疗保险学和政府医疗管理体制等角度，对医疗改革问题已经进行了较为广泛的研究。在医疗卫生筹资、医疗资源配置、医疗价格管理与费用控制、医院管理和卫生体制改革等方面倾注了大量心血，形成了极为丰富的研究文献。这些文献虽然不是针对政府医疗管制改革与重构问题所进行的专门研究，但其中许多文献涉及政府医疗管制问题，不乏参考借鉴之处。

下面，本书不妨从政府医疗管制的依据、行为动机及其绩效这三个方面，对这些文献进行简要梳理，以展现政府医疗管制问题研究的现状。

1.2.1　有关政府医疗管制依据的研究

关于政府为什么要对医疗市场实施管制政策，各种文献有不同的解释，形成了不同的解说。本书把它们归结为公共产品和福利事业论、信息不对称和消费不确定性论、诱导需求论、垄断竞争与规模经济论。

1. 公共产品和福利事业论

受福利经济学和凯恩斯主义的影响，世界上许多国家都把医疗服务看成是准公共物品，把医疗服务业看成是社会福利性事业或公益性事业，因而认为政府应当承担不可推卸的公共责任。从某种意义上说，中国是其中最典型的代表。国家信息中心编著的《CEI 中国行业发展报告（2004）——医疗服务业》中指出，"医疗服务业是为全社会提供医疗卫生服务产品的活动和关系的总和，其最重要的基本功能是医治和预防疾病，保障全民身体健康，提高全民身体素质。医疗服务业是社会保障体系的重要组成部分，属于社会公益性事业。它的发展状况与每一个公民的切身利益息息相关，甚至关系到全民族的健康素质"①。这种对医疗服务性质的界定，为医疗服务的政府直接供给和直接管制提供了理论依据。

2. 信息不对称和消费不确定性论

诺贝尔经济学奖得主阿罗（Arrow, 1963）系统而深刻地分析了医疗市场信息不对称问题，以及医疗服务的不确定性和诱导需求问题。他认为，卫生市场是多重不完全市场，很大程度上，这是不确定性和医疗服务市场先天存在的信息不对称引起的。② 卫生经济学者波利（M. V. Pauly, 1978）和盖诺（M. Gaynor, 1994）也对医疗市场的信息不对称问题进行了分析。③ 经济学家斯蒂格利茨（J. E. Stiglitz, 1998）把医疗市场和一般商品市场进行比较后也发现，信息高度不对称正是医疗市场的特征之一。④

3. 诱导需求论

医疗市场中的供给诱导需求实际是一种道德风险。除阿罗外，许多经济学者对诱导需求问题也进行了研究。Weisbrod、Hart（1988）、Shleifer 和 Vishny（1997）认为医疗服务市场具有"诱导需求"的特点。有些诱导需求是由于不对称信息和代理问题而存在。但是，追求利润可能也会鼓励通过提高价格和降低不可观察的质量来运用市场势力，如此的情况更可能会出现在诸如医疗的市场中，需要政府干预。⑤ 而

---

① 国家信息中心中国经济信息网编著：《CEI 中国行业发展报告（2004）——医疗服务业》，中国经济出版社 2005 年版，第 3 页。

② Arrow, K. J., 1963, "Uncertainty and the Welfare Economics of Medical Care", *American Economic Review*, December, 53, pp. 941 – 973.

③ Pauly, M. V., 1978, "Is MedicalCcare Different?" In *Competition in the Health Care Sector: Past, Present, and Future*, L. Goldberg and W. Greenberg, eds., Washington, D. C.: Federal Trade Commission; Gaynor, M., 1994, "Issues in the Industrial Organization of the Market for Physician Services," *Journal of Economics and Management Strategy*, 3, pp. 211 – 255.

④ Stiglitz, J. E., 1998, *Economics of Public Sector* (2nd edition), New York: W. W. Norton & Company, pp. 293 – 294.

⑤ Weisbrod, B. A., 1988, *The Nonprofit Economy*, Cambridge, Mass. Harvard University Press; Hart, O., A. Shleifer, and R. W. Vishny, 1997, "The Proper Scope of Government: Theory and an Application to Prisons", Quarterly *Journal of Economics*, 112, pp. 1127 – 1162.

McGuire 和 Pauly（1991）发现，如果收入效应超过替代效应，那么一个垄断者只有在受到规制价格减少时才从事诱导需求。① 有研究认为，对于诱导需求的减轻可以由竞争的方法来解决。斯坦诺（Stano，1987）建了一个利润最大化的医生选择价格和诱导需求水平的模型，得出结论：只要进入能增加医院所面对的价格弹性并且边际诱导需求成本不变，进入就能够减少诱导需求。因为退出存在成本，所以该模型假设不能够退出本地市场，那么退出障碍就减轻了诱导需求。②

4. 垄断竞争和规模经济论

经济学理论认为，规模经济性是自然垄断产生的基础，也是厂商所追求的最佳运营状态。对于医疗机构（主要是医院）来说，如果其存在规模经济性，那么，形成垄断而不是过度竞争性的市场结构则有利于资源配置效率的提高，政府就有必要维护自然垄断并控制自然垄断厂商的定价行为。所以，规模经济状况是判断市场是否存在垄断可能的依据，也是政府管制的依据。卡尔和费尔德斯坦（Carr and Feldstein，1967）、M. S. 费尔德斯坦（M. S. Feldstein，1967）、Ingbar 和 Taylor（1968）、J. R. Lave 和 L. B. Lave（1970）等人所进行的早期研究，证明了医院存在规模经济和垄断行为的观点。③ 但 Conrad 和 Strauss（1983）使用了结构的方法和多产出的方法，他们在北卡罗来纳州的医院样本中发现了"规模报酬不变"。Cowing 和 Holtmann（1983）也选用了结构的方法，但发现了规模经济。④

① McGuire, T. G., and M. V. Pauly, 1991, "Physician Response to Fee Changes with Multiple Payers", *Journal of Health Economics*, 10, pp. 385 –410.

② Stano, M., 1987, "A Further Analysis of the Physician Inducement Controversy", *Journal of Health Economics*, 6(3), pp. 227 –238.

③ Carr, W. John, and Paul J. Feldstein, 1967, "The Relationship of Cost to Hospital Size", *Inquiry*, 4, pp. 45 –65; Feldstein, M. S., 1967, *Economics Analysis for Health Service Efficiency*, Amsterdam: North-Holland; Ingbar, Mary Lee, and Lester D. Taylor, 1968, *Hospital Cost in Massachusetts* Cambridge, MA: Harvard; Lave, Judith R., and Lester B. Lave, 1970, "Hospital Cost Functions", *American Economic Review*, 60, pp. 379 –395.

④ Cowing, Thomas G., and Alphonse G. Holtmann, 1983, "Multi-product Short-run Hospital Cost Functions Empirical Evidence and Policy Implications from Cross-section Data," *Southern Economics Journal*, 49, pp. 637 –653.

在一项针对护理医院质量的研究中，Gertler 和 Waldman（1992）认为，在不考虑质量问题的情况下，医院存在规模经济；而经过质量调整后的模型表明，规模经济只存在于低质量护理医院，质量为平均水平的护理医院成本是固定不变的，而高质量的护理医院则是规模不经济的。[1] Frech 和 Mobley（1995）的一项控制了质量与医院提供服务种类的高级生存法研究指出，规模达 370 张床位的医院存在规模经济。[2]

1.2.2 有关政府医疗管制行为的研究

关于政府管制行为的性质和动机，各种理论也有不同的解释。在管制经济学中，大量文献已经对政府管制行为的性质和动机进行了研究，主要形成了管制的公共利益理论、管制的利益集团理论和管制的激励理论等。这些理论虽然都是以自然垄断产业管制问题为研究对象，但对医疗管制问题的研究也有所渗透，主要表现为政府医疗管制的公共利益说和私人利益说。

1. 公共利益说（public interest）

在早期管制研究中，大多数理论都是以这样一个假设为前提的，即把政府看成是一个无所不知的慈善的专制君主，是公共利益的代表，他知道什么是对经济有益的，他也知道如何保证效率和社会的公平公正，并相应地进行管制，对医疗市场实施管制。波斯纳（Posner）指出，公共利益论或明或暗地包含着这样一个假设，即市场是脆弱的，如果放任自流就会趋向不公平和低效率，而政府管制是对社会的公正和效率需求所作出的无代价、有效和仁慈的反应。米尼克（Mitnick，1958）认为政府管制是针对私人行为的公共行政政策，是从公共利益出发而制定的

---

[1] Paul J. Gertler, and Donald M. Waldman, 1992, "Quality-adjusted Cost Functions and Policy Evaluation in the Nursing Home Industry", *Journal of Political Economy*, 100, pp. 1232 – 1256.

[2] Frech, H. E. III, and Lee R. Mobley, 1995, "Resolving the Impasse on Hospital Scale Economies: A New Approach", *Applied Economics*, 27, pp. 286 – 296.

规则。① 欧文和布劳第根（Owen and Braeutigam，1978）将管制看成是服从公共需要而提供的一种减弱市场运作风险的方式。② 莱弗勒（Leffler，1978）在论证医疗许可证制度对医疗服务质量的作用时指出，信息不对称会降低医疗服务质量，因而"一种国家强制实施的最低质量标准被称为是对获取质量信息的成本作出的有效反映"③，表达了管制体现公共利益的观点。

2. 私人利益说（self-interest）

私人利益说实际上是管制的利益集团理论在卫生经济研究中的另一种说法。该说认为，政府医疗管制减少了竞争的私人利益，政府管制是特殊利益驱动的结果。作为对有利法规的回报，特殊利益集团会为立法者提供经济政治支持，这样，利益集团的寻租行为就导致了对政治特权的需求。特殊利益集团为寻租所付出的努力和所使用的资源不会超过他们从有利法规中可能得到的经济租金。④

需要说明的是，一些卫生经济研究者对管制的公共利益论和私人利益论进行了实证检验。保罗（Paul，1984）运用美国各州最初决定对医生实行开业许可证管制制度时的相关数据，对公共利益说和私人利益说进行了检验，否定了公共利益说。他的研究显示，在美国医学会登记的州人均医生数与开业许可证制度实行的年限有明显的负相关关系。⑤ 格雷迪（Graddy，1991）的研究结果显示，职业教育年限的要求越长，采用严格的管制形式的概率就越高——这与公共利益说是一致的。然而，

---

① B. M. Mitnick, 1958, *The Political Economics of Regulation*, New York: Columbia University Press, p. 7.

② B. M. Owen, and R. R. Braeutigam, 1978, *The Regulation Game: Strategic Use of the Administrative Process*, Cambridge, MA: Ballinger, p. 7.

③ Leffler, Keith B. , 1978, "Physician Licensure: Competition and Monopoly in American Medicine", *Journal of Law and Economics*, 21, pp. 165 – 186.

④ 转引自 [美] 舍曼·富兰德、艾伦·C. 古德曼、迈伦·斯坦诺：《卫生经济学》（第三版），中国人民大学出版社 2004 年版，第 387 页。

⑤ Paul, Chris, 1984, "Physician Licensure and the Quality of Medical Care", *Atlantic Economics Journal*, 12, pp. 18 – 30.

基本的结论是，没有发现管制的单一主导动机，立法者会同时对利益集团、公共利益和其面对的立法环境作出反应。这说明，政府医疗管制行为也是利益集团相互博弈的结果。[1]

1.2.3 有关政府医疗管制绩效的研究

政府一般通过费用（费率）控制和直接定价等措施控制医疗服务价格，通过利用审查、医院投资审核、资格人证等制度工具控制医疗服务的成本、数量、质量和供给能力，那么，这些管制措施的效果如何？是否达到了预期的目标？一些卫生经济学者在这方面进行了有益的探索，为政府医疗管制评价提供了实证基础，也为政府医疗管制改革提供了理论依据。

对于费率控制问题，德兰诺夫和科恩（Dranove and Cone，1985）通过均值回归分析方法考察了美国康涅狄格州、马萨诸塞州、新泽西州、马里兰州和华盛顿州的管制效果。研究结果表明，实施费率控制的州与没有实施费率控制的州相比，住院患者人均支出增加幅度大约小1.32%，平均每天的支出增加的幅度小1.41%，患者人均支出增加的幅度小1.04%。均值回归使纽约州和马萨诸塞州的管制比实际上看起来更加有效（成本无论如何都会下降）。相反，均值回归使康涅狄格州、新泽西州和华盛顿州的管制看起来不那么有效。[2] 罗斯科和布罗勒斯（Rosko and Broyles，1988）归纳了对成本上升进行控制的结果，也表明了费率控制的有效果性。[3]

利用审查包括入院前审查（确定患者是否有必要进行住院治疗）、住院中审查（确定患者是否需要继续住院治疗）、出院后审查（为了

---

① Graddy, Elizabeth, 1991, "Interest Groups or the Public Interest: Why Do We Regulate Health Occupations?" *Journal of Health Politics, Policy and Law*, 16, pp. 25 – 49.

② Dranove, David, and Kenneth Cone, 1985, "Do State Rate Setting Regulation Really Lower Hospital Expenses?" *Journal of Economics*, 4, pp. 159 – 165.

③ Rosko, Michael D., and Robert W. Broyles, 1988, *The Economics of Health Care*, New York: Greenwood.

识别有问题的住院服务模式），其主要目的是使医疗机构控制成本和提高服务质量。威基泽、惠勒和费尔德斯坦（Wickizer, Wheeler, and Feldstein, 1989）的研究发现，利用审查使住院率下降了13%，住院时间减少了11%，常规医院住院服务的支出减少了7%，医院辅助服务减少了9%，总的医疗费用减少了6%。至于利用审查对服务数量和质量的影响，则是不确定的。[1] 埃尔曼（Ermann, 1988）指出，没有证据证明利用审查促进还是降低了服务质量和数量。[2] 不过，德兰诺夫（Dranove, 1991）认为，价格竞争会使那些受利用审查的医院"以适当性为代价"致力于节约成本。他的研究结论是，"通过利用审查削减成本很容易，而通过利用审查改进卫生保健服务则并非如此"[3]。

关于医院投资审核管制，卫生经济学者们在各种各样的背景下对其进行了研究。萨尔科沃和比奇（Salkever and Bice, 1979）较早地提出了关于该制度的有用分析。几乎所有的研究都发现，医院投资审核对总支出没有本质的影响。不过，萨尔科沃和比奇指出，医院看起来是用新服务的投资替代了床位投资。[4] 斯隆和斯坦沃德（Sloan and Steinwald, 1980）指出，医院会增加其他投资以替代受限制的资本支出。[5] 梅奥和麦克法兰（Mayo and McFarland, 1989）意识到了不同州的医院投资审核制度所具有的不同特点，提出了单一州的跨时间检验问题，并在田纳西州的资料中，发现了投资审核制度对降低医院成本的直接影响和间接

① Wickizer, Thomas M., John R. C. Wheeler and Paul J. Feldstein, 1989, "Does Utilization Review Reduce Unnecessary Hospital Care and Contain Costs?" *Medical Care*, 27, pp. 632 – 647.

② Ermann, Danny, 1988, "Hospital Utilization Review: Past Experience, Future Directions", *Journal of Health Politics, Policy and Law*, 13, pp. 683—704.

③ Dranove, David, 1991, "The Five Ws of Utilization Review", American Enterprise Institute Conference on Health Policy Reform, October.

④ Salkever, David S., and Thomas W. Bice, 1979, *Hospital Certificate of Need Controls: Impact on Investment, costs, and Use*, Washington: American Enterprise Institute.

⑤ Sloan, Frank A., and A. Bruse Steinwald, 1980, "Effects of Regulation on Hospital Costs and Input Use", *Journal of Law and Economics*, 23, pp. 81 – 109.

的替代效应，以及会提高成本的集中度效应。[1] 康诺弗和斯隆（Conover and Sloan，1998）评估了医院审核制度对医院人均支出、医院供给、技术扩散以及医院产业组织的影响，通过统计分析得出结论认为，那种认为医院投资审核制度对医疗服务有巨大影响的判断是值得怀疑的，无论这种影响是积极的还是消极的，没有多少经验证据证明医院投资审核制度提高了医疗服务的可及性。[2]

另外，有的学者还通过建立模型分析了各种管制工具之间的相互影响。安特尔及其同事（Antel and colleagues，1995）认为，不考虑各种管制工具之间的相互作用，对其各自的影响的分析显示，费率管制对经济稳定政策有重要影响，其他工具则不然。但考虑到各种管制工具的更为复杂的模型分析表明，在简单模型中看来相当有效的费率管制，并不能单独控制医院平均每天的成本、住院患者和（或）患者的人均成本，也没有证据证明利用审查和投资审核制度降低了医院的成本，但是一些管制工具之间确实存在相互作用，如在一些案例中，投资审核管制看起来限制了与费率管制相关的成本增加。[3]

1. 2. 4　相关研究的简要评述

通过以上相关研究文献的梳理，我们可以得到以下几点结论和启示：

第一，与现有自然垄断管制问题的研究成果相比，现有医疗管制改革问题的研究还没有形成完整的理论体系和系统的研究方法。上述文献大多散见于卫生经济学、医疗保险学和公共卫生政策理论中的相关文献，只是通过有针对性的梳理之后，才形成了以上三个方面的内容。特

---

[1]　Mayo, John W. , and Deborah A. MeFarland, 1989, "Regulation, Market Structure, and Hospital Costs, "*Southern Economics Journal*, 55, pp. 559 – 569.

[2]　Conover, C. J. , and F. A. Sloan, 1998, "Does Removing Certificate of Need Regulations Lead to a Surge in Health Care Spending?"*Journal of Health Politics, Policy and Law*, 23, pp. 455 – 481.

[3]　Antel, John J. , and colleagues, 1995. "State Regulation and Hospital Costs", *Review of Economics and Statistics,* 77, pp. 347 – 356.

别是在国内，只是由于医疗改革问题在近年来日益备受关注，一些小篇幅的概述性文章才开始散见于报刊杂志，而高水平、有深度、专门研究医疗管制改革问题的系统性成果并不多见。这说明，现有有关医疗管制问题研究还处于起步和探索阶段。

第二，现有文献在医疗管制的必要性问题上并没有形成一致性意见。上述有些文献主要侧重于政府医疗管制依据和政府医疗管制行为及其绩效的研究，虽然从一般意义上解释了医疗市场失灵的表现和政府医疗管制的必要性，形成了各种市场失灵论和公共利益说与私人利益说，但这些研究在医疗市场失灵和政府管制边界问题上并没有形成一个一致性的理论基础，因而也没有令人满意地解释政府医疗管制的现实依据到底是什么：是公共产品问题还是医疗市场垄断和规模经济问题？是医疗服务消费的不确定性问题还是诱导需求问题？抑或是政府管制行为本身的问题？这些问题需要作进一步的分析才能获得圆满的答案。

第三，更为重要的是，现有文献并没有从更深层次上涉及医疗管制放松与重构的一些具体问题。医疗管制改革过程中的一些更为具体的理论与现实问题（其中包括：哪些医疗服务领域需要放松或强化政府管制？哪些领域需要放松或强化哪些医疗管制方式和管制机制？以及如何强化或如何放松政府医疗管制？等等），都是当前世界各国医疗改革过程中迫切需要明确回答和亟待正确解决的实践问题，也是管制改革理论需要深入研究的重要理论问题。而现有文献大多只是从卫生经济政策的角度，对医疗服务体系的一些具体制度及其作用效果进行了细致分析，并提出了相应改革对策，并没有从政府管制放松与重构的角度对医疗管制方式选择和管制机制设计问题作出明确的理论解释，也没有对医疗管制改革的具体路径和目标模式进行深入的分析和系统的探索，因而难以形成完整的医疗管制理论体系和系统的医疗管制理论研究方法，从而也难以找到正确处理政府管制与市场竞争之关系的有效途径与办法，更难以形成有关医疗管制放松与重构的清晰思路。

第四，有些文献只是一种经验性分析，没有形成系统规范的分析框架。一些文献利用统计分析和实证检验的方法，分析考证了个别医疗管制工具或管制制度机制（如价格与费率管制、利用审查、医院投资审核、资格认证等制度）的发生根据，研究了这些制度机制对医疗市场运行状况的作用及其后果。显然，这些研究成果为本书进一步分析医疗管制机制的选择与设计问题提供了值得借鉴的经验，但这些研究只是经验性的资料，并没有形成规范的理论框架，难以令人准确地把握医疗管制制度的整体结构与全貌。

然而，不可否认的是，现有文献在医疗卫生筹资、医疗资源配置、医疗价格管理与费用控制、医院管理和卫生体制改革等方面所形成的极为丰富的研究成果，为本书进一步研究医疗管制模式改革与重构问题奠定了重要的理论与经验基础。

1.3　研究主题、目的和意义

1.3.1　问题提出和研究主题

伴随着中国医疗改革进程的推进，医疗服务领域出现了一系列令人担忧的现象，这些现象集中体现为人们普遍关心的"看病难"、"看病贵"和"看不起病"的问题。面对这些问题，医疗改革的实践陷入了"政府管制与市场化改革的两难境地"，医疗改革的理论研究也形成了"不完全市场与无效率的政府管制之争"。

1. 政府管制与市场化改革之间的两难选择

在一般经济理论的分析框架中，医疗服务产品是一种公共产品或准公共产品，医疗服务业是一种典型的社会福利性事业。加上医疗服务市场本身所具有的特殊性，使得医疗市场不仅存在着一般意义上的市场失灵，而且其市场失灵程度可能大大超过一般商品市场。因此，20世纪80年代以前，中国政府与世界上大多数国家政府一样，给予医疗服务以更多而又特别的关照①，对医疗市场实施了严格的直接经济管制（主要包括政府直接定价和直接准入管制）。政府不仅反对私人机构投资于医疗服务领域，而且反对医疗机构以市场化的方式向社会提供医疗服务，甚至通过实施医疗机构国有化、医疗服务公共化等措施，强制性地由政府直接提供医疗服务。医疗服务领域成为了政府大显身手的舞台，同时也是证明政府责任不可或缺的最具说服力的领域。

然而，直接经济管制或公共所有虽然能够在一定水平上保证医疗资源的公平分配，但是这种对市场竞争的排斥，却导致医疗行业处于低效率甚至亏本运行状态。医疗从业人员也因缺乏激励而产生消极情绪，从而使得医疗供给量、医疗服务质量也处于较低层次。社会公众在付出巨额公共资金后，却没有真正获得应有的效用。因此，20世纪80年代以来，医疗卫生体制和政府医疗管制改革就似乎成为了解决这些问题的一个必然选择。

管制放松和市场化改革使得政府公共卫生支出与民间医疗资源涌入相结合，既改变了市场的竞争格局和绩效，也推动了医疗服务技术的变革、服务能力的提升与服务质量的提高，带来了医疗服务规模的扩大和医疗服务内容的多样化化发展。但是，管制放松与市场化改革在给社会带来巨大成就的同时，也带来了一系列极为严重的问题，诸如医疗费用迅猛上涨、医疗资源分配不公等，加剧了社会矛盾，影响了社会稳定和经济的发展。在中国，伴随着20世纪80年代中期以来的所谓市场化改革，医疗服务领域出现了一系列更为严重的新问题：一方面，虽然政府对医疗服务价格实施直接定价管制，但医疗服务费用却迅猛增长，难以

---

① 20世纪80年代以前，以瑞典、英国、加拿大等为代表的全民健康保险国家，以及苏联和中国实行计划经济时期，形成了国家对医疗服务市场进行干预的极端方式。在此干预模式下，政府直接建立和掌管医疗卫生服务事业，既负责筹集和分配医疗资源，又负责组织提供医疗服务，医疗机构绝大部分是国有或公立的，医务人员属于国家工作人员，国内居民均可享受近乎免费的医疗保健服务，公共医疗保健支出（包括政府医疗卫生投入和强制性社会保险支出）占全部卫生总费用的90%以上，占GDP的比重平均在10%左右。参见陈宁姗、李建：《各国政府卫生投入及其对中国的启示》，载《卫生经济研究》2003年第7期。

得到有效控制，"看病贵"问题日趋突出，形成了医疗价格管制和费用增长之间的"二律背反"；另一方面，政府拥有大量的公立医院，对医疗服务主要实施直接供给，但与此同时，医疗服务的非公平性和非可及性问题却始终没有得到很好的解决，"看病难"问题日渐严重。另外，医疗费用快速增长，政府财政不堪重负，医疗服务的宏观效率低下[1]，以至于世界卫生组织和国务院发展研究中心课题组在其题为《中国医疗卫生体制改革》的研究报告中得出结论说："改革开放以来，中国的医疗卫生体制改革取得了一些进展，但暴露出的问题更为严重。从总体上讲，改革是不成功的。"[2]

综上所述可见，在医疗服务领域中，严格的经济性管制和政府直接供给，虽然在一定程度上能够保证医疗筹资与服务供给上的相对公平，但并没有像理想中那样能够给社会带来令人满意的效果。而市场化改革和管制放松虽然在很大程度上能够提高服务技术与效率，但所导致的后果却也不容忽视，那么，医疗服务领域到底应该实行严格直接管制还是应当放松管制呢？市场化改革和管制放松为什么就不能够得到与其他行业改革同样的成效呢？中国的医疗改革不成功的根源何在？因此，在医疗服务领域中，医疗改革与发展的实践陷入严格管制与放松管制的两难境地。如何才能更好地走出这一困境，是众人必须面对的一个重要理论与现实问题。

2. 不完全市场与无效率的政府管制之争

针对上述问题，各界人士，仁者见仁，智者见智，众说不一。一种观点认为，医改不成功的根源是走了市场化的道路，得了所谓的"美国病"，因而有必要恢复并扩展公费医疗体制[3]，实施严格管制；另一种观点则持相反意见，认为计划经济下的医疗卫生体制已经到了非改不可

———

① 详细情况，参见本书第 6 章的分析。

② 国务院发展研究中心课题组：《对中国医疗卫生体制改革的评价与建议》，载《中国医院院长》2005 年第 16 期、第 17 期。

③ 参见王绍光：《人民的健康也是硬道理》，载《读书》2003 年第 7 期；国务院发展研究中心课题组：《中国医疗卫生体制改革（概要与重点）》，中国新闻网，2005 年 7 月 29 日。

的地步，因此要实行公立医院的产权多元化，鼓励发展营利性医院，严格规范非营利性医院。[①] 总之，经济自由主义者都认为，医疗服务领域中的各种问题都是政府管制失灵的表现，是政府管制没得以彻底放松、管制无效所致；而政府干预主义者则认为，医疗服务领域中的种种问题都是由于过度市场化的结果，市场化导致的市场缺陷是问题的根源。可见，对于政府医疗管制和放松及其影响的解释，形成了截然对立的两种观点和两个极端：一端认为市场失灵后果严重，因而反对市场化，力主政府全面管制；另一端则认为管制无能或管制无效，因而反对政府管制，力主完全市场化。最终，形成了"不完全市场与无效率政府管制之争"。

理论与观点的争执体现出了人们对政府实施医疗管制的依据和管制效果的不同认识，也体现了理论界和实业界在市场无形之手与政府有形之手之作用关系问题上的严重分歧。可以这样认为，在医疗服务领域中，政府与市场之间的关系问题，至今还没有形成一个明确而一致的答案。或者，从公共管制经济学的角度讲，政府医疗管制与医疗市场竞争之间的关系问题、政府医疗管制的范围与边界问题，仍然是目前值得深入思考的重要理论与现实问题。

3. 研究主题

回顾和总结国内外管制改革的实践过程，特别是中国其他领域改革的经验不难发现，改革发展的实践既没有否定市场机制的作用，也没有否定政府管制的必要性，而是充分证明了这样一种结论：现代市场经济就是市场机制与政府机制的有机结合的经济。政府管制不等于政府的全面控制和计划化，市场化改革也不等于完全放任自流。正如植草益在谈到日本的成功经验时所说的："日本经济之所以成功，一个重要原因就在于日本在微观经济系统有效地选择了市场机制领域和政府管制领域，

---

① 赵敏、马建华：《关于杭州市医疗卫生体制改革若干问题的思考》，载《中国卫生经济》2005 年第 4 期。

并有效地执行了相应的直接和间接的管制政策。"① 我国学者顾昕也指出，中国二十多年医疗体制改革的不成功，其根源与其说是医疗服务的市场化，不如说是在市场化过程中政府职能的缺位。②

　　然而，如果没有形成一个能够解释医疗市场失灵和政府管制失灵的一致性理论基础，进一步说，如果没有从更深层次上对一系列具体管制方式和管制机制及其选择依据与适用范围作深入细致的分析，进而没有形成更为系统而坚实的管制改革与重构理论及相应政策体系，也就很难正确地界定政府管制的范围与边界，也就无法正确地处理政府与市场的关系。目前存在的"不完全市场与无效率的政府管制之争"，无论其理由如何，其明显的缺陷就在于他们没有对医疗市场失灵和政府管制失灵的具体原因作更为细致的分析，没有形成一个能够解释医疗市场失灵和政府管制边界的一致性理论基础，更没有从深层次上分析和研究各种具体管制方式与管制机制的选择依据与适用范围。他们只是在表面层次上分析医疗市场失灵的存在与否，在一般意义上探讨政府管制有无必要，从而在医疗改革问题上各持一端，把政府与市场截然对立。

　　因此，要想正确处理政府与市场的关系，不仅需要从总体上解释和回答"为什么要管制"和"为什么要进行管制改革"等这样一些一般性问题，而且还需要对政府失灵和市场失灵的根源作更为细致的分析。需要对政府医疗管制中的一系列具体问题进行深入的研究和探讨。这些问题包括：哪些医疗服务领域需要放松管制？哪些医疗服务领域需要强化管制？哪些医疗管制方式需要强化？哪些医疗管制方式需要放松？以及如何强化或如何放松政府医疗管制？等等。概括而言，这些问题实际上就是一个政府医疗管制模式及其制度体系重构的问题，对这些具体问题的研究构成了本书的研究主题。

---

　　① 　[日]植草益：《微观规制经济学》，中国发展出版社 1992 年版，第 4 页。
　　② 　顾昕：《走向有管理的市场化：中国医疗体制改革的战略性选择》，载《经济社会体制比较》2005 年第 6 期，第 34 页。

1.3.2 研究的目的和意义

本书研究的目的是试图通过对医疗市场和政府管制边界的深入分析，在进一步明确政府管制模式重构的实质内涵的基础上，对上述提及的一些具体问题作一些更为具体的分析，最终形成一个有关医疗服务领域为什么及如何改革和重构政府医疗管制模式的基本理论框架，进而探索中国医疗管制模式改革与重构的具体路径。

具体来讲就是：通过对医疗市场失灵和政府管制失灵及其根源的重新认识，探讨政府医疗管制改革与重构的一般理论基础，进一步明确政府医疗管制的边界和范围；通过分析各种管制方式的选择依据及其适用范围，探讨医疗管制模式重构的基本路径；通过分析各种医疗管制机制的作用机理，对一定管制方式下的管制机制进行选择与设计，探讨适合医疗市场特点的政府管制制度体系。在此基础上，运用上述分析框架，结合国内外医疗改革的实际情况及其特殊性，分析和研究中国医疗管制重构的目标及其政策选择。

事实上，如何改革又如何重构医疗管制模式的问题，正是中国医疗改革过程中迫切需要作出明确回答的重要理论与现实问题，也是事关中国医疗改革成败的关键问题。这是因为，与发达市场经济国家相比，中国的特殊性在于其改革是从计划经济向现代市场经济的转型。如果把我国计划经济时期政府对医疗服务所进行的行政性干预视为一种政府全面管制的话，那么，中国的医疗管制改革实际上面临着双重任务：一是要逐步放松或取消不合理的政府管制方式；二是要对各种管制方式和管制机制进行重新筛选与组合，进而重构政府管制模式。由于不同的管制方式与管制机制所发生的现实依据和所要达到的目标是不同的，因而其实施过程所产生的管制效果也是不同的；而当不同的管制方式与管制机制被适用于不同的领域时，也会产生不同的管制效果。所以，只有把某一管制方式及其相应的管制机制适用于那些与其发生依据和管制目标相对应的经济领域时，该管制方式和机制的实施才能发挥其应有的作用，否则就会适得其反。中国 20 世纪 80 年代以来的所谓医疗市场化改革与政府管制放松过程之所以带来诸多问题，就是因为在这个过程中，一些应该放松的政府管制方式并没有真正得到放松，而一些应该强化的政府管制方式却又没有得到强化。政府医疗管制既有"越位"问题，也有"缺位"问题。因此，中国未来医疗管制模式改革的过程实质上就是在不同管制方式和管制机制之间进行转换、替代和优化重组的过程，是一个管制放松与管制重构并行的过程。

本书将通过对医疗管制改革与重构中一些具体问题的研究，进一步揭示医疗服务领域中政府管制的范围和边界，探讨医疗服务领域所应有的管制模式和制度体系，为中国医疗管制模式改革提供参考依据。这对于促进公共管制理论的创新和政府管制政策的合理调整，对于推动中国医疗管制改革，促进医疗服务市场健康有序发展，都具有重要的理论与现实意义。

1.4　研究思路与研究方法

本书将始终以医疗领域为什么以及如何改革与重构政府医疗管制模式及其制度体系为主题展开研究，通过医疗管制改革中一些具体问题的分析和研究，探讨中国医疗管制所应有的管制模式及其制度体系。本书的基本研究思路和步骤、研究方法和逻辑结构见图 1-4。

1.4.1　基本研究思路

本书的基本研究思路和步骤是：

第一步，在回顾和反思政府管制的历史经验和现有主流管制理论在管制改革与重构问题上的理论贡献与不足之处的基础上，进一步明确管制、管制放松及其与市场竞争的关系，概括和界定管制、管制放松和管制重构的实质内涵；同时，吸收和借鉴现有管制理论研究的成果，并结

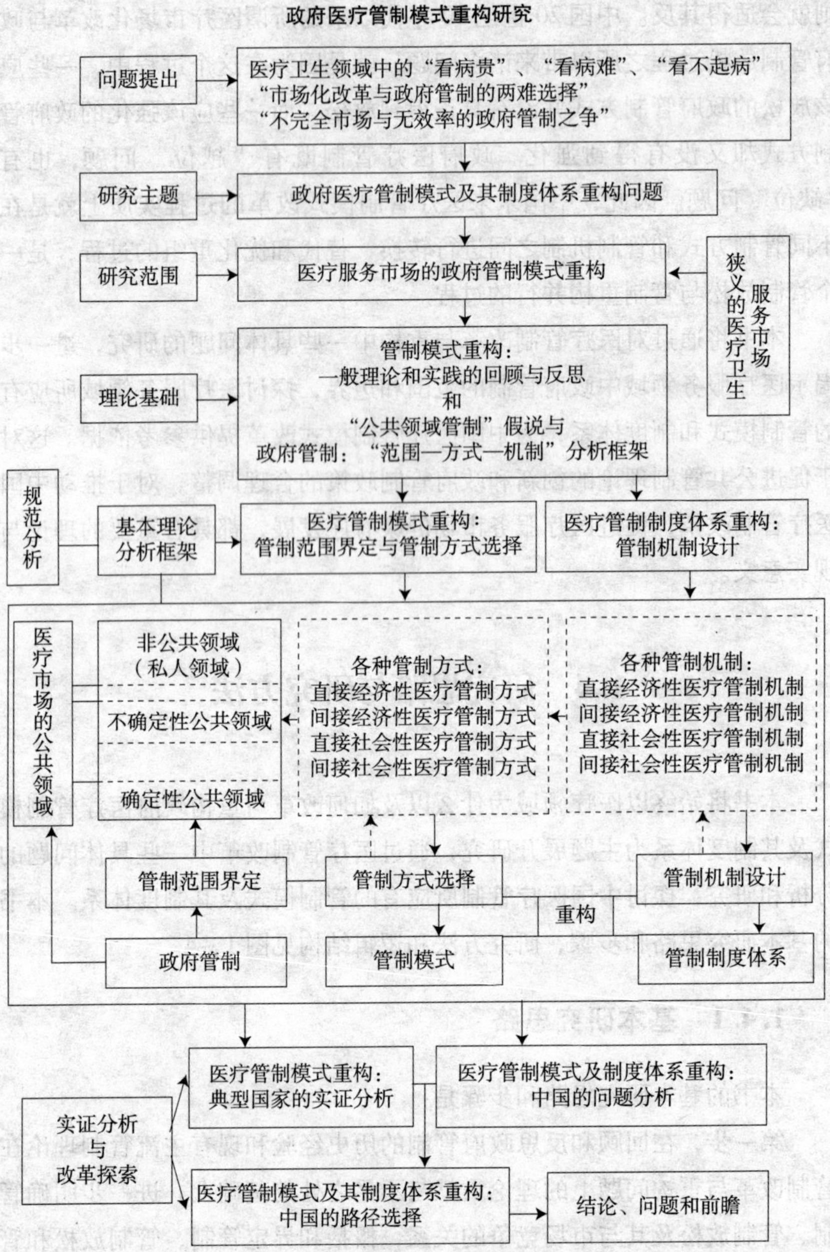

政府医疗管制模式重构研究

问题提出	→	医疗卫生领域中的"看病贵"、"看病难"、"看不起病" "市场化改革与政府管制的两难选择" "不完全市场与无效率的政府管制之争"

研究主题	→	政府医疗管制模式及其制度体系重构问题

研究范围	→	医疗服务市场的政府管制模式重构	←	狭义的医疗卫生 服务市场

理论基础	→	管制模式重构: 一般理论和实践的回顾与反思 和 "公共领域管制"假说与 政府管制:"范围—方式—机制"分析框架

规范分析

基本理论 分析框架	医疗管制模式重构: 管制范围界定与管制方式选择	医疗管制制度体系重构: 管制机制设计

医疗市场的公共领域	非公共领域 (私人领域) 不确定性公共领域 确定性公共领域	各种管制方式: 直接经济性医疗管制方式 间接经济性医疗管制方式 直接社会性医疗管制方式 间接社会性医疗管制方式	各种管制机制: 直接经济性医疗管制机制 间接经济性医疗管制机制 直接社会性医疗管制机制 间接社会性医疗管制机制

管制范围界定	管制方式选择	管制机制设计

重构

政府管制	管制模式	管制制度体系

实证分析 与 改革探索	医疗管制模式重构: 典型国家的实证分析	医疗管制模式及制度体系重构: 中国的问题分析

医疗管制模式及其制度体系重构: 中国的路径选择	→	结论、问题和前瞻

图1-4 基本思路、研究方法和逻辑结构

合新制度经济学的产权理论，借助"公共领域"概念，进一步分析和探讨解释市场失灵和政府管制边界的一致性理论基础。从更为一般的意义上解答为什么是管制、管制什么和选择何种方式与机制进行管制的问题，形成一个有关管制模式重构的一般性理论假说和分析框架，即"公共领域管制"假说和"范围界定—方式选择—机制设计"分析框架（详细内容参见图2-4），为本书更为深入地分析和研究医疗管制模式重构问题，奠定一个一般性的理论基础和方法论基础。

第二步，运用上述一般性理论假说和分析框架，首先，分析和研究医疗市场中存在的各种公共领域，分析各种管制方式的作用特点、选择依据及其适用范围，从而进一步明确医疗市场政府管制的范围与边界，确定医疗服务领域政府与市场的最佳结合点，形成新型医疗管制的基本模式。其次，在以上分析的基础上，结合信息经济学、制度经济学和机制设计理论，运用机制设计的原理和方法，通过比较分析各种医疗管制机制作用机理和作用特点，从制度设计的角度进一步分析和研究医疗管制改革与放松后的管制机制选择与设计问题，分析各种间接管制机制和社会性管制机制的最佳选择问题，探讨新型医疗管制模式的具体制度架构和制度体系，为医疗管制的优化与重构提供理论支持和政策依据。最终形成一个完整的有关医疗管制模式重构的基本理论框架。

第三步，对国际上三种典型医疗管制模式——政府主导型（以英国为代表）、市场主导型（以美国为代表）和政府与市场结合型（以德国为代表）——的改革历程进行实证考察，研究和探讨各种医疗管制模式改革的特点和共同发展趋势，为本书的基本理论提供实证解释和经验验证，也为探索中国医疗管制改革的目标模式和基本路径提供经验性参照。

第四步，应用本书的基本理论框架，并结合典型医疗管制模式改革的经验，分析和研究中国医疗管制改革的特点、面临的问题及其根源，探索中国政府医疗管制模式重构的目标模式和基本路径。

1.4.2　基本研究方法

本书在吸收和总结前人研究经验的基础上，综合运用卫生经济学、公共经济学、管制经济学、制度经济学、博弈论与信息经济学以及机制设计理论的相关研究方法和研究工具，坚持从一般到特殊、从理论到实践的基本分析路径，规范分析与实证分析相结合，理论分析与实践检验相结合，理论构筑与理论应用相结合，力求在理论构筑中进行方法创新，在方法运用中进行理论创新。

规范分析与实证分析相结合是贯彻本书始终的基本研究方法（见图1-4）。同时，在一些具体问题的研究上，本书分别采用了统计分析和比较分析、博弈分析和机制设计等经济研究的新工具与新方法。

1. 规范分析和理论构筑相结合

就规范分析和理论构筑而言，本书首先在评述和反思现有主流管制改革与重构理论的研究成就及其不足之处的基础上，结合新制度经济学的产权理论和"公共领域"概念，形成了本书有关管制模式重构的一个一般性理论假说和分析框架。然后，运用这一一般性理论假说和分析框架，进而分析和研究医疗市场中各种管制方式的选择依据及其适用范围；同时，运用博弈论和信息经济学、制度经济学及机制设计原理和研究工具，对各种管制方式及其基本机制的作用机理进行了具体分析，探讨了管制放松之后新型医疗管制所应具备的合理管制方式和最佳管制制度机制及其相应的结构体系。最终，形成了本书有关医疗管制模式重构的规范性理论分析框架。

2. 实证分析和理论应用相结合

就实证分析和理论应用而言，本书首先分析和考察了几个典型国家的医疗管制模式改革过程，对其改革的特点和共同趋势进行了概括和总结，同时也对本书的规范理论提供了一个经验性验证；然后应用本书所形成的基本论理论，并结合典型国家医疗管制改革的经验，在详细考察中国医疗管制改革历程的基础上，分析了中国医疗管制改革过程中存在的问题及其根源，探讨了中国医疗管制改革的目标模式和基本路径，提出中国医疗管制改革的政策建议。

3. 博弈分析和机制设计相结合

信息经济学和经济博弈论、新制度经济学和机制设计理论是当代经济学发展的最新理论成就。其中的博弈分析和机制设计方法，则是构成这一理论成就的重要标志。博弈分析方法修正了传统经济理论的完全信息假设，在信息不对称假设条件下，分析和研究各方经济主体的行为决策及其行为关系，探讨实现社会福利最优或次优的制度条件和行为规则，使得经济分析更加规范、更符合经济现实，使得制度设计与政策考量更具有针对性和可操作性。

由于医疗市场最突出的问题就是医患之间的信息不对称问题，因此本书在分析医疗管制方式和管制机制选择时，大量使用了博弈分析和机制设计的研究方法。对医疗市场间接价格管制机制、医疗费用支付机制、医疗服务质量评估与监督机制、医疗保险和疾病风险分担机制以及医疗服务守门人制度等制度机制进行了理论分析，探讨了这些制度机制的作用机理和构成条件，提出了这些制度机制发挥作用所应具有的构成要素和体制架构。

4. 统计分析和比较分析相结合

在考察中国医疗管制改革的历程、特点并分析其存在的问题时，本书收集了大量统计文献和数据资料，运用简单的数据统计方法，形成了各种图表和图形，直观地展现了中国医疗管制改革的历史脉络、改革特点和存在的问题。在对典型国家医疗管制的特点和共同趋势进行实证分析的过程中，特别是在分析各种管制方式和管制机制的作用特点和选择依据时，本书采用比较分析的方法，对诸如直接管制与间接管制、各种医疗费用支付机制、各种质量评估方法等进行了对比分析，为最优管制方式和管制机制的选择与设计提供了依据。

2 管制模式重构：理论与实践的回顾和反思

在西方国家，政府管制的实践，迄今已经历了从系统化管制到管制放松，再到管制优化与重构的变革过程。与丰富的管制实践相辅相成，西方学者关于政府管制问题的理论研究也经历了一个由公共利益管制理论到利益集团管制理论，再到激励性管制理论的演变过程。尽管这种理论研究主要集中在自然垄断而不是医疗服务领域，但这种理论研究的成果却带来了一门新兴应用经济学科（管制经济学）的产生与发展，并进而成为其他行业政府管制问题研究的一般理论基础。因此，本章的主要目的有二：一是通过回顾管制实践和现有管制理论的历史演进过程，探询和发现其中有助于政府医疗管制改革及其理论研究的有益成分；二是通过反思现有管制理论在管制改革与重构问题上的局限性，进而形成本书关于管制模式重构的一般性理论假说和基本分析思路，为本书研究政府医疗管制模式重构问题，奠定一个坚实的理论基础。

2.1 管制、管制放松和管制重构的实践过程

管制作为一种政府干预或控制经济运行的手段和制度安排，从国家开始出现的时候就已存在，它起源于与人们交换相关的正式或非正式的

规则①，最早可以追溯到古罗马时代②。而现代意义上的政府管制，即所谓针对市场失灵的管制，则是在西方国家步入市场经济时代以后所形成的。③纵观各国政府管制的历史，虽然其间不乏因国情和背景不同所致的巨大差异，但从管制机制形成的角度看，基本上都历了从系统化管制到管制放松，再到管制重构与优化的演变历程。

2.1.1 系统化政府管制体系的形成

系统化政府管制体系实际上是随着各市场经济国家有关弊端的陆续显现而逐步形成并趋于完备的。如果以有关管制法律的出台为标志的话，那么，许多市场经济国家系统而完备的政府管制体系，其实是在第二次世界大战以后才建立起来的。从 19 世纪末出现管制的苗头到 20 世纪 70 年代政府管制达到顶峰，其系统化过程表现为以下三个方面：

1. 反垄断和反不正当竞争管制体系的形成

在 18 世纪末，西方国家在石油、钢铁、电力及其他产业中出现了托拉斯，这些托拉斯开始采取被人们视为是垄断的做法，最终导致政府反托拉斯立法和反垄断管制体系的建立和完善。美国是实施反垄断管制最早的国家。1890 年，美国国会通过了第一部反托拉斯法《谢尔曼法》（*Sherman Antitrust Act*），这是美国历史上第一个授权联邦政府控制、干预经济的法案。该法主要针对贸易中的垄断问题，重点是禁止垄断和共谋，反对任何形式限制交易的协议，奠定了反垄断法的坚实基础。但是，该法对什么是垄断行为、什么是限制贸易活动没有作出明确解释，为司法解释留下了广泛的空间。1914 年，美国制定又一部反垄断法律《克莱顿法》（*Clayton Act*），主要目的是制止反竞争性企业兼并及资本和经济力量的集

① R. B. Ekelund, 1998, *The Foundations of Regulatory Economics*, Edward Elgar Publishing Limited, Cheltenham, UK-Northampton, MA, USA, Vol. 1, p. 11.

② Richard F. Hirsh, 1999, *Power Loss: The Origins of Deregulation and Restructuring in the American Utility System*, Cambridge: MIT Press, p. 295.

③ 在美国，这种政府管制可以追溯到 1887 年美国国会创建州际商业委员会（Interstate Commerce Commission，简称 ICC），至今已有一百多年的历史。

中，并对《谢尔曼法》作了补充，明确规定了 17 种非法垄断行为，其中包括合同中签订搭售条款、排他代理条款等行为。同年，美国还出台了《联邦贸易委员会法》，主要目的是禁止不正当竞争和不公正或欺骗性的商业行为。该法授权设立联邦贸易委员会负责反托拉斯法的实施，有权对涉嫌违反反托拉斯法的行为进行调查，有权命令个人或企业停止其违反反托拉斯法的活动。在此基础上，美国还陆续制定了一系列反托拉斯法规，对上述三个基本法律进行了修改和补充，形成了完整的反托拉斯法律体系。[①]

德国于 1896 年颁布了第一部反不正当竞争法——《向不正当竞争行为斗争法》，该法 1909 年被《反对不正当竞争法》所取代。魏玛政府时期的 1923 年，德国颁布了《防止滥用经济权力法令》。此后，该法于 20 世纪 30 年代先后进行了三次修订。其内容最突出的变化是：在努力加强卡特尔的同时，管制卡特尔的权力实际上从卡特尔法院移至经济部长。第二次世界大战以后，德国联邦议院于 1957 年颁布了被视为德国社会市场经济基本法的《反对限制竞争法》，其首要目标是"保持市场的结构与份额"。此后，该法和《反对不正当竞争法》历经多次补充和修改，使德国维持竞争、限制垄断法律的体系得以形成。[②]

日本于 1947 年通过《禁止垄断法》，全称为《关于禁止私人垄断和确保公正交易的法律》。作为维护市场秩序的基本法，在日本素有"经济宪法"之称。[③]

---

① 其中包括《罗宾逊—帕特曼法》（1936 年）、《惠勒·利法》（1938 年）、《奥马荷尼·克发佛·西勒法》（1950 年）、《哈特·斯科特·诺迪罗反托拉斯改进法》（1976 年）、《反托拉斯诉讼程序和惩罚法》（1974 年）、《联邦贸易委员会改进法》（1980 年）等。参见何勤华主编：《外国法制史》，法律出版社 2004 年版，第 216—219 页；庞正、严海良编著：《外国法制史纲》，南京师范大学出版 2001 年版，第 284—286 页；由嵘主编：《外国法制史》，北京大学出版社 2000 年版，第 222—226 页。

② 参见何勤华主编：《外国法制史》，法律出版社 2004 年版，第 216—219 页；庞正、严海良编著：《外国法制史纲》，南京师范大学出版 2001 年版，第 284—286 页；由嵘主编：《外国法制史》，北京大学出版社 2000 年版，第 222—226 页。

③ 参见何勤华主编：《外国法制史》，法律出版社 2004 年版，第 216—219 页；庞正、严海良编著：《外国法制史纲》，南京师范大学出版 2001 年版，第 284—286 页；由嵘主编：《外国法制史》，北京大学出版社 2000 年版，第 222—226 页。

到 20 世纪 70 年代，包括美国、英国、德国、日本在内的发达国家都建立了完备的反垄断和反不正当竞争法律体系，构成了政府反垄断管制的法律基础。

2. 管制范围扩大和管制制度体系完善

从 20 世纪 30 年代到 40 年代，再到六七十年代，西方国家以经济危机为背景建立了政府管制的新领域，使政府管制的范围逐步扩大。即便是一贯奉行自由主义的美国，也制定了越来越多的新法规，同时建立了新的联邦管制机构，使反托拉斯以外的管制制度日益系统化和完善化。正如萨缪尔森（Paul A. Samuelson, 1979）所言："在大多数国家中，在过去几世纪的趋势是政府对经济活动的直接控制越来越少；封建的和工业化以前的情况被取代了，人们越来越强调所谓的'自由私有企业'或'竞争的私有制资本主义'。远在这种倾向达到完全的自由放任状态之前，潮流开始向相反方向转变。自从 19 世纪后期，几乎在我们所研究的所有国家中，政府在经济上的作用稳步增加。"[①]

在美国，20 世纪三四十年代以前主要是对铁路、电力、煤气、电话等产业领域实施反垄断管制和费率管制。而到了 20 世纪三四十年代，为应付经济危机，美国把管制的范围相继扩大到银行、证券、广播、卡车和输送管道、海运、航空、批发电力、通信业、保险业等竞争性领域。20 世纪六七十年代，美国开始对能源、天然气、输油管道、石油价格等领域实施管制，进一步扩大了对能源领域的管制范围。此后，美国虽然没有通过立法再扩大经济性管制，但在诸如健康、安全、环境等方面的社会性管制上，立法有所强化。1978 年，政府管制达到顶峰，仅经济性管制的产业就占到国民收入的 15% 以上。[②] 在日本，建设业、金融、保险、电力、煤气、水道、采矿业、交通运输、通信等自然垄断产业，也广泛地存在政府管制。1985 年，所有受管制的产业部门的附

---

① ［美］保罗·A. 萨缪尔森：《经济学》（上册），商务印书馆 1979 年版，第 59 页。
② ［美］保罗·A. 萨缪尔森等：《经济学》，首都经济贸易大学出版社 1996 年版，第 623 页。

加价值占整个日本经济附加价值的大约 30% 。①

在联邦德国，20 世纪 30 年代至 70 年代，国家制定颁布的经济法规多达数千件，涉及的范围包括金融、商业、公司、市场管理与反垄断、劳动和劳资关系、消费者利益保护，以及价格、税务等方面。② 完备的法律制度，为政府管制提供了法律依据。

3. 国有化运动与政府全面管制

在政府管制的历史演变过程中，国有化也是一项重要的管制自然垄断产业的政策措施。最早在自然垄断产业推行国有化的国家，基本上都是那些从模仿或学习他国经验开始就对本国某些产业实施政府管制的后起国，如瑞典、日本等国，它们几乎从一开始起便将本国的铁路、电信、民航、电力等产业交由国家垄断经营。日本国有铁路的资源调配（预算和运营计划）、收费和重大的人事安排等决策都要征得政府和国会的同意。直到 1984 年，国铁的费率还是全国统一的，提高票价要由运输大臣批准。③

不过，真正使国有化在各国政府管制史上达到顶峰的，当属 20 世纪 40 年代未至 50 年代初在几乎所有西欧国家所发生的一次史无前例的国有化运动。其中，最典型的是法国。第二次世界大战后，戴高乐政府为使经济发展重新启动，采取了一系列重大措施，其中包括国有化的法律，将战争中与德国有密切关系的雷诺汽车公司、电影公司、法国铝业公司和法国染料公司收归国有；对电力、煤炭、运输等部门的企业实行统一管理；在化学、汽车、石油、核能、信息等领域建立大型国有企业；在金融领域对法兰西银行、里昂信贷银行、兴业银行、巴黎国有银

---

① [日] 植草益：《日本的产业组织》，经济管理出版社 2000 年版，第 365 页。

② 较有代表性的法律包括《币制改革法》、《联邦银行法》、《反对限制竞争法》、《经济稳定与增长促进法》、《公司法》（修订）、《上市股票公司法》、《证券交易法》、《标准合同条件法》、《企业责任法》、《企业章程法》、《解雇保护法》、《就业促进法》、《损害赔偿责任法》、《产品责任法》，等等。参见何勤华主编：《外国法制史》，法律出版社 2004 年版，第 216—219 页。

③ 夏大慰、史东辉：《政府规制：理论、经验与中国的改革》，经济科学出版社 2003 年版，第 38—41 页。

行四大商业银行以及 34 家保险公司实行国有化。通过这轮国有化，国有企业在经济中的分量大大增加，国家直接控股的集团企业数从过去的 11 家增加至 103 家。至 1968 年，国有化企业资本已占全部资本的 33.5%，国家垄断资本控制 80% 以上的行业有：航空、汽车、军火、矿业、运输、焦炭和自动化设备等。这次国有化的结果使法国政府对公共事业及银行业实行了全面管制。① 另外，英国也在 1945—1951 年间，先后把银行、民用航空、煤炭、铁路、电力、天然气、钢铁、邮政、城市交通、电话电报、供水、石油等行业和部门收归国有，并相继建立了英国欧洲航空公司、铁路局、机场管理局、英国港务局、国家货运公司、国家公共汽车公司、英格兰运输局、电力总局和煤气委员会等国有垄断企业，使大部分自然垄断行业处于政府的全面管制之下。②

2.1.2 全球性管制改革与放松浪潮

包括国有化在内的政府管制对于应对市场失灵导致的经济危机和医治战争创伤起到了积极的重要作用。但是，长期的严格管制和公共所有，特别是以价格和行业准入为主要手段的直接管制暴露出严重弊端：一是被管制的企业内部低效率；二是阻碍技术进步的产生和运用；三是管制成本和关联费用不断增高；四是管制当局自由裁决权过度，以致"寻租行为"泛滥；五是管制时滞与瞬息万变的市场环境不相适应，造成企业和消费者遭受损失。加上思潮转向和技术变迁等因素的影响，20世纪 70 年代后期，管制高潮终止，而管制放松（主要是放松经济管制）浪潮涌现，并持续到 20 世纪 90 年代。这种管制放松主要表现在以下几个方面。

1. 改变管制方式，放松价格和准入管制

在美国，从 20 世纪 70 年代后半期开始，很多产业都实行了管制放

---

① 何勤华主编：《20 世纪外国经济法的前沿》，法律出版社 2002 年版，第 115—117 页。
② 夏大慰、史东辉等：《政府规制：理论、经验与中国的改革》，经济科学出版社 2003 年版，第 38—39 页。

松。在证券领域，1975 年取消了证券交易委员会把股票委托手续费固定在一定水平上的管制措施，将其改为由需求动向来决定，使手续费水平和结构发生了很大变化。在航空领域，1978 年通过了放松航空业管制法案，在继续保持联邦航空局安全管理的前提下，取消了航线认可和认可运费，解散了民间航空委员会等。在内陆运输、铁路、卡车、公共汽车等方面彻底放松了运费和市场准入的直接管制。在能源领域主要是以放松了天然气和石油的价格管制以抑制通货膨胀和节约能源。在金融领域，取消了存款利率的管制，并对办理同样存款业务的所有金融机构的准备率实现均等化，还放宽了筹措资金幅度的限制。此外，准许商业银行进入证券市场，放松银行业的地理限制，并放松了证券等的业务管制。在电信领域，从 20 世纪 80 年代开始，已实现全面竞争开放。①

2. 实施民营化改革和分业经营，引入竞争机制

20 世纪 80 年代，英国在自然垄断产业进行了私有化运动。主要采取了三种方式：一是出售国有资产；二是打破国家对行业垄断的格局，取消限制新企业进入的政策法规；三是通过招投标，鼓励私人部门提供可市场化的产品和服务。20 世纪 90 年代对电力公司的发电、输电、供电业务分开，形成了一家输电公司多家发电和供电公司的竞争格局。英国国家电力公司的市场份额也从改革初期的 48% 下降到 1998 年的12%。日本在 20 世纪 80 年代的放松管制活动中，对电信电话公司进行民营化改革，并在其他自然垄断产业引入竞争。1987 年 4 月，又对国铁实行了民营化改革。20 世纪 90 年代上半期，日本原则上解除了发电部门的进入许可制度，建立了剩余电力收购制度，使发电部门新企业的进入成为可能，形成了供给主体的多元化。引入竞争机制最明显的例子就是电信行业：从美国法院强制解散 AT&T 开始，美国电信业就步入了竞争的行列；目前，美国、加拿大的电信业已全部开放，没有任何一部分是自然垄断性的。

---

① 陈富良：《放松管制与强化管制——论转型经济中的政府管制改革》，上海三联书店2001 年版，第 49—53 页。

3. 改革管制机构，规范管制行为

在管制改革过程中，产权变更或管制放松都对原有管制机构存在的必要性及存在的形式提出了疑问。针对这种新情况，各国都对已存在的自然垄断管制机构进行了调整，或设立新的管制机构以适应管制改革的需要。美国政府在管制改革过程中发展了独立的管制机构系统，有意地将它们与主管部门分开。各管制机构由 5—7 名中立的委员组成委员会，委员会下设担当行政事务的秘书处和反映消费者意见的听证会等组织。目前，对自然垄断产业管制的主要联邦管制机构包括州际贸易委员会、联邦能源管制委员会、联邦通信委员会等。英国除了建立各种新的管制机构外，还包括垄断与兼并委员会和公平交易办公室。在整个政府管制运行过程中，各产业的政府管制总监与负责各产业的国家大臣发挥着关键性作用，成为英国管制体系设置的特色之处。

4. 以完善的法律法规为准绳

各国在管制改革过程中都以整个管制体制的总体框架为依据，制定了较为完善的法律法规，使整个管制改革过程有法可依。美国政府于1976—1982 年，仅在交通运输领域就颁布了《铁路振兴和管制改革法案》、《航空货运放松管制法》、《航空客运放松管制法》、《汽车运输法》、《铁路法》和《公共汽车管理改革法》等一系列法案。各种管制法律坚持管制标准中立、有固定的程序、正式的辩论和诉讼的公开原则，使管制放松得以合法有效地展开。英国政府对自然垄断产业改革也是以政府管制立法为先导的。英国政府 1984 年颁布了《电信法》，1986年颁布了《煤气法》，1989 年颁布了《自来水法》和《电力法》，使改革具有法律依据和实施程序，使民营化改革和管制放松建立在了坚实的法律基础之上。日本政府在推进自然垄断产业改革过程中也制定了许多法律，如《电力事业法》、《铁路事业法》、《电气通信事业法》等，①以保证管制改革能够在法律框架的约束下有序进行。

---

① 夏大慰、史东辉等：《政府规制：理论、经验与中国的改革》，经济科学出版社 2003年版，第40—41 页。

2.1.3 政府管制之重构与优化趋势

总的来讲，管制放松取得了很大成效：一是使自然垄断产业收费体系多样化，降低了收费水平；二是使服务形式多样化，增强了企业活力，提高了企业效率；三是通过削减行政费用减轻国民负担；四是因降低收费水平和服务多样化而扩大了消费和投资，从而为促进经济增长做出了贡献。[①]

但是，在管制放松同时也带来了一些问题。如大规模放松电力管制的美国加州、美国纽约和加拿大多伦多等城市，分别在 2000 年和 2003 年发生了历史上最严重的大停电事故，造成巨额经济损失和社会危害。[②] 在航空、银行、有线电视等行业中，由于放松管制，有保证的公平价格、优质服务和市场中的诚信受到威胁和挑战。从全球范围来看，亚洲金融危机以及与之类似的金融悲剧事件频频发生，都被认为是与政府放松管制、政府不能充分行使适当的管制职能有关。因此，在管制放松的同时，世界各国也开始探索管制重构与优化问题，特别是 20 世纪 90 年代以来，形成了当代管制放松与重构并存的趋势。

这种管制重构与优化趋势主要体现在以下几个方面：

一是重组管制机构和管制体制。许多国家在规范和缩小管制范围与权限的同时，主张建立独立性、透明性、有效性和高效性的管制机构。通过各种民主程序和管制体制改革，强化对管制者的管制和监督。

二是转变管制内容和方式。在内容上，从经济性管制转向社会性管制；在方式上，从直接性经济管制改变为激励性管制和竞争性管制。改变了原有以资格审查、数量限制、许可证等限制性进入的方式，放宽了

---

① ［日］植草益：《微观规制经济学》，中国发展出版社 1992 年版，第 184 页。

② Jim Rossi, 2002, "The Electric Deregulation Fiasco: Looking to Regulatory Federalism to Promote a Balance between Market and the Provision of Public Goods", *Michigan Law Review*, May, 100 (6), pp. 1768 – 1790; Navarro Peter, 2004, "On the Political Economy of Electricity Deregulation——California Style", *Electricity Journal*, Mar, 17(2), p. 47.

管制的经济进入范围，但大大加强了质量、环境、最低服务水平等社会性管制，优化了管制制度结构。

三是设计科学的管制机制，逐步建立竞争性管制框架。在许多自然垄断和公共产品领域，各国转变了以往由管制机构直接定价和直接审判的做法，采取了投标权竞争、不对称管制等鼓励竞争的管制机制。强调管制和竞争关系的相互依赖性，强调管制机制的设计是为了建立更有竞争力的环境，而不是替代竞争。以电信产业为例，在电信拆分之后，虽然产业链条的核心层仍然受到政府较为严格的价格和进入管制，但管制机构采用了激励性定价机制，从资本回报率管制转向了最高限价管制，使得管制机制更加具有弹性。

四是根据国情进行管制改革，探索本国特色的管制模式。如在电信管制改革中，美国以公平竞争为指导，采取了较为激进的改革措施，基本放开了进入管制和价格管制。英国则以提高效率为中心，采取了较为慎重的方式，在实行了七年的双寡头竞争后，逐步放开市场。日本则在政府主导型的市场体制下，对不同类型的电信采取了分类管制的模式。

2.2 管制、管制放松和管制重构的理论演进

如上所述，管制实践迄今经历了管制、管制放松及管制重构的动态演进过程。作为对这一实践过程的理论再现，经济学家也从专业分工角度对这一实践过程进行了深入研究，使得管制理论也经历了一个由管制的公共利益理论到管制的利益集团理论，再到激励性管制理论的演变过程。这些理论在对政府管制及其改革实践进行诠释的同时，也构成了政府管制改革重构的重要理论依据。

2.2.1 公共利益管制理论中的政府管制

按照传统的自由经济理论，市场机制是配置资源的根本原则，只要

存在健全的市场体系,许多经济问题可以在市场机制的作用下得到解决,政府一般不应该对经济活动进行干预。但是,19世纪末在特殊行业出现的卡特尔和托拉斯组织,特别是20世纪初的经济危机,引起了人们对自由放任经济和市场机制有效性的质疑。许多学者越来越深刻地认识到了"市场失灵"的存在及其危害,并以福利经济学为基础,于20世纪40年代提出了公共利益管制理论(Public Interest Theory of Regulation)[1]。

1. 公共利益管制理论的基本观点

公共利益管制理论在政府是公共利益代表的假定前提下,以市场失灵和政府的矫正措施为研究主题,分析了市场失灵的根源和政府管制的现实根据,提出了政府管制的具体方法与措施。

该理论认为,市场是脆弱的,市场机制存在失灵的领域;市场失灵的根源在于经济活动中存在诸如自然垄断、外部性、公共物品的供给和信息不对称等问题,如果放任自流,就会导致不公正或低效率。政府是慈善的、无所不能的和无所不知的,可以代表公众对市场作出理性的调整,使市场过程符合帕累托最优原则,以实现社会福利最大化。政府管制是对市场失灵的回应,是对社会公正和效率需求所作的无代价的、有效的和仁慈的反应。正如米特尼克(Mitnick,1980)所指出的那样,政府的公共政策是从公共利益出发而制定的规则,目的是为了控制被管制的企业对价格进行垄断或者对消费者滥用权力,具体表现为控制进入、决定价格、确定服务条件和质量、规定在合理的条件下服务所有客户时的应尽义务等。[2]

---

[1] "公共利益管制理论"这一术语是对传统管制理论的概括,也是管制理论发展的逻辑起点。这一术语在20世纪70年代之前没有被明确提出,直到芝加哥学派创建管制的经济理论时才正式提出。"公共利益管制理论"的明确表述是由施蒂格勒(1971)、波斯纳(1974)等人为芝加哥学派新提出的管制经济理论(利益集团管制理论的一个主要分支理论)找一个基准点时完成的。参见张红凤:《西方规制经济学的变迁》,经济科学出版社2005年版,第32—33页。详细内容参见 Stigler, G. J., 1971, "The Theory of Economic Regulation", *Journal of Economic and Management Science*, 2(1), p. 3; Michael Hantke-Domas, 2003, "The Public Interest Theory of Regulation: Non-existence or Misinterpretation?" *European Journal of Law and Economics*, 15(2), p. 165。

[2] Mitnick, B., 1980, *The Political Economy of Regulation*, New York: Columbia University Press, pp. 23 – 56。

现实中，由于传统微观经济学关于完全竞争市场的条件很难满足，市场失灵不可避免，由此，根据公共利益管制理论，政府管制的潜在范围几乎无边无际，哪里有市场失灵，哪里就应当相应的实施政府管制。例如，在自然垄断情况下，为避免垄断者限制产出并提高价格而使公众承受垄断价格，政府就应实行价格管制。同样，对于厂商通过合谋、控制对产业的进入而造成的人为垄断，政府可采用反托拉斯政策使合谋非法，并促使市场向竞争开放。还有，对于外部性行为所导致的成本，政府可以采用税收形式使外部性内部化，并促使外部性的产出降低到社会合理水平。这样，公共利益理论几乎可以被用来解释所有的政府管制问题，其理论分析和政策建议一直以正统理论的面目在管制经济学中居于统治地位，是现代公共经济学的基石，同时也构成了实践中系统化管制体系形成的理论基础，为 20 世纪 70 年代以前大量兴起的国有化运动和政府管制提供了政策依据。

2. 公共利益理论框架下的管制机制

按照公共利益管制理论，政府管制是针对市场失灵而产生的，因此，其管制政策和管制机制包括以下几个方面：

（1）针对自然垄断的管制机制

自然垄断[①]是第一种市场失灵。规范地讲，自然垄断是由产业所具有的成本次可加性特征来定义的[②]。在一个产业中，如果由一个厂商生

---

①　自然垄断这一概念最早是由穆勒（Mill，1848）提出的，但直到 1902 年，法罗（Farrer，1902）才意识到规模经济是自然垄断的条件之一。进一步，艾伦（Aly，1937）认为自然垄断是一种由竞争的不稳定而引发的均衡条件和结果，它依赖于资源的独特性、信息以及产业特征等。至此，这一概念在经济学家笔下才有了比较明晰的含义。参见 John Stuart Mill, 1848, *Principles of Political Economy with Some of their Applications to Social Philosophy*, Republished by W. J. Ashley, Ed. London: 1st ed. , p. 410; Farrer, T. H. , 1937, *The State in Its Relation to Trade*, London: Macmillan; Kly, R. T. , *Outlines of Economics*, New York: Macmillan。

②　所谓成本函数的次可加性（sub-additive cost functions）是指如果对于任意两个（或以上的）产出水平 $q1$ 和 $q2$，$q1 + q2 = q$，有成本函数 $c(q) < c(q1) + c(q2)$ 成立，即建立一个产出为 q 的企业的成本，比分别建立两个独立的企业 $q1$ 和 $q2$ 要低，那么只要有一个企业存在已经足够了。参见王俊豪：《自然垄断产业的政府管制理论》，浙江大学出版社 2000 年版，第 2—4 页。

产整个行业产出的生产总成本比两个或两个以上厂商生产相同的产出还要低，那么，这个行业就是自然垄断的。

由于这一特征的存在，必然使自然垄断产业出现一个悖论：如果任由一个厂商存在，就会有超额利润；相反，若对进入没有限制，过度进入会浪费社会资源。如图 2－1 所示，如果不对价格实施限制，则垄断价格 p^m 会大于边际成本定价下的 p^c，而提供的产出 $q^m < q^c$，亦意味着更少的消费者剩余，更多的生产者剩余和无谓损失。从社会福利最大化和资源有效利用出发，为防止所谓"毁灭性"竞争的发生，确保网络外部经济效用的实现，政府应对这种市场或产业予以直接管制。

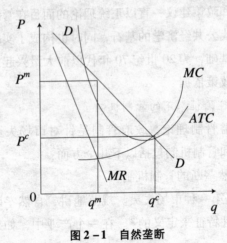

图 2－1　自然垄断

管制的政策措施和机制主要是直接价格和准入管制：

①直接价格管制机制包括：按边际成本定价、按平均成本定价、两部定价和拉姆齐定价（the Ramsay Pricing Rule）①、收益率定价（Rate of

① 关于拉姆齐定价的原理可参见 Frank Ramsay, 1927, "A Contribution to the Theory of Taxation", *Economic Journal*, March.；杨君昌：《公共定价理论》，上海财经大学出版社 2002 年版，第 71 页；张红凤：《西方规制经济学的变迁》，经济科学出版社 2005 年版，第 94 页，等等。

Return Regulation）等①。其目的都是为了防止企业通过垄断定价获得垄断利润，降低社会福利。

②直接准入管制机制和工具，除了许可证制外，还有法定垄断、注册制、申报制等。

这里，需要说明的是，公共利益理论关于价格和准入管制的政策主张，同样也适用于竞争性行业中的私人垄断及其"毁灭性"竞争行为，所不同的是，对于自然垄断的进入管制是为了维护自然垄断而不是反对这种垄断。

（2）针对公共物品的管制机制

公共物品的供给是第二种市场失灵。在公共利益理论框架下，针对公共品的管制机制包括：

①政府建立公有企业直接生产和提供公共物品。

②政府委托私人企业生产，政府采购。这个过程中，政府往往授予特定企业以特许经营权。

③直接价格与准入管制。

在实践中，公共品的生产往往具有自然垄断性。反过来，在自然垄断产业中，有许多产品又是公共品。因此，针对公共物品的价格与准入管制机制基本上与对自然垄断的管制措施雷同。

（3）针对外部性的管制机制

外部性又称外部效应，是第三种市场失灵。公共利益管制理论针对外部性的管制方法有：

①直接准入管制，即通过行政许可、审批等措施，限制或禁止生产具有负外部性产品的厂商进入市场，或直接关闭和勒令造成污染与安全问题的企业退出市场。

---

① 关于收益率管制及其 A-J 效应可参见藏旭恒等：《产业经济学》，经济科学出版社 2005 年版，第 454—455 页；王俊豪：《政府管制经济学导论》，商务印书馆 2003 年版，第 87—90 页；张红凤：《西方规制经济学的变迁》，经济科学出版社 2005 年版，第 118—124 页；其他相关教科书、文献等。

②直接经济处罚，即对负外部性企业予以罚款和经济制裁。几乎对所有的污染和其他影响健康及安全的负外部性，政府均可以依靠直接管制加以拟制。

③间接管制，即以市场为基础，更多地依靠经济激励消除负外部性的政策措施。这类激励政策主要包括征税（"庇古税"）和补贴、发放可交易排污许可证等。

（4）反垄断和反不正当竞争管制。在公共利益管制理论看来，一切垄断和不正当竞争行为（包括欺诈、价格歧视、掠夺定价等交易行为）都会造成市场失灵，降低资源配置效率，带来社会福利损失。因此，主张通过反垄断和反不正当竞争立法对私人垄断和所有不正当竞争行为进行管制。

3. 对公共利益管制理论的评述

第一，公共利益管制理论是一种实证理论的规范分析。从规范角度来看，它关注对市场失灵的认定和对市场失灵的克服，前者说明政府什么时间应该引入管制，后者说明政府应该采取何种"最优"措施来克服市场失灵。从实证角度来看，公共利益管制理论关注管制为何出现和如何运行。但其规范分析的假定前提是对潜在社会净福利的追求，却没有说明它对社会净福利的潜在追求是怎样进行的，认为公众可以完成管制，只是一种假定。

第二，该理论对管制发生依据的论断（市场失灵，特别是外部性、自然垄断和私人垄断）并没有进行实证检验，也只是一种假设。正如波斯纳（Posner，1974）所指出的那样，管制并不必然与外部经济或外部不经济的现象或与垄断市场结构相关。① 许多既非自然垄断也非外部性的产业一直存在价格与进入管制。阿顿（Utton，1989）认为，公共利益理论仅以市场失灵和福利经济为基础是不够的。除了纠正市场失灵之外，政府还有许多别的微观经济目标，在许多市场中政府期望管制介

---

① Posner, H. A. , 1974, "Theories of Economic Regulation", *Bell Journal of Economics and Management*, 5(2), p. 336.

入，可能与市场失灵关系不大。①

第三，该理论主张的政府管制措施也存在问题。无论是成本定价、拉姆齐定价还是收益率定价，都是以企业生产成本和市场销售成本为基础，而管制者很难获得这方面的详细信息，不仅难以准确定价而且还可能承担一部分虚假成本的补贴。对于按成本定价而言，生产者没有降低成本、提高效率的积极性，而消费者却有可能面临高价格风险。拉姆齐定价也存在问题：一是在实际操作中无法得到足够的信息来确定产品的需求价格弹性；二是根据弹性大小决定不同产品对净福利损失的分摊比例，必然损害弹性比较小的那部分人的利益，实际上是一种变相的价格歧视。② 收益率定价的问题在于：一旦收益率 r（RB）已定，成本 C 的增加会鼓励企业进行投资，从而引发过度资本化，即所谓 A-J 效应。③斯蒂格勒和弗瑞兰德（Friedland）的研究表明，管制仅有微小的导致价格下降的效应，并不像管制公共利益理论所宣称的那样——管制对价格具有较大的抑制作用。这个与公共利益理论规范分析相冲突的事实，对公共利益提出了严峻的挑战。

第四，进入管制的实证分析表明它存在以下问题：一是进入管制限制竞争，强化在位者的市场势力，侵害消费者剩余。阿姆斯特龙（Armstrong，1994）用英国公用事业的数据和事实证明，赋予受管制企业独断权力，本身就是一种反竞争的行为，它提高了潜在进入者的进入壁垒，使受管制产业与竞争相隔离。④。二是进入管制的"随意性"。一些并不具有自然垄断或网络效应的产业如卡车运输业、烟草业、会计业

① Utton, M. A., 1989, *The Economics of Regulation Industry*, Basil Blackwell.

② 有关成本定价和拉姆齐定价的评述，参见杨君昌：《公共定价理论》，上海财经大学出版社 2002 年版，第 71—75 页。

③ 关于收益率管制及其 A-J 效应的评述，参见藏旭恒：《产业经济学》，经济科学出版社 2005 年版，第 454—455 页；王俊豪：《政府管制经济学导论》，商务印书馆 2003 年版，第 87—90 页；张红凤：《西方规制经济学的变迁》，经济科学出版社 2005 年版，第 118—124 页，等等。

④ Armstrong, S. Cowan, and J. Vickers, 1994, *Regulatory Reform: Economic Analysis and British Experience*, MIT Press.

等，也受到过严格的进入限制，而使管制失去了理论依据。实证分析表明，这些行业受管制实际上是管制机构的一种随意行为。三是进入管制低效。Djankov（2002）利用 85 个国家的横截面数据，对进入管制所作的研究表明，严格的管制必然引发腐败和"政府"低效，并不能带来高的产出率和优质的服务。[①]。

2.2.2 利益集团管制理论中的管制重构

20 世纪 30 年代世界经济危机以来，主张对国民经济进行管制的观点占据了主流，但是，20 世纪六七十年代，随着政府管制的强化，政府管制本身的缺陷也日益凸显。经济学家通过政府管制效果的实证分析和管制政治动因的理论考察，对公共利益管制理论提出了质疑与批判。形成了利益集团管制理论（Group Interest Theory of Regulation）[②]。

1. 利益集团管制理论的基本观点

利益集团管制理论包括管制俘获理论和管制经济理论。

（1）管制俘获理论

它是对所谓"市场失灵是管制动因、管制有效率"这一公共利益管制信念发生动摇而产生的。该理论认为公共利益假定下的管制理论夸大了市场失灵的程度，无法合理地解释管制为什么会发生？在什么领域发生？没有认识到市场竞争和私人秩序解决所谓"市场失灵"的能力；市场和私人秩序完全可以在没有政府干预的情况下解决绝大多数市场问题，即使在不成功的少数情况下，可以由公正的法院来制止侵权行为（Coase，1960；Posner，1974）[③]；如果法院和私人秩序不能够完美地解

---

① Djankov, La Porta, Lopes-de-Silanes, and Shleifer, 2002, "The Regulation of Entry", *Quarterly Journal of Economics*, February, pp. 1 – 37.

② 利益集团管制理论是由芝加格学派创立并发展起来的，因此，也被称为"芝加格学派管制理论"。

③ Coase, R. H., 1960, "The Problem of Social Cost", *Journal of Law and Economic,* 10(3), pp. 31 – 44; Posner, R. A., 1974, "Theories of Economic Regulation", *Bell Journal of Economics*, 5, pp. 335 – 358.

决所有问题，管制也不见得奏效，反而可能把事情搞得更糟。产生这些问题的原因在于：一方面，管制的政治决策过程通常会被产业界所左右，致使管制不但无法约束垄断定价，相反还会通过国家干预的手段来支持垄断行为（Kalt，Zupan，1984）[1]。另一方面，即使管制者真的想提高社会福利水平，他们也往往由于自身能力的限制而极少获得成功。因此，政府管制的范围越小越好，即使在其最低限度内，也难以保证管制结果是有效的（Peltzman，1989）[2]。1962年斯蒂格勒和弗里兰德发表了著名论文。[3] 用实证数据证明了管制无效、管制机构可能被受管制产业所俘获的论断。

但管制俘获理论并没有深刻分析利益集团是如何影响政府管制的，因此，该理论在实际上只不过是提出了一个"政府管制有利于生产者"的假设[4]（Viscusi，etc，1992），因而也无法合理地解释管制发生、管制失灵和放松管制的动因。

（2）管制经济理论[5]

20世纪70年代形成的管制经济理论，则是在接受公共选择理论关于"政府及其官员也是经济人"假定的基础上，运用标准的均衡分析方法，从制度供给和需求的角度，用寻租、设租、官僚成本、利益集团等概念，分析了利益集团对政府管制形成及其效果的影响。对政府管制的发生的成因与管制失灵的根源做出了新的解释。斯蒂格勒（Stigler，1971）在"政府的基础性资源是强制权"和"管制的需求者与供给者都是理性经济人，可以通过选择行为来谋求最大效用"的假设前提下，

① Kalt, J., and Zupan, M., 1984, "Capture and Ideology in the Economic: Theory of Politics", *American Economic Review*, 74, pp. 279 – 300.

② Peltzman, S., 1989, *The Economic Theory of Regulation after a Decade of Deregulation*, Brookings Papers on Economic Activity, Special Issue, pp. 1 – 41.

③ Stigler, G. J., and C. Friedland, 1962, "What Can Regulation Regulate? The Case of Electricity", *Journal of Law and Economic*, 5(10), pp. 1 – 16.

④ Viscusi, W. K., etc, 1992, *Economics of Regulation and Antitrust*, Cambridge: MTT Press.

⑤ 管制经济理论是由斯蒂格勒（1971）开创，并在佩尔兹曼（1976）和贝克尔（1983；1985）那里得到了完善和推广。

扩展了传统利益集团理论对管制决策影响的范式，通过使用奥尔森（Olson，1965）的集体行动理论[1]，推论出产业成员比分散的消费者更容易受到激励和更能以组织形式去影响政治，得出了"管制有利于生产者，生产者总能赢"的结论[2]。佩尔兹曼（Peltzman，1976）进一步扩展了这一观点，并将其模型化，提出最优管制政策模型。他认为，管制决策者的政治利益是通过使政治支持最大化来实现的；在最优化的条件下，管制的政治均衡过程是受各种利益集团的影响所致：政治均衡的边际条件是政治支持替代率（绝对值）等于由生产者利润和消费者剩余相互转移而得的边际替代率。这表明俘获管制机构的不是单一利益集团，效用最大化的政治家根据边际条件在不同集团之间配置利益导致政治均衡。任何集团的经济利益都可以互换，政治家通常可以雇用所有集团的服务[3]。贝克尔（Becker，1983；1985）建立了压力集团之间政治影响的竞争模型——政治均衡模型。他假设政治家、政党、选民传递相互竞争的利益集团的压力，不同的集团压力对政治程序的影响不同，压力越大，相对影响力越大，从而形成管制政策在政治市场上的"纳什均衡"，最终更有影响力的利益集团的福利增加，市场失灵得以纠正，社会福利的无谓损失得以降低[4]。

2. 利益集团管制理论中的最优管制模型与管制重构

继斯蒂格勒开创管制经济理论之后，佩尔兹曼和贝克尔相继提出了规范化的管制模型，比较合理地解释了政府管制的发生根据和管制失灵的根源，为管制改革提供了理论依据。

① Olson, M. , 1965, *The Logic of Collective Action, Cambridge,* Harvard University Press.

② Stigler, G. J. , 1971, "The Theory of Economic Regulation", *Bell Journal of Economics & Management Science*, 2(1), pp. 3 – 31.

③ Peltzman, S. , 1976, "Toward a More General Theory of Regulation", *Journal of Law and Economics*, 19(2), pp. 211 – 241; Peltzman, S. , "The Economic Theory of Regulation after a Decade of Deregulation", *Brookings Papers: Macroeconomics*, (Special Issue), pp. 1 – 59.

④ Becker, G. S. , 1983, "A Theory of Competition among Pressure Groups for Political Influence", *Quarterly Journal of Economics*, 98(3), pp. 371 – 400; . Becker, G. S. , 1985, "Public Policies, Pressure Groups and Dead Weight Costs", *Journal of Public Economics*, 28(3), pp. 329 – 347.

（1）斯蒂格勒—佩尔兹曼模型

在斯蒂格勒1974年论文的基础上，增加了第三个假设，即利益集团的竞争以选票的形式影响政治家的选择，进而决定了管制的发生。为了准确地说明管制的发生，佩尔兹曼建立了一个价格和进入管制的模型。立法者或管制者选择价格以取得最大的政治支持，其效用方程为 M (P, π)，这里 P 代表价格，π 为产业的利润。假定 $Mp < 0$，$M_\pi > 0$，$Mpp < 0$ 且 $M_{\pi\pi} < 0$，具体含义是，价格提高，来自消费者的支持会下降，而产业利润增加会提高生产者的支持率；但是这种下降或增加的速度是递减的，即 $Mpp < 0$ 和 $M_{\pi\pi} < 0$，同时，$M_{p\pi} = 0$，即两个集团之间不存在相互影响。管制者或立法者的无差异曲线为 M_1，M_2，M_3，它们有着正的斜率，原因在于价格上升利润会增加，但由于 $Mp < 0$，$M_\pi > 0$，那么 $M_3 > M_2 < M_1$，表明支持率在增加。管制者的约束来自产业，后者的目标函数为 $\pi = f(p, c)$，这里 c 代表成本。对管制者而言，最优选择在于最大化：$L = M(P, \pi) + \lambda(\pi - f(p, c))$。解这一方程可以得到：每一单位利润的边际政治产出等于每一单位价格变化的边际政治产出，亦 $M_\pi = -Mp$，即在无差异曲线与约束线的切点 A，最优管制价格为 P^*。从图（2-2）可以看出，$P_c < P^* < P_m$，也就是，管制价格介于完全竞争与完全垄断之间。原因在于，如果 $P = P_c$，则由于价格太低会失去生产者的选择；$P = P_m$ 则会失去消费者的选票，从而管制会出现在中间状态。

上述分析有着广泛的应用价值。例如，它所以解释为什么管制局限在一定范围内？如图2-2所示，对一个完全竞争产业的管制，政治家或管制者的效用会从 M_1 增加到 M_2，对一个垄断产业的管制也会使效用从 D 增加到 A，但在寡头垄断结构下，只能从 B 到 A。这就从另一个侧面说明为什么像钢铁、汽车这种具有规模经济效应的寡头市场很少受到管制，而处于两端的一些产业如自来水、公共电力、民用燃气和农业都曾长期受到管制的原因。

（2）贝克尔模型

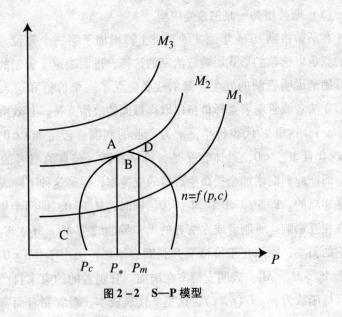

图 2-2 S—P 模型

斯蒂格勒—佩尔兹曼的分析从管制者效用最大化出发，得到的理论只能预测那些产业易受管制以及管制的结构是什么（如价格的高低等），并没有说明利益集团是如何影响管制者的。贝克尔假定，利益集团从自我利益出发对政治家施加影响，施加的压力越大则取得转移支付，或财富再分配的可能性越大，这种竞争的过程会产生一个纳什均衡。

简单地讲，假设社会存在两个同质集团 s （受补贴集团）和 t （纳税集团）。每个利益集团都可以通过对立法者或管制机构施加压力来影响规制政策，以提高自身利益。集团 s 所能得到的转移支付或财富不仅取决于自己所施加的压力（P_s），也取决于集团 t 的压力（P_t），令 T 表示因实施管制而带给集团 s 的新增财富，那么，$T = T^s(P_s, P_t)$，即集团 s 的政治影响力函数（Political Inference function）或反应曲线。显然，$T'_{P_s} > 0$，$T'_{P_t} < 0$。进一步假定，集团 s 得到 T 时，集团 t 的财富会减少 $(1 + x)\,T$，这里 $x \geqslant 0$。当 $x > 0$ 时，转移到 s 的财富少于集团 t 失去的福利，即有 xT 的财富成为社会净损失。两个集团进行博弈，其战略是压力的高低。定义 $\psi_s(P_t)$ 与 $\psi_t(P_s)$ 分别为二者的最优反应方程，一个纳什均衡就是图 2 - 3 中的 $(P_1^{\ *}, P_2^{\ *})$。

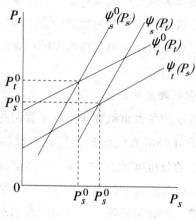

图 2 - 3　贝克尔模型

利用这一结果我们就可以检验管制的特性。例如，如果来自管制的边际"无谓损失" x 增加，那么将导致集团 t 对于任何给定的集团 s 的压力水平都会施加更多的压力，否则集团 t 在转移福利为 T 时就必须放弃更多的福利。 x 上升表示集团 t 的最佳反应函数从 $\psi_t(P_s)$ 移到 ψ_t^0 (P_s)。同时，较高 X 的还意味着对于集团 t 转移来给定的税收，集团 s 只能得到更少的转移福利，这样就没有激励去投资来增加规制活动. 这样集团 s 的最佳反应函数由 $\psi_s(P_t)$ 移到 $\psi_s^0(P_t)$。结果形成新的政治均衡 (P_s^0, P_t^0)，这需要集团 t 动用更多的压力 $(P_t^0 > P_t^*)$，而集团 s 动用较少的压力 $(P_s^0 < P_t^*)$。因为 $T = (P_s, P_t)$，且， $T'_{P_s} > 0$, $T'_{P_t} < 0$。所以 $T(P_s^0, P_t^0) > T(P_s^*, P_t^*)$。因此，规制活动以福利转移数量来衡量，它将随着相关的边际无谓损失的增加而减少。

这一结果的一个重要含义在于，应该执行那些提高福利水平的管制政策，而不是"无为"。假定产业 A 是自然垄断，而 B 是竞争型的，对

B 实施管制的无谓损失会大于 A，因而应对 A 而不是 B 进行管制。与斯蒂格勒和佩尔兹曼的分析不同，贝克尔模型支持了传统自然垄断下的公共利益管制，但管制的发生并不仅仅由垄断特征决定，也取决于利益集团的压力，因而就可以解释为什么像农业、出租车、卡车货运等具有显著竞争特点的产业会被纳入到管制的行业中去。同时，还可以证明，那些受市场失灵困扰但有低的社会福利净损失的产业比其他产业更易受管制。

3. 对利益集团管制理论的评述

利益集团管制理论的最大贡献在于推翻了管制的公共利益假设，将经济学的一般性假设（经济人假设）应用到对政治程序的分析，又将政治行为纳入经济学的分析框架之内，使用经济学标准的供求分析方法和规范的理论模型，推导出管制政策的产生——管制需求与供给力量之间博弈的结果决定管制的政策选择。对管制的政治动因与发生依据、管制政策的选择和最优结构做出了富有创建性的理论解释。更为重要的是它使人们认识到政府也不是万能的，政府管制也存在失灵问题。

但是，该理论有其明显的局限性，主要表现在：

第一，利益集团管制理论仍然还是一种假说，面临着实证检验的困难，未被经验完全证实。由于一些重要的变量如集团压力、可转移财富以及管制者的政治目标难以量化，而其他一些重要的数据基本上被利益集团所控制，这也增加了实证检验的难度。另外，其中的人类利己行为假设也有待于进一步研究。

第二，利益集团理论几乎否定了市场失灵的存在，把经济中的问题归结为政府失灵。无论是斯蒂格勒和佩尔兹曼的分析，还是贝克尔的模型都将政治系统作为一个"黑箱"来描述利益集团的行为，忽视了信息不对称问题，又没有深入分析政治行政过程的复杂性，因而不能分析受管制的企业何以抽取租金以及影响管制结果的激励何以产生，也无法解释管制当局为何拥有自由裁量权以及利益集团的利益和权力之所在，因而无法全面解释管制的发生的真正动因。

第三，该理论还面临放松管制运动的挑战，不能够对管制放松运动的成因做全面解释。按照利益集团管制理论的分析框架，我们可以预测出哪些行业更易被放松管制，而现实情况与理论推测却不完全一致。

2.2.3 激励性管制理论中的管制重构

20世纪80年代管制放松浪潮席卷全球，而90年代末又出现了管制重构与优化的趋势。这种现象迫切需要经济学家们做出更为科学的理论解释。而与此同时，微观经济学领域形成了信息经济学以及与之相关的委托代理理论、机制设计理论、激励理论、动态博弈论等理论成果。这些理论成果被吸收到管制理论中，为研究和解释管制放松浪潮奠定了理论基础，最终形成了被命名为新管制经济学①的激励性管制理论（Theory of Incentive Regulation）。

1. 激励性管制理论的研究主题及基本要义

激励性管制理论就是研究在保持原有管制结构和信息不对称的委托—代理框架下，设计管制规则或活动方案，给予企业一定的自由裁度权，以诱导企业正确地利用信息优势，选择管制者所期望的行为。这种机制或方案既能激励企业降低成本，提高经济绩效，减少逆向选择、道德风险等问题，又能实现社会福利最大化的管制目标。因此，激励性管制相对于传统管制而言，只需关注企业的产出绩效和外部效应，而较少控制企业的具体行为，企业在生产经营中具有更大的自主权。

激励性管制理论包括公共利益理论框架下的"激励性管制合同设计理论"和利益集团理论框架下的"利益集团政治的委托—代理理论"。公共利益理论框架下的"激励性管制合同设计理论"，在保持管制的公共利益前提下，修正了其信息完全假设，在委托—代理框架下进行激励

---

① Laffont, J-J. , 1994, "The New Economics of Regulation, Ten Years After", *Econometrica*, 62 (3), pp. 503 – 537.

合同设计。激励管制合同包括强激励型和弱激励型两种①。在信息不对称的情况下，提高合同的激励强度，企业将努力降低成本，产生大量的超额利润，这些利润完全归企业所有，称为信息租金。如果要通过分享等途径减少企业的信息租金，则必然要降低合同的激励强度，企业降低成本的动机也会随之减弱。因此，在设计激励管制合同时，管制机构面临着激励强度与信息租金之间的两难选择。管制者在制定管制合同前需要通过甄别不同类型企业，消除企业谎报成本的动机。也就是说，激励管制合同的设计，必须针对企业的类型空间，设计出在企业类型给定的情况下，每一个参与者都是最优策略诚实执行者的机制，也叫做"诱使其说真话"的机制。"利益集团政治的委托—代理理论"否定了管制的公共利益假设，并在信息不对称假设下，吸收政治学中前沿的管制体系非整体观，打开管制机构这个"黑箱"，将其分为管制者和国会两层，形成了一个包括企业等利益集团、管制机构、国会的三层科层结构的代理理论分析框架。该理论承认管制者为了最大化自身效用，可能被利益集团俘获而与之合谋，而国会则以最大化社会福利为目标。认为利益集团影响政治决策的根本原因在于政治决策影响他们的利益；他们有力量影响政治决策的理由在于管制中有他们的切身利益。当切身利益大于或等于用作俘获管制机构的成本时，影响政治决策的行为就会发生。因此，有必要制定一套减少或阻止管制机构被俘获的激励机制。这项机制既要描述管制者的激励和行为，又要描述利益集团的激励和行为，还要描述国会的目标——社会福利最大化。

2. 激励性管制理论的基本模型和管制机制

（1）激励性管制理论中的管制模型与机制设计

---

① 强激励型的合同是指在边际上企业承受较高比例的成本，企业利润的多少与企业成本的高低密切相关，企业得到的总货币补偿随企业实际成本的变化而变化，成本越高，企业的净收益越低；弱激励型的合同是指企业的利润不受成本变动的影响，企业的成本将完全得到补偿；同时，企业降低成本的收益不完全归企业所有，将部分转移给政府和消费者。参见张竹昕、让·拉丰、安·路易斯塔什：《网络产业：规制与竞争理论》，社会科学文献出版社 2000 年版，第 7—10 页。

公共利益理论框架下的激励性管制模型包括：勒布与马加特（Leob and Magat）模型、沃格尔桑和芬辛格（Vogelsang and Finsinger，1979；1985）模型、巴隆和梅耶森（Baron and Myerson，1982）最优管制模型、萨平顿和西布利（Sappington，1983；1988；1989）模型、拉丰和梯诺尔（Laffont and Tirole，1986；1993）模型等。利益集团理论框架下的激励性管制方案主要是利益集团的政治委托—代理模型，其中包括利益集团与管制机构无合谋的管制模型、利益集团与管制机构合谋下的管制模型以及多重利益集团并存博弈时的管制模型等①。

虽然各种激励性管制模型的假设前提和约束条件各不相同，但基本逻辑框架是一致的，也就是进行激励性管制机制设计。一般来说，一个有效机制必须满足以下几个条件：清晰的管制目标；受管制企业的自愿行为；以及受约束的选择空间。后两个条件的重要意义在于：一是企业拥有或可以比管制者得到更多更真实的信息，二是企业的目标不同于消费者或政治家，其行为只能激励而不能完全依赖"限制"和"约束"。例如②，假定管制者可以观察到的是成本 C 和转移支付 t，对于一个类型为 β 的代理人而言，一个有效的机制包括一个成本函数和一个转移支付函数：$C(\beta)$ 和 $t(\beta)$，如果代理人选择战略 σ，并令 $\sigma^*(\beta)$ 是类型为 β 的代理人的最优战略，那么对于一个声称自己是 $\bar{\beta}$（低效率）的代理人而言，直接显示机制为 $\{\sigma^*(\bar{\beta}),t(\sigma^*(\bar{\beta}))\}$，一定存在一个 $\beta^1 \neq \beta$，使：

$$t\{\sigma^*(\beta^{1'})\} - \psi\{\beta - C[\sigma^*(\beta^1)]\} > t\{\sigma^*(\beta)\} - \psi\{\beta - C[\sigma^*(\beta)]\} \tag{2-1}$$

且对于 $\sigma' = \sigma^*(\beta') \neq \sigma^*(\beta)$，有：

$$t(\sigma') - \psi\{\beta - C(\sigma')\} > t\{\sigma^*(\beta)\} - \psi\{\beta - C[\sigma^*(\beta)]\} \tag{2-2}$$

① 有关这些模型的详细介绍见张红凤：《西方规制经济学的变迁》，经济科学出版社2005年版，第210—270页。

② 转引自 Laffont J-J., and J. Tirole, 1993, *A Theory of Incentives in Procurement and Regulation*, MIT, p. 120。

两个不等式分别代表代理人的参与约束和激励相容约束。前者要求激励方案给企业带来的期望效用不能小于不接受契约时得到的最大期望效用，以保证企业的参与；后者要求激励方案必须保证企业的最优努力程度给企业带来的期望效用不小于其任意付出的努力程度给它所带来的期望效用。满足上述条件的管制，既能保证企业按照管制者所希望的目标行事，又能够迫使企业降低成本，提高效率，是一种次优机制。可以看出，这种方案既是一种管制机制的设计，又是一种可执行或可实施的规则，从现实层面上观察，激励性管制实质上为管制放松和管制优化提供了理论解释和具体措施。

（2）激励性管制理论的管制机制

在价格管制方面主要是：①价格上限制①。就是在一般物价上涨率（RPI）中扣除预先设定的该产业生产率上升率（X）再加上被允许的以价格转嫁为目的的费用上升率（Y），在此范围内允许价格波动的一种价格水平管制。②特许投标管制。指政府将给予特定企业以垄断经营权，限定在一定时期内，在特许期结束之后再通过竞争投标的形式确定特许权归属，以激励特许企业提高效率的管制方式。③区域间竞争管制。是将受管制的全国垄断企业分为几个地区性企业，使特定地区的企业在其他地区企业成就的刺激下，努力提高自己内部效率的一种管制方式。④菜单管制（menus regulation）。是一种综合性管制方式，它将多种管制形式组合成一个菜单，供受管制企业选择。另外还有，延期偿付率管制、利润分享管制（profit sharing regulation）、联合回报率管制等。

在准入管制方面，激励性管制理论主要提出了不对称管制措施。是对原有在位企业而不是新进入者的行为予以一定的限制，以减少或消除后来者的竞争劣势。不对称管制的工具主要有：①确保基本服务费率较低的价格结构；②在位者应有能力向全部消费者，包括其竞争对手提供服务的义务，即普遍服务的责任；③对在位者提供的其他服务予以严格

---

① 关于价格上限制的解释，参见王俊豪：《政府管制经济学导论》，商务印书馆2003年版，第87—90页。

限制，防止其利用尚存的垄断势力进行交叉补贴。

3. 对激励性管制理论的评述

激励性管制理论不再像传统管制经济学那样关注为什么管制的问题，既承认市场机制的作用，也认识到了政府管制的必要性，将西方管制经济学关注的重心从为什么管制扭转到怎样管制的轨道上来，试图通过机制设计实现最优管制。从而使管制经济学实现了对传统管制经济学的突破。

更为重要的是激励性管制理论所设计的一些管制机制，已在许多国家的公用事业管制中得到了应用，尽管其有效性还有待长期实践的验证。特别是，利益集团政治委托—代理模型有着深刻政策含义，它所主张的有关防止信息不对称下管制机构与企业集团合谋的管制政策，对于规范我国政府医疗管制行为，提高管制效率具有重要的参考价值。

但是，由于各种原因，激励性管制理论也存在一定缺陷，并预示着管制理论新的发展方向。

第一，严格的假设在一定程度上损害了机制设计的普适性。为了使用标准的均衡分析和委托—代理范式，激励性管制机制模型大都不得不建立在诸如"共同知识"、"完全理性"、"利润最大化目标"、"承诺与信息租金的存在"等严格假设之上。也正是由于这些严格假设，使得机制设计非常复杂，在理论上表现得十分有效，而在实践中却显得缺乏普适性。

第二，将管制者和被管制者的目标函数进行整合始终是激励方案的一个难点。现有各种激励管制方案都试图通过将一部分消费者剩余转给企业，通过补贴来尽可能地整合二者的利益。但其结果将会带来极大的公平问题：企业将有可能凭借信息优势获得超额利润或信息租金。要想解决公平问题，政府用作补贴的税收要来自一次性总付税。但是，在现实经济活动中，一次性总付税存在诸多限制，政府不得不依靠扭曲性税收。因此，为了整合管制者与被管制企业的利益，政策陷入两难困境。

第三，将立法者（国会）、管制者和企业之间的关系简单地视为委托—代理关系，实际上也简化了其背后的复杂政治经济关系。这种问题是一个极其复杂的问题，有待于深入研究。另外，激励性管制理论将企业作为一个整体或一个人格化的经营者，仍然把企业看成是一个"黑箱"，实际上是在现代企业理论的基础上有所倒退。

第四，已有的激励管制模型大都假设管制者缺乏信息，为信息的劣势方。而现实中委托人信息优于代理人信息的情况也是比较常见的。激励管制理论却忽视了对这种情况的研究，不能说不是该理论的一种严重缺憾，但这也预示着激励管制理论未来的一个发展方向。

2.3　理论与实践的总体评述与反思

以上，我们对政府管制的实践过程及其理论研究进行了较为系统的回顾，并沿着理论发展的脉络对各种管制理论分别进行了简要评述。虽然不能涵盖所有相关理论与实践的全部内容，但展现出了政府管制理论与实践的基本面貌。通过回顾，使我们对政府与市场的关系，对管制改革与重构中的一些基本问题有了更为深刻的认识和理解，得到了许多有助于深入研究医疗管制改革问题的宝贵经验和深刻启示，同时也使我们发现了许多值得进一步思考的问题。

"为什么管制"、"管制什么"和"如何管制"这三个问题，既是市场经济发展过程中任何行业领域的管制改革都必须面对的三个基本问题，也是各种管制改革与重构理论所理应回答的三个基本问题。下面，本书就分别从这三个基本问题出发，对现有管制改革的实践经验和理论成就进行概括与评述，并对其中需要进一步思考的问题进行理论反思，为本书进一步深入研究医疗管制重构，奠定一般性理论基础。

2.3.1　重新审视管制、管制改革或管制重构的实质内涵

为什么管制？即管制、管制改革或管制重构的必要性问题，是管制

改革与重构实践所面临的首要问题，同时也是各种管制理论的逻辑起点和必须首先回答的问题。对这个问题的回答，将使我们对管制、管制改革和管制重构的实质内涵有一个更为清晰的认识和正确的理解。

在如何理解政府管制的必要性这个一般性问题上，管制实践的变迁及其理论研究的演进都给我们带来了丰富的经验和深刻的启示。

1. 管制实践过程的经验与启示

上述管制实践过程的回顾使我们认识到，政府管制的历史迄今已经历了由系统化管制到放松管制，再到重构与优化管制的演变过程。这一过程表明：

第一，现代市场经济离不开政府管制。系统化的政府管制虽然能够带来短时期内的经济稳定与增长，但严格的直接管制无处不在，且日益僵化，几乎消灭了市场和市场竞争，因而不能真正实现资源的有效配置和经济的长期繁荣。政府也不能兑现它对公民所作的创造和维护繁荣的承诺。同样，如果没有政府有效的管制作用和监督作用，盲目放松管制乃至放任自流，则市场和市场竞争就不能良性运转，20世纪初的经济悲剧和20世纪末期的亚洲金融风暴就有可能重演。因此，政府管制与市场竞争的有机结合是现代市场经济有效运行的内在要求和根本特征。

第二，管制改革与放松并非意味着政府管制的终结，而是意味着管制模式转换和管制制度体系的再造。20世纪90年代末至今的各国管制改革实践表明，世界范围内的大规模放松管制运动并不等于取消管制，也不意味着管制的终结。现代政府管制改革的过程，都是一个不断地通过调整管制方式和管制机制来重构新型管制模式的过程。在管制内容方面，管制放松主要是发生在经济性管制领域，而在社会性管制领域，管制不但没有放松反而有所加强。比如，航运价格和航道准入方面的放松管制让位于产品和服务质量与安全的管制；电信准入放松了管制，而价格管制仍然保留。在管制方式方面，管制放松主要表现为由强制性直接管制转向间接性激励性管制和协商性管制。与此同时，作为间接管制之核心内容的反垄断和反不正当竞争管制，不但从来没有放松过，而且在

许多国家却正处于大力推进与积极建设之中。正如卡恩（Kahn，1990）
所言：管制政策的变迁永无止境，它所经历的道路并不是恢复原位，而
是螺旋形的，力求沿着市场经济最优功能的方向变迁①。史普博
（1999）在《管制与市场》中也指出，"放松管制并不意味着政府管制
结束的开始，政府管制的历史是不断变换政府行为的重点和焦点的动态
过程"②。因此，管制改革并不意味着完全取消管制，而是要减少不合
理限制和调整僵硬的管制方式和方法，是通过管制模式的重塑与再造使
政府管制与市场活动越来越交叠在一起。

2. 管制理论演进的结论与启示

政府管制问题研究的历史演进表明，现有管制理论已经历了一个由
公共利益管制理论到利益集团管制理论，再到激励性管制理论的发展过
程。这一发展过程的结论是：政府管制的必要性已经不再是理论争论的
焦点，取而代之的是政府管制的广度和深度问题，也就是"管什么"
和"如何管"的问题。

第一，早期的公共利益理论认识到了市场失灵的危害和政府管制的
必要性。公共利益管制理论打破了传统经济理论的完全竞争设想，推翻
了其所谓"许多经济问题可以在市场机制的作用下得到解决，政府一般
不应该对经济活动做出干预"的一贯主张。该理论最早认识到了市场失
灵的危害，并在"政府是公共利益代表"的假设前提下，以各种市场
失灵为依据论述和强调了政府管制的必要性；提出了一系列针对市场失
灵的管制政策，为政府对市场实施全面而系统的管制提供了重要理论依
据。与此同时，该理论也构成了其后各种管制改革理论研究的起点与基
础。

第二，利益集团理论用"强势集团的压力"解释了政府管制的发
生依据。随公共利益管制理论之后而发展起来的利益集团管制理论，在

---

① Alfred Edward Kahn, 1990, "Deregulation: Looking Backward and Looking Forward", *Yale Journal on Regulation*, 7(2), pp. 325–354.

② ［美］丹尼尔·F. 史普博：《管制与市场》，上海三联书店出版社 1999 年版，第 15 页。

对政府管制的实践效果进行理论与实证分析的基础上，对"政府是公共利益代表"这一假设提出了质疑，并以公共选择理论的所谓"政府及其官员也是'经济人'"为前提假设，分析了经济中的各种利益集团对政府管制政策的影响，并从利益博弈和政治力量均衡的角度，解释了政府管制、管制放松或管制强化的发生依据。该理论认为，政府管制、管制放松或管制强化的发生依据是"产业集团的需要"，是各种利益集团政治博弈的结果。得出了"政府管制无效"、"政府也存在失灵问题"的论断。该理论几乎否定了政府管制的必要性，为政府管制改革和管制放松提供了理论依据。

第三，经过理论不断修正之后，作为理论演进之最新成就的激励性管制理论，不再像传统管制理论那样关注为什么管制的问题。它既承认市场失灵的存在，也不否认政府管制的必要性，而是将管制理论所关注的重心从为什么管制扭转到怎样管制的问题上来，试图通过机制设计实现最优管制。正如西方经济学者拉丰所言，"管制成为经济学的一个主要领域，原因在于整个世界关于社会主义和资本主义之间的争论已经停止，争论的主要空间是在政府干预的多少之间"[①]。政府管制改革的核心是如何选择管制方案和设计最优管制机制的问题。

综上所述，管制改革实践和管制理论演进的结果都表明，管制的必要性已不再是争论的焦点，管制改革与重构的核心问题是"管什么"和"如何管"的问题。

2.3.2 对市场失灵和政府管制边界的再认识

管制什么？即管制的范围和边界问题，是各种管制理论必须回答的第二个基本问题。但是在这个问题上，现有各种管制理论并没有形成一致性结论。

---

① Laffont, J-J. , 1994, "The New Economics of Regulation, Ten Years after", *Econometrica*, 62 (3) , p. 507.

1. 市场失灵和管制边界：各种管制理论的分歧性解释

在一般经济理论看来，政府管制是基于市场失灵现象而存在的，政府管制的边界也是基于市场失灵的根源和范围而确定的。因此，确定政府管制的边界必须首先明确市场失灵的成因和范围。但是，通过上述管制理论的回顾使我们知道，迄今为止的管制理论在市场失灵的根源问题上，既没有形成一致性的意见，也没有一个统一的分析框架和一致性的理论基础。

（1）公共利益理论："市场失灵"的范围就是政府管制的范围

公共利益管制理论是把政府管制的成因归于"市场失灵"现象的最有代表性理论。但是，在该理论的分析框架中，"市场失灵"的根源又被解释为各种没有一致性理论基础的自然垄断、公共物品、外部性、信息不对称等。因此，该理论在界定政府管制的范围时，有时把它定位于自然垄断领域，有时又把它定位于信息不对称领域，还有时把它定位于公共产品领域。因而该理论自身就难以在管制的边界问题上形成一个统一的结论。更为重要的是，该理论对市场失灵或管制发生依据的论断（特别是外部性、自然垄断和私人垄断）是建立在传统微观经学关于完全竞争市场假设基础上的，并没有进行实证检验，也只是一种假设。由于传统微观经济学关于完全竞争市场的条件很难满足，现实中的市场失灵不可避免，由此，在公共利益管制理论那里，哪里有市场失灵，哪里就应当相应的实施政府管制。政府管制的潜在范围几乎无边无际。就是说，公共利益管制理论中的"市场失灵"只不过是一种理论意义上的"市场失灵"，因而该理论实际上并没有明确政府管制的边界。

（2）利益集团理论：管制失灵，因而需要放松甚至取消管制

利益集团管制理论则几乎是反公共利益管制理论之道而行之。该理论在力图证明政府管制是起因于利益集团需要，存在失灵或无效状况的基础上，几乎否定了市场失灵的存在和政府管制的必要性。他们在探讨政府管制失灵方面做了大量工作，而在探讨市场失灵的根源问题上却没有更多的建树。他们提出了约束政府管制行为的最优模型，力图使政府

管制行为最优化，但这些模型是建立在管制者也是"经济人"假设和均衡分析基础之上，并不能全面解释政府管制的复杂根源，也不能对政府管制为何会放松，又为何会强化做出令人信服的说明。

（3）激励性管制理论：对管制的边界问题避而不谈

激励性管制理论在承认信息不对称引致的市场不完全和政府管制必要性的基础上，抛开政府管制边界问题而忙于管制机制的设计。这种机制设计固然重要，但其复杂的模型和管制机制看上去却主要是为价格管制而设计的，价格和费用控制机制似乎可以取代其他诸如产品和服务质量等方面的一切管制措施。因此，除了用于价格管制和费用控制以外，很难弄清这些管制机制的适用范围到底是什么。加上严格规范、偏离实际的假设条件，管制机制的有效性和普适性也大打折扣。产生这种局限性的根本原因，不能不说是因为该理论只侧重了对信息不对称的考虑，而没有对市场失灵的其他方面做全面分析。

可以看出，除激励性管制理论外，其他各种管制理论对于市场失灵和政府管制范围各有不同的解释。他们在解释政府管制强化的依据时，把它归于还没有形成一致性解释的各种市场失灵或者强势集团的压力；而在解释管制改革与放松的依据时，却又把它归于政府失灵。

之所以产生这种各持一端，莫衷一是的做法，其根本的原因就在于，这些理论在解释市场失灵和政府管制的边界时没有形成一个一致性的理论基础，没有用一个更带有基础性的理论范畴将这些不同的解释统一起来。缺乏一致性理论基础的直接后果就是：不仅在市场失灵和管制边界问题上不能得出一致性的结论，而且对管制强化还是放松也没有统一性解释，因而也难以提出令人信服的关于管制改革与重构的具体方法。体现在管制改革与重构的具体实践中往往就是走向两个极端：要么强调市场失灵的危害，主张对经济问题实施全面管制；要么强调政府失灵的危害而主张完全取消管制。使管制改革和重构的实践过程陷入"市场化改革与政府管制的两难境地"。

因此，认真分析市场失灵的真正根源，形成有关市场失灵与政府管制边界的统一性理论基础是十分重要的。

2. "公共领域": 市场失灵的根源与政府管制的依据

按照一般的经济学解释, 市场失灵就是指市场机制不能发挥有效配置资源的作用。市场失灵主要发生在垄断和自然垄断、公共物品、外部性和信息不对称的领域, 主要表现为价格机制的扭曲、供求失衡、分配不公和社会福利的损失等。但在本书看来, 市场失灵实际上就是商品及其权利因缺乏平等交换的基础而无法进行。产权理论认为, 私有产权是自由市场经济的根基。任何交易在本质上都是产权的交易。进一步说, 经济学的问题, 实质上就是产权如何界定与交换以及应采取怎样的形式的问题①。产权的交易不能发生或交易受阻, 就是因为一部分有价值的产权总是处在 "公共领域" (public domain) 中②。因此, 各种市场失灵都源于产权没有或无法界定的领域。或者说, 有价值的产权留在了公共领域而无法交易。"公共领域" 是市场失灵的根源。

"公共领域" 最初是一个社会学或政治哲学概念③。而在产权理论中, "公共领域" 是指产权没有得到界定, 因而使市场机制无法发挥作

---

① 所谓产权, 是通过社会强制而实现的, 基于经济物品而产生的各种权利的组合, 其中包括非物质权利, 如专利权等。产权既是一种制度安排和制度规范, 同时也是一种行为选择权。市场中任何物品的交易都是一个受到约束的权利组合的交易。因此, 经济学的核心问题不是商品买卖, 而是权利买卖, 人们之所买商品是要享有支配与享受它的权利。这与马克思政治经济学关于 "物的交换背后隐藏的是劳动交换关系" 的观点有一致的地方。关于产权含义及相关论点, 参见阿尔钦的《产权: 一个经典注释》和菲吕博腾与配杰威齐的《产权与经济理论: 近期文献的一个综述》两篇论文, 载《财产权利与制度变迁》, 上海人民出版社 1994 年版, 第 166 页和第 204 页; 以及巴泽尔的论著:《产权的经济分析》, 上海人民出版社 1989 年版, 第 2 页。

② 参见菲吕博腾和配杰威齐:《产权与经济理论: 近期文献的一个综述》, 载《财产权利与制度变迁》, 上海人民出版社 1994 年版, 第 205 页; 巴泽尔:《产权的经济分析》, 上海人民出版社 1997 年版, 第 4 页。

③ "公共领域" 最初是一个社会学或政治哲学概念。一般认为, 这一概念是美籍德裔杰出的女思想家汉娜·阿伦特最早在 20 世纪 50 年代提出的。直到 1989 年德国著名社会学家哈贝马斯《公共领域的结构转型》的第一个英文译本在美国问世, 才在英语世界掀起了一股探讨 "公共领域" 的热潮。"公共领域" 的英文是 public sphere, 实际上是指由私人组成的公共生活领域, 主要是公共舆论领域。参见汉娜·阿伦特:《人的条件》, 上海人民出版社 1999 年版; 哈贝马斯:《公共领域的结构转型》, 上海学林出版社 1999 年版。

用的领域。显然，如果就此进一步推论，那么，产权得到明确界定的领域就是私人领域（非公共领域）。

　　根据产权是否能够明确界定，我们可将"公共领域"分为三个方面：一是产权可以且已经明确界定的领域，我们称为"非公共领域"或私人领域。二是因技术条件、法律环境、个人行为能力或界定成本和司法成本等因素所限，而使产权（财产的归属权利或全部产权中的部分权利）确实无法界定的领域。即在现有条件下，无论如何也不能使产权得以界定的领域。我们称之为"确定性公共领域"。三是某一产权本来已经十分清晰，但因某种情况的发生或某种因素的产生，而使产权模糊不清的领域。这里，导致产权模糊的某种因素（如各种侵权行为）有可能发生，也有可能不发生，具有不确定性，所以，由此而产生的公共领域也具有不确定性。因此，我们称这种公共领域为"不确定性公共领域"①。

　　既然"公共领域"是市场机制无法发挥作用的领域，那么，在这一领域，政府的管制责任就不可或缺。只不过，针对不同的公共领域，政府需要采取的管制方式和管制机制应有所不同。对此，我们将在下一小节再做详细分析。

　　3."公共领域"：解释市场失灵和管制边界的一致性理论基础

　　"公共领域"是市场失灵的根源，各种形式的市场失灵都可以在"公共领域"概念的基础上得到一致性说明，政府管制的范围与边界由此也可得以确定：

　　（1）垄断中的公共领域与管制边界

---

　　① 罗必良根据公共领域的不同成因将其分为 5 种类型：纯技术层面的"公共领域 I"；法律层面的"公共领域 II"；法律歧视制造的"公共领域 III"；行为能力不完全所形成的"公共领域 IV"；行为能力受约束所形成的"公共领域 V"（参见罗必良：《公共领域、模糊产权与政府的产权模糊化倾向》，载《改革》，2005 年第 7 期）。本书认为，前两种公共领域分别是由于技术上和成本方面的原因而无法界定产权所形成的；其余三种公共领域，则是因为财产的归属权利虽然已经得到界定，但受各种因素影响而使其他相关权利没有或不能得到界定而形成的，是因产权的不完全界定而形成的。

对于垄断中是否存在公共领域和市场失灵，必须通过分析垄断的类型及其成因才能得出结论。垄断按成因一般分为私人（企业）垄断、自然垄断和行政垄断。

私人垄断一般是通过下列途径形成的：由特殊的资源或天赋带来产品或服务的独特性；通过技术革新、提高效率，形成较大市场份额；通过并购形成较大规模和市场份额等。其中有些私人垄断是得到公众和法律认可的，或者说是产权明确的，例如个人专利和商业秘密等。有些私人垄断只是形成了垄断结构，不一定存在垄断行为，如通过技术进步形成较大的市场份额以及并购形成较大规模。这种垄断结构是产权基础上进行公平竞争的结果，垄断结构本身之中不存在公共领域和市场失灵，不需要政府管制。但如果垄断结构中的垄断者凭借市场势力实施滥用市场势力行为和不正当竞争行为，则可能造成产权不清，产生不确定性公共领域。因此，对于私人垄断，其本身就是排他性产权的同义词，政府的责任是在界定产权的基础上，避免不确定性公共领域的发生。

自然垄断被认为是由于规模经济或成本次可加性而产生的。这种判断一旦被认可，那么一个推论便是该产业中只有一家企业进行生产才是最有效率的，由此，政府为了防止所谓"毁灭性竞争"就必须实施进入管制，维护所谓的"自然垄断"，同时，为了防止垄断企业进行垄断定价，又要实施价格管制。这样，该市场的进入和价格都是由政府说了算，那么，毫无疑问就会产生公共领域。相反，如果这种判断不成立，那么，基于自然垄断的公共领域就不会存在。有的学者认为，现实中根本就没有自然垄断这回事[①]，因此，对于某个行业是否存在自然垄断还需要根据事实进行验证。

政府维持的行政垄断主要有两种：一是政府直接经营，不许私人资本进入；二是只允许特定私人或集团经营（特许经营）。如果是国有，

---

① ［美］丹尼斯·卡尔顿、杰弗里·佩罗夫：《现代产业组织》，上海三联书店、上海人民出版社1998年版，第1305页。周其仁：《"自然垄断"不自然》，载《中国经济研究中心简报》，2002年5月1日。

政府直接经营，那么其本身就具有公共资源的性质，进而不可避免地存在公共领域。如果是特许经营，那么，受行政保护企业的市场行为不是遵循价格竞争规则，而是权力规则。而公共权利本身就是公共领域。因此，争权而不是争利成为人们决定胜负的规则，市场机制不能发挥作用。

（2）外部性中的公共领域与管制边界

外部性的一般定义为，一项经济行为的私人成本（企业或个人）与社会成本、私人收益与社会收益有所偏离。根据这种偏离的不同方向，外部性可分为正外部性与负外部性①。所有的外部性，特别是负外部性都会影响他人或社会的经济权利，使产权模糊不清，因而存在公共领域和市场失灵。但是，如果根据外部性是否可计量或是否可界定产权，我们可把外部性分为可穷尽的外部性②和不可穷尽的外部性两种。可穷尽的外部性可以通过界定产权，使产权清晰，减少或消除其公共领域。大部分私人产品的外部性理论上都是可以计算的，通过市场的办法来解决，政府管制的责任是努力界定产权。不可穷尽的外部性一般是一种无法界定产权或界定产权成本高昂而不能界定产权的外部性，如纯公共物品的外部性本身也是公共物品，存在公共领域，需要政府通过界定产权以外的方式进行管制。

（3）内部性中的公共领域与管制边界

内部性是对由信息不完全和不对称所引起的一系列问题的概括，是

①　关于外部性理论的渊源和演进概况见张培刚《微观经济学的产生与发展》，湖南人民出版社，1997年版，第425—428页。另外，外部性还有技术外部性与货币外部性之分，前者指不通过价格系统起作用和传导的外部性，如工厂排出污水给当地居民造成伤害，这就是典型的技术外部性。后者是指通过价格系统起作用并传导的外部性，比如当一个企业对某种原材料的需求增加，进而原材料的价格上升，引起其他企业的生产成本上升。再例如一个企业由于产出增加，使得这种产品的价格下降，从而使竞争对手的利润减少。对于这种货币外部性一般不包括在外部性中。因为货币外部性是在产权清晰的情况下，由于价格机制的作用使产权市值发生变化，是市场在起作用，而不是市场失灵。因此，所有的外部性就是指技术外部性或狭义的外部性。

②　科斯定理的外部性实际上指的只是可穷尽的外部性。

指虽经交易但交易一方得到了未在交易合同中反映的成本或收益①。内部性也可以分为负和正两种：前者如劣质产品给消费者造成的损害并没有在交易合同中反映，后者如职工培训而从中得到的好处也没有在劳动合同中反映出来②。具体来说，内部性问题是由三类交易成本所引起的：一是存在风险条件下签订意外性合约的成本；二是当合约者行为不能完全观察时所引起的观察或监督成本；三是交易者搜集他人信息或公开自己拥有的信息所引起的成本③。因信息问题而产生的这种交易成本也直接影响产权的界定。如果信息不足或信息的隐蔽性比较强、搜寻和利用这些信息的成本就可能比较高，与信息有关的产权就难以提前得到界定，因而，存在公共领域，进而导致市场失灵。如果信息的隐蔽程度低、信息具有可得性，那么，与信息有关的产权就比较容易界定，公共领域就不存在，进而也就不会发生市场失灵。

综上所述，我们在"公共领域"这个统一范畴解释了各种市场失灵与政府管制的边界，使我们对市场失灵和政府管制边界的解释有了一个一致性的理论基础。

2.3.3 对管制模式重构中管制方式选择问题的再思考

如上所述，管制模式改革与重构过程，是管制方式和管制机制的选择与重组过程。那么，如何进行这种管制方式和机制的调整与转换？或者说，管制方式与机制的选择标准是什么？这是各种管制理论必须回答的第三个问题。对这一问题的回答，实际上就是要解决"如何管制"这个更为具体的问题。

然而，由于现有各种理论在管制范围与边界问题上存在很大分歧，所以他们在"如何管制"这个具体问题上显然也不会有统一的结论和

---

① ［美］史普博：《管制与市场》，上海人民出版社 1999 年版，第 74 页。
② ［美］史普博：《管制与市场》，上海人民出版社 1999 年版，第 64—65 页。
③ 张维迎：《张维迎教授关于管制与放松管制系列谈话录》，载《21 世纪经济报道》，2001 年 3 月 19 日。

办法。因此，我们还必须对管制方式和管制机制的选择依据问题进行更为深入的思考。

1. 各种管制理论中的管制方式选择

通过上述理论演进的回顾不难发现，对于管制方式选择问题，各派管制理论分别给予了不同的解释。

公共利益管制理论关注对市场失灵的认定和克服，不仅力图说明政府在什么时间应该引入管制，而且力图说明政府应该采取何种"最优"措施来克服市场失灵。在该理论看来，任何市场失灵现象都是市场机制自身所无法解决的，也是政府间接管制方式所无法治理的。市场失灵克服唯有通过政府的直接干预才能得以实现。因此，按照该理论，管制重构过程中的管制方式选择依据就是各种市场失灵。政府针对各种市场失灵的管制方式也应当是直接管制方式，所形成的管制模式显然也是政府主导型管制模式，是对市场的完全替代。

利益集团理论则关注对政府管制效果的分析和对管制失灵的认定与克服。在该理论中，管制方式选择的标准就是管制方式能否制约管制失灵。在这种选择标准下，该理论在管制管制者问题上所形成的管制方式与机制选择方法，是今后管制改革理论值得借鉴的有益成分。但是，由于该理论几乎否定了市场失灵的存在和管制的必要性，所以，该理论也反对任何形式的政府直接管制，与公共利益管制理论基本上形成了截然对立的两端。

可见，在各种管制理论中，管制方式与机制的选择标准是各不相同的因而，他们所主张的管制改革与重构的模式也将是不同的。这种选择标准的差异必然会带来管制改革与重构路径上的巨大差异。

2. "公共领域"范畴下的管制方式选择

依据前文对"公共领域"的分类，本书认为，针对不同的公共领域可以选择不同的管制方式及其对应管制机制。

（1）私人领域与间接管制方式（机制）

顾名思义，私人领域也就是非公共领域，是产权得以明确界定的领域。这种领域的存在是自由价格机制和市场竞争的基础。如果政府在这种领域对市场准入和价格实施直接管制，那么，它实际上就是把本来十分清晰的私有产权（定价权利和进入市场进行交易的权利）收归为政府的公共权利，使产权公共化，从而产生公共领域。因而这种管制消除了自由价格机制和市场竞争的基础。因此，对于私人领域，政府应当放松甚至取消不利于市场机制发挥作用的直接经济管制。如果说政府对这种领域有责任的话，那么，政府的责任也只是限定在保护私有产权，促进竞争，为市场竞争提供制度保证和必要的法律基础这样一个范围之内。所以，在私人领域，政府管制最多只是间接管制。

（2）不确定性公共领域与间接管制方式（机制）

如前文所述，不确定性公共领域是指各种产权本来已经十分清晰，但由于种种原因而有可能使产权发生模糊的领域。比如，存在信息不对称情况下的滥用信息优势行为、竞争市场中的不正当竞争行为，垄断结构中的滥用市场势力行为、市场交易中的不完全契约和毁约行为等。这些行为基本上都是一些可能发生，也可能不发生的侵权行为。如果这些行为一旦发生，则会使得本来十分清晰的产权变得模糊不清，从而产生公共领域。由于这些行为的发生具有不确定性，所以它们所导致的公共领域也具有不确定性，因而是一种不确定性公共领域。

这种不确定性公共领域并不一定在市场形成之初就存在，而是在产权交易过程中，伴随着那些可能导致产权模糊的因素的产生而产生的。就是说，它是以最初已经存在的私人领域为前提的。如果这种公共领域不发生，那么，整个市场仍然是一种私人领域。因此，在这种公共领域没有发生之前，我们只能预测其发生的可能性，却不能直接断定其一定会发生，从而也不能预先采取直接管制方式来避免这种公共领域的发生。如果我们在这种不确定性公共领域产生之前就预先设置直接管制制度，那么，就有可能使原来已经存在的私人领域失去其市场竞争基础的作用。

因此，对于这种产权十分清晰，本来已经存在市场竞争的基础，但又有可能发生产权模糊的不确定性公共领域，政府管制的首要责任不应是进行直接管制，而应是在界定和保护产权的基础上，通过建立合同法、反不正当竞争法、反滥用市场势力法等间接管制制度，来规范市场行为，防止可能发生的侵权行为及其他可能导致不确定性公共领域产生的行为。

（3）确定性公共领域与直接管制方式（机制）

确定性公共领域是指因技术条件、法律环境、个人行为能力或界定成本和司法成本等因素所限，而使产权（财产的归属权利或全部产权中的部分权利）确实无法界定的领域。即在现有条件下，无论如何也不能使产权得以界定的领域。比如纯公共产品领域、确定性自然垄断①和行政性垄断存在的领域，以及存在隐藏信息和不可穷尽外部性的领域，由于这些领域中，产权因技术或交易成本等方面的原因而无法或难以界定，公共领域是明确存在的。政府就有承担直接管制的责任。

总之，在产权清晰，"公共领域"的存在具有不确定性的情况下，政府应当放松或取消直接管制，至多选择间接管制方式；而在产权没有界定或无法界定，"公共领域"的存在又是十分明确的情况下，政府则应当选择直接管制的方式。因此，对于管制方式的区分与选择，应当以"公共领域"及其可确定性为基准。由此，我们可以将管制方式与管制机制重新归类并列表，见表 2 – 1。

---

① 这里，"确定性自然垄断"是指现实中的确被确认或证实的"自然垄断"。之所以称之为"确定性自然垄断"是因为本书认为"自然垄断"还只是理论上的而不是现实中的。现实中是否存在"自然垄断"还需要根据产业的技术经济特征和实践检验来证明。就是说"自然垄断"的现实可能性目前还值得怀疑。现实中一旦被证明的确存在"自然垄断"，那么，这种自然垄断就是"确定性自然垄断"。

表 2 – 1   管制方式与方法分类及其选择标准

管制方式		管制对象	管制机制（方法或手段）	选择标准
经济性管制	直接管制	纯公共物品 隐藏信息 确定性自然垄断 行政垄断	直接经营、提供；直接定价；通过禁止、许可、认可等行政手段控制产品供应量和企业数量，实施准入管制；建立信息公开制度，禁止欺诈交易；取缔行政垄断，等等	确定性公共领域
	间接管制	不正当竞争和滥用市场势力行为；私人品；准公共品；滥用信息优势等	反不正当竞争法、民法、商法；界定产权、间接定价、税收等；质量标准、技术标准、安全标准等制度；确定信息产权、建立信息交易市场；等等	不确定性公共领域；私人领域
社会性管制	直接管制	不可穷尽外部性 隐藏信息 非价值物等	以禁止、许可、审查、处罚等手段实施准入管制；环境管制和安全管制；强制公开信息；取缔毒品、炸药、不合理偏好等	确定性公共领域
	间接管制	可穷尽外部性 滥用信息优势	界定产权；竞争投标；产权拍卖；创造产权交易市场；确定信息产权、建立信息交易市场；等等	不确定性公共领域

2.4   小结："公共领域管制"假说及其基本分析框架

综上所述，在对管制理论和管制重构实践进行回顾与反思的基础上，本书借助新制度经济学的产权理论和"公共领域"范畴，尝试性地对为什么管制、管制什么以及如何管制等问题进行了重新解析。形成了一个有关政府管制模式重构问题的一般性理论假说和基本分析框架：即"公共领域管制"假说和"范围界定—方式选择—机制设计"分析框架（见图 2 – 4）。

（1）"公共领域管制"假说

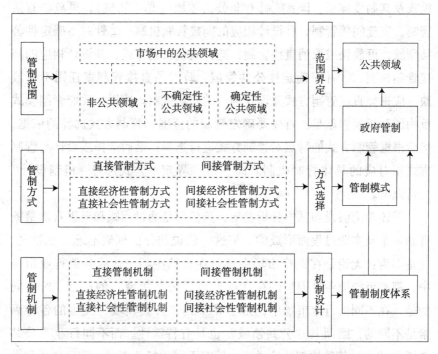

图 2 – 4 "公共领域管制"假说与"范围界定—方式选择—机制设计"分析框架

"公共领域"范畴是解释市场失灵和政府管制边界的一致性理论基础，也是管制模式重构中管制方式选择和管制机制设计的重要依据。公共领域的范围与边界决定了政府管制的范围与边界。理解管制、管制放松和管制模式重构的基本逻辑是：产权清晰——非公共领域——放松管制；产权不清（产权模糊）——公共领域——强化或重构管制。

（2）政府管制模式重构："范围界定—方式选择—机制设计"分析框架

在前文的理论反思中，我们将"公共领域"区分为"非公共领域"（私人领域）、"不确定性公共领域"和"确定性公共领域"。相应的，通过分析认为，针对不同的公共领域，可以根据管制方式及其相应管制机制的作用特点，进行管制方式选择和管制机制设计，以重构政府管制模式及其制度体系。即：①针对非公共领域（私人领域），可放松直接管制，实施间接管制，并设计相应的间接管制机制；②针对不确定性公共领域，可放松或取消直接管制，选择间接管制方式，并设计相应的间接管制机制；③针对确定性公共领域，政府的直接管制责任则不可或缺。应选择直接管制方式并设计相应的管制机制。这样，政府管制模式重构的分析逻辑就是：首先要确定管制的范围和管制方式选择的依据，然后根据管制方式的特点对管制方式进行选择；最后选择或设计与管制方式相对应的具体管制机制。即"范围界定—方式选择—机制设计"分析框架。

上述理论假说和基本分析框架，虽然只是通过回顾和反思自然垄断管制理论及实践过程而形成的，但这一假说和分析框架不乏一般意义。这是因为：无论是在医疗市场中还是在自然垄断产业或其他行业市场中，都有可能因各种因素的存在而导致"公共领域"的产生。所不同的是，在不同的行业市场中，由于导致其"公共领域"发生的各种因素是不同的，因而其"公共领域"也具有特殊性。而不同行业"公共领域"的这种特殊性却恰恰说明，针对不同的行业市场，需要选择和设计不同的管制方式及其相应的管制机制，以组成不同的管制模式及其制度体系。医疗市场中的"公共领域"具有其自身的特点，因而其管制方式的选择和机制的设计不可能与其他行业相同，其管制模式与其他行业也有差异。这需要通过对医疗市场的各种公共领域进行具体分析后，才能得出具体的结论。

因此，上述理论假说和分析框架，为本书进一步分析医疗市场中的公共领域及其管制方式选择，研究政府医疗管制模式重构的具体路径，提供了一个一般性理论基础和基本分析思路。

3 医疗管制模式重构：管制范围界定与管制方式选择

根据上一章的分析，我们有理由认为，政府医疗管制模式及其制度体系重构的过程，实际上就是重新界定政府管制与市场竞争范围的过程，就是在减少甚至取消现存医疗管制模式中一些不合理管制方式和管制机制的同时，选择或确立合理的替代性管制方式与机制，并对各种替代性管制方式与机制进行重新优化组合的过程。在这里，管制范围界定和管制方式选择的依据就是医疗市场中的"公共领域"。

本书在本章将依据上一章所形成的一般性分析框架，首先分析和研究医疗管制方式选择的基本依据及其适用范围，探讨医疗管制模式重构中的管制方式选择问题。在此基础上，再另立章节（下一章）进一步研究有关管制机制的选择与设计问题。所以，本章和下一章，将共同构成本书基于"公共领域"范畴的一个有关医疗管制模式重构问题的基本理论框架。

3.1 非公共领域与直接经济性管制放松

医疗服务市场一般被认为是政府实施直接经济管制（主要是政府直接定价和限制特定的资金进入）的重要领域。本节的分析将证明，医疗服务是一种私人产品，医疗市场中始终存在着私人领域（或称为非公共领域），是一种具有可竞争性的市场。竞争对于优胜劣汰，对于促进医疗科技进步和医疗服务质量的提高，以及医疗服务信息的传递，具有重要作用。而直接经济性的价格与准入管制，不仅不能消除信息不对称带来的逆向选择和道德风险问题，反而有可能强化这种不良后果。因而，针对这种非公共领域的直接经济性管制应当放松或取消。

3.1.1　医疗市场中的非公共领域与市场竞争

1. 医疗服务的私人品性质

在本书第 1 章的概述中我们已经知道，狭义的卫生服务活动——医疗卫生服务包括以下三个方面的内容：一是公共卫生、公共预防和防疫；二是特殊人群（妇幼）卫生保健和特殊疾病（地方病、职业病和各种传染性疾病）的预防与治疗；三是医疗服务。

如果按照公共产品理论对整个医疗卫生服务活动进行归类，则可分为三类，即：私人产品，指既具有排他性，又具有竞争性的产品；纯公共品，指既无排他性，又无竞争性的产品；准公共品，指具有竞争性但无排他性或具有排他性但无竞争性的产品。

（1）公共卫生、公共预防和防疫的纯公共产品性质

公共卫生、公共预防和防疫一般包括环境卫生、劳动卫生、职业卫生、饮食卫生、防疫、保健等活动。这类服务活动的目的是为了提高全民身体素质、保证全体国民有一个良好的生存与发展环境。对这类服务活动的需求不仅仅是个别人的需求，而是广大群众的共同需求。许多环境卫生控制措施，如废气、废物、废水的防治，生产、生活环境的保护，疾病的预防，传染病传染途径和传染媒介的消除与控制等等，都是面向广大公众的。这类服务一旦提供，就不能只使一部分人消费而排除其他人的消费。一个人从中受益，并不能排除其他人同样从中受益，每个人都可以从中获得环境保护的好处。这说明，这种卫生服务活动具有非排他性。同时，在既定的国家或地区，这种良好环境以及相应的习惯与制度一旦形成，就会在一个较长时期内，使一些人即使是不付费也可以享受环境卫生的好处（"搭便车"）。并且，增加或减少部分受益民

众，都不会影响其他民众从中所受益的程度，也不会带来环境卫生保护成本的增加。这说明，这种卫生服务活动具有非竞争性，总之，这种卫生服务活动既具有非竞争性也具有非排他性，是一种纯公共产品。纯公共品不可避免地产生确定性公共领域，因而也是政府直接管制的领域。

（2）妇幼保健和特殊疾病预防与治疗的准公共产品性质

这类服务活动基本上属于特定人群的疾病预防与基本保健范畴。从供给角度讲，这类服务活动是为了防止特殊人群因特殊身体状况或特殊疾病产生的外部效应而实施的卫生防疫与卫生保健活动，其最终目的是为了提高民众整体身体素质。从需求角度讲，对这类服务活动的需求虽然仅仅是个别人的需求，但是，这种个别需要被满足的程度对其周围人群的健康状况将产生重要影响。这类服务活动的消费者虽然仅仅是一部分人，但其他人也会因此而从中受益。如计划免疫以及结核病、性病和艾滋病的治疗，不仅接种者或接受治疗的患者本人可以受益，而且预防接种后人群的集体免疫力增加，提高了免疫屏障的作用，使周围的易感者也得到了保护。同样，结核病、性病和艾滋病的治疗，可使周围人群或性伴侣减少传染的机会。可见，这类卫生服务活动具有较强的外部性，因而不具有排他性。但是，这种服务产品的提供是需要成本的，比如婴幼儿保健、接种免疫和老弱病残的保健等，都需要相应的基础设施和相应的技术能力，如果免费提供就会出现拥挤现象，而且增加其消费就需要增加相应的投入，其边际成本不为零。所以，这类服务活动又是具有竞争性的。总之，这类服务活动具有非排他性但不具有非竞争性，属于准公共产品。卫生活动中的医疗卫生科研、教育与传播活动，实际上也是一种只具有非排他性而不具有非竞争性的准公共产品。因本书研究的范围所限，所以，对此不再详细阐述。

（3）医疗服务的私人品性质

如上所述，医疗服务是指医生或医院依靠一定的医学专业技术和医疗设备，对已经患有非传染性疾病的患者进行医治，使之得到康复的服务活动。这类服务活动的提供者一般是作为个体的医生或医院，其需求者是已经患病的个人。个人对这种服务产品的消费既有竞争性，也有排他性。其中的竞争性就是指医生或医院一旦为某个患者医治好了某种疾病（如伤风感冒、肠胃炎等），并不意味着同时也为其他患者治好了病，增加一个患者就会增加相应的医治成本。所以，医疗服务的边际成本不为零。其中的排他性是指在医疗服务资源有限的情况下，如果增加或提高对某一部分患者的医疗服务数量或服务水平，就会相应的减少对其他患者的服务数量或降低其他患者的服务水平。增加一个患者治疗疾病所使用的特定医疗资源和医疗技术，就有可能排除或减少其他同类患者对这种资源的使用。医疗服务与患者提高个人健康水平、改善个人生活质量和个人的住院条件（如单间病房）密切相关，特别是对特需医疗服务（如个别人的特殊健康保健）的消费，基本上都是个人行为。所以，医疗服务产品是一种私人产品（见表 3 - 1）。

表 3 - 1   卫生服务领域中的产品分类

	纯公共产品	准公共产品	私人产品
服务内容	①环境卫生、职业卫生、劳动卫生、饮食卫生等 ②各种疾病预防与防疫	①妇幼保健 ②传染病治疗与康复 ③医疗科技教育，等	①各种非传染性疾病的治疗与康复 ②特需医疗与保健
服务对象	社会公众	特定人群	私人
需求性质	公共需求	特定需求	私人需求
外部性	最强	较强	弱
竞争性	无	有	有
排他性	无	无	有

但应当指出的是，有的学者根据上述三类医疗卫生活动具有外部性这一特点，将它们都视为纯公共物品。而本书认为，外部性并非公共产品的充分条件。事实上，任何产品包括私人产品都具有外部性，一种产品的外部性再强，它也不一定就是公共产品。因此，不能以外部性的强弱为标准来区分产品的公私属性。

（4）医疗服务中的私人领域

　　既然医疗服务是私人产品，那么，其中的一些基本产权，比如医疗服务产品的所有权、医院或医生对自身医疗资源和医疗技术的掌控和使用权，以及医院或医生是否提供医疗服务和患者是否接受治疗的权利等等，就是可以得到明确界定的。可以说，在不考虑信息不对称、外部性以及可能发生的不正当竞争与滥用市场势力行为等因素的情况下，医疗服务市场中就不存在公共领域，而只存在私人领域（或称为非公共领域），医疗服务市场也就是一种完全竞争市场。如果考虑医疗服务市场中的信息不对称、外部性、可能发生的不正当竞争和滥用市场势力行为等因素，那么，这些因素的存在就有可能导致医疗服务市场中公共领域的产生。正如我们在上一章和后续的论述中所分析的那样，这种公共领域，有的是不确定性公共领域（比如，医疗服务中的不正当竞争和滥用市场势力产生的侵权行为），有的甚至是确定性公共领域（比如，因技术问题和不可穷尽的外部性问题而使产权无法界定所产生的公共领域）。然而，无论是其中的不确定性公共领域，拟或是确定性公共领域，都只能是对医疗服务市场中私人领域的部分替代，或者是使整个医疗服务市场中私人领域的范围缩小，从而形成私人领域与公共领域并存的局面。但它绝不会使建立在私人产品和私有产权基础之上的私人领域完全消灭。因此，医疗服务市场中始终存在着私人领域。

　　2. 非公共领域与医疗市场的可竞争性

　　既然医疗服务市场是私人商品市场，始终存在非公共领域（私人领域），那么，医疗市场自然就具有一般商品市场所具有的共同特点。即医疗服务市场中也同样存在供求关系和市场竞争。在医疗服务市场中，作为医疗服务供给者的医生和医院一般是根据其成本和医疗需求状况，按照其所意愿的价格提供医疗服务；而作为医疗服务需求者的患者则根据自身病情、收入状况以及不同医生或医院的服务质量与供给价格，以自己所意愿的价格选择医生或医院，购买医疗服务。这种供需双方所进行的医疗服务产品交换和权利选择行为，构成了医疗服务市场的核心内容。而这种产品交换和权利选择行为发生发展的根本基础就是医疗服务本身所具有的私人品性质和患者对医院或医生所具有的选择权利。也正是由于医疗服务本身所具有的私人品性质和患者对医院或医生所具有的选择权利，所以，医疗市场中必然存在医生与医生、医院与医院之间在医疗服务供给方面的竞争。因此，医疗服务市场是一种具有竞争性的市场，可以充分发挥市场竞争的作用。

作为私人产品市场的医疗服务市场，其竞争性可以从两个方面来考察：一是医院之间的竞争，可称之为医院市场[①]；二是医务人员（包括医生与护士）之间的竞争，可称之为医疗劳务市场。

（1）医院市场的竞争

在医院市场中，医院之间的竞争主要是围绕着服务数量、质量和价格而展开。一方面，医院的服务条件、技术水平、服务质量、服务态度、医院信誉和声誉都是医院竞争能力的重要影响因素。一般而言，在患者对医院和医生有一定程度了解的情况下，一个医院的服务条件和服务态度越好、技术水平和服务质量越高，信誉和声誉也就越高。患者对它的服务需求也就越多，该医院在市场竞争中的竞争力也就越强。反之，患者对该医院的服务需求就会减少，该医院就难以生存和发展。另一方面，在信息传递较为充分的情况下，医疗价格同时还包含有医疗质量和医疗水平等方面的信息，使得医疗服务价格对医院竞争能力的影响更为重要。在医疗服务条件、技术水平和服务质量相同的情况下，服务价格越低的医院，其医疗服务需求就会越多；而服务价格越高的医院，其医疗服务需求就越少。价格信号在一定程度上对医疗资源和医疗服务需求具有重要的引导作用。可见，医院之间的竞争将使那些服务质量高、服务条件好、态度好而价格低的医院得以生存和发展。因此，医疗市场竞争是一种优胜劣汰过程。

（2）医务人员之间的竞争

---

① 本书所说的医院或医疗机构等包括公立医院、私立医院和个体开业医师、诊所等。

在医疗劳务市场中，医务人员之间的竞争主要是就业竞争。收入较高、工作条件又比较优越的工作岗位是每个医务人员都力图争取的目标。而医务人员的自身专业水平和技术能力及其在长期的医疗服务工作中所形成的声誉和信誉是其竞争能力的基础。一般来说，那些专业水平高、服务态度好、声誉比较高的医务人员就比较容易被医院聘用且能获得较高的收入（价格）。而那些工作能力差、技术水平低且声誉又不好的医务人员，则不容易被医院雇用，甚至被淘汰出医疗劳务市场。可见，医务人员之间的竞争也是一种优胜劣汰机制。

（3）信息因素并非是使医疗市场竞争成为不可能的充分理由

上述分析基本上没有考虑人们通常所关心的信息不对称问题，而是以信息较为充分为前提的。然而，即便是考虑到信息不对称对医疗市场的影响，那么，这种信息不对称也并非是使市场竞争成为不可能的充分理由。一是因为这种信息不对称主要是发生在医患之间，而不是发生在医疗服务提供者之间。二是因为医患之间信息不对称也并不像人们所想象的那样在任何情况下都十分严重①。特别是在慢性病、常见病和多发病医疗市场，患者对医院和医生的有关信息还是有所了解的。一些与医疗服务有关的信息是可以通过服务提供者之间的竞争和他人就医的经验与教训低成本甚至无成本地获得，在信息搜寻和获得成本较低的情况下，交易的产权可以得到明确界定，从而缩小可能发生的公共领域的范围，使竞争成为可能。

总之，只要医疗服务活动中存在私人领域，医疗市场就存在竞争。而只有有了市场竞争，医疗市场才充满活力，才能促进包括服务态度和服务质量在内的医院综合素质的提高。事实上，实践中的许多发达国家和少数发展中国家都是通过医疗服务市场的竞争来实现医疗服务质量和服务效率的提高的。我国改革开放后的医疗服务质量和服务水平之所以比以往有了很大提高，也正是因为医疗服务领域引进了竞争

---

① 关于这一点，可参见［美］舍曼·富兰德、艾伦·C. 古德曼和迈伦·斯坦诺：《卫生经济学》（第三版），中国人民大学出版社2004年版，第203页。

机制。

3. 医疗市场竞争的积极作用

医疗市场竞争对于医疗服务质量和服务水平，对于医疗服务人才的培养以及医疗服务成本具有重要的影响，其积极促进作用是不言而喻的。一些经济学家的实证分析表明，医疗市场竞争程度的提高，会带来医疗服务质量的改善。Kessler 和 McClellan（2000）根据 1985—1994 年英国的数据，分析了竞争对于健康成本和治疗效果的影响。他们的研究结论是：1991 年以后，竞争在使成本显著下降的同时，也大幅度地降低了医疗事故的发生率。所以，20 世纪 90 年代前期的市场竞争，导致了英国的社会福利水平的改善[1]。另外，Rees，Wooley，Dranove，Melnick 和 Gruberhsrl 的研究也表明，医疗机构之间的竞争能够降低成本和价格，在采用管理医疗的地方，这种效果则更明显。而且越来越多的研究（比如 Keeler，E，Melnick，G.，Michael G. Vita and Seth Sachet）证明，不仅营利性医院竞争是有利的，就是非营利性医疗机构的竞争也是有效的[2]。不仅如此，医疗市场的激烈竞争，还有利于医疗知识传播、医疗信息传递和医疗服务透明度提高，对于医疗市场中的道德风险具有积极的抑制作用，对于医疗价格与费用的不合

[1] Kessler, D. & McClellan, M. , 2000, "Is Hospital Competition Socially Wasteful?" , *Quarterly Journal of Economics*, 115(2) , pp. 577 –615.

[2] Rees, R. , 1988, "Inefficiency, Public Enterprises and Privatization", *European Economic Review*, (32) , pp. 422 –431;

Wooley, J. M. , 1989, "The Competitive Effects of Horizontal Mergers in the Hospital Industry", *Journal of Health Economics*, (8) , pp. 271 –291;

Dranove, D. , M. Shanley, and C. Simon, 1992, "Is Hospital Competition Wasteful?", *RAND Journal of Economics*, (XXⅢ) , pp. 247 –262;

Dranove, D. , M. Shanley, and W. White, 1993, "Price and Concentration in Local Hospital Markets: The Switch from Patient-Driven to Payer-Driven Competition", *Journal of Law and Economic*, (XXⅪ) , pp. 179 –204;

Melnick, G. et al. , 1992, "The Effects of Market Structure and Bargaining Position on hospital Prices", *Journal of Health Economics*, (XI) , pp. 217 –234;

Keeler, E. , Melnick, G, . 1999, "Efects of competition on nonprofit and for-profit hospital prices", *Journal of Health Economics*, (18) .

理上升也有积极的抑制作用。

（1）市场竞争具有信息传递的作用

如上所述，患者一般是根据医院或医生的医疗服务价格、医疗服务条件、专业技术水平及其所形成的医疗服务质量、医院和医生的声誉与信誉等信息来选择医院和医生的。因此，医院或医生要想获得更多的医疗服务需求和市场份额，争取竞争主动权和有利地位，就必须通过各种方式和方法把自己的收费标准、服务条件和专业水平等信息透漏给广大患者，自动进行竞争性信息宣传（比如广告）活动，尽可能地使消费者能够了解一些有利于提高自身竞争能力的信息。医疗服务竞争性信息宣传具有两个功能：第一，它使消费者更多更好地了解不同医务人员所提供服务的异同点，使病人能评估相互竞争的医疗服务之间的相互替代性；使对不同医生的需求曲线变得更有弹性。第二，它可以降低消费者获取医疗服务信息的成本。尽管这些信息对于广大患者来说可能并不一定十分充分，但广大患者的确能够通过竞争性信息降低医患之间的信息不对称程度。

（2）竞争可在一定程度上抑制医疗市场中的道德风险：供给诱导需求行为①

供给诱导需求是指医院或医生利用自身信息优势，扩大不必要的医疗服务供给而使医疗服务需求增加，以保持或获取更高收入的行为。目标收入理论认为，这种不必要供给在医疗服务领域从业人员（医生）供应过多，医疗服务提供者过度竞争、收入（价格）下降的情况下，或者在医疗设施投入过剩、闲置，利润降低的情况下，医院或医生为

---

① 这个概念最初是由谢恩和罗默（Shain and Roemer, 1959; Roemer, 1961）提出的，最初是指"只要有病床，就有人来用病床"的现象。参见 Shain, Max, and Roemer, Milton I., 1959, "Hospital Costs to the Supply of Beds", *Modern Hospital* 92, pp. 71 – 73; Roemer, Milton I., 1961, "Bed Supply and Hospital Utilization: A National Experiment", *Hospitals, J A. H. A.*, 35, pp. 988 – 993。在现有卫生经济学文献中，供给诱导需求是指医生或医院通过增加患者的不必要的住院日和医疗检查、多开药、开贵重药等手段，从而增加患者的不必要医疗支出行为。本书认为，供给诱导需求行为实质上就是一种道德风险行为或滥用信息优势行为，也是一种侵权行为。

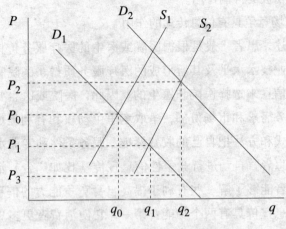

图 3 - 1　供给诱导需求模型

保持一定的目标收入就实施这种行为。如图 3 - 1 所示：按照经典经济学理论，如果 S_1 移向 S_2，即医疗服务供给的增加，应当首先使医疗价格从 P_0 降至 P_1，从而使得需求从 q_0 增至 q_1，达到新的均衡。然而事实并非如此。医疗供给的增加也同时带来整个社会需求水平的增加，D_1 移至 D_2，使价格升到 P_2。$q_2 - q_1$ 是人为的需求，即供给主导需方消费的部分。原因在于医疗供给力增加了，为了保持目标收入，增加价格和消费量便是有效的手段。

但是，诱导需求也并不是没有任何风险与成本的。除了直接成本，劝说患者消费更多的服务还要花费时间成本。而当一些患者觉察到医生没有按他们的最大利益行事时，潜在患者的流失就可能发生。另外，如果医生或医院实施了这种败德行为，患者也将对其声誉与信誉产生怀疑，长此以往就会失去患者的信任。医院或医生就要付出因此而产生的信誉和声誉成本[①]。因此，诱导需求的动机和程度取决于这种行为

---

① ［美］舍曼·富兰德、艾伦·C. 古德曼和迈伦·斯坦诺：《卫生经济学》（第三版），中国人民大学出版社 2004 年版，第 221 页。

本身带来的相关收益与成本的比较。而市场竞争越激烈，信息透明度越高，诱导需求的成本也就越大。当诱导需求的成本很高时，这种行为就会少见甚至不能发生。所以，竞争对诱导需求行为具有抑制作用（在图 3 – 1 中，表现为 D_1 向右平移达不到图中 D_2 的位置）。当然，竞争对诱导需求的抑制作用，并不一定完全消除这种诱导行为。如果信息不对称十分严重，诱导需求成本又很低，那么，这种行为仍可能发生[1]。但是，这并不能否定竞争对这种行为的抑制作用。

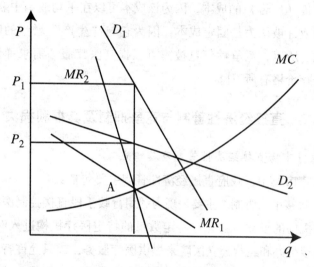

图 3 – 2　信息对价格的影响

（3）医疗市场竞争还有抑制医疗价格上涨的作用

从图 3 – 2 可见，在只有很少的信息可供患者判断各个医院或医生的服务时，对医疗服务的需求是相对有弹性的（D_1）。这时的价格位于 $MR_1 = MC$ 处，即 P_1。如果医院或医生在竞争压力下，通过各种方式进

---

① 本书认为，市场竞争有利于克服这种行为的产生，但单靠市场竞争不一定完全消除这种行为，因此需要政府管制。但政府管制的方式是间接经济性管制或社会性管制，而不是直接经济性管制。

行竞争性信息宣传（比如广告），使消费者了解了自己的相关信息，消费者就可以选择更合适的医院或医生替代现在给他们行医的医院或医生，使医院或医生需求市场的竞争更为激烈，从而也会使医疗服务需求变得较之从前更有弹性（且替代性愈强，需求弹性愈高），如图 3－2 中的 D_2 所示。两条边际效益曲线（MR）和边际成本曲线（MC）正好交于一点 A。在同一 MC 曲线下，弹性高的需求 D_2 将使得医疗价格从 P_1 降至 P_2。需要指出的是，图 3－2 中并没有显示医生或医院竞争性信息宣传（广告）的成本，因为该成本可以在平均成本中表现出来。这种成本或许被认为是固定成本，因为它与"生产"增量的医疗服务并不相关。所以，竞争性信息披露可以提高医疗服务需求弹性，有理由会使医疗价格有所下降。

3.1.2 直接经济性管制与竞争抑制及其福利损失

1. 医疗市场直接经济性管制及其特点

在医疗市场中，政府直接经济性管制主要包括：

（1）直接准入管制。主要表现为利用行政手段直接控制医疗服务投资及医疗机构的设立，只允许特定数量的特定医疗机构进入医疗市场。如政府直接举办和经营公立医院来提供医疗服务，或只允许特定数量的公立医院和非营利性私人及社团医院进入医疗市场，而禁止其他任何形式的营利性医院进入医疗市场。直接限制医疗技术与设备的利用等。

（2）直接价格管制。即政府对医疗服务进行直接定价。

（3）直接运营管制，即对所有医院特别是公立医院的微观经营活动（包括投资流向、财务会计和内部组织管理等）进行直接的监督和管理。

（4）直接经济补偿。即政府直接以财政资金补偿医疗服务成本。例如，在非营利性公立医院按管制价格提供医疗服务的情况下，公立医院以固定价格所获得的收入全部上缴，其成本再由财政资金来直接补偿。

可见，政府直接经济管制的主要特点基本上是"政医合一、管办不分"，是管制机构直接干预特定主体的特定行为。

2. 医疗市场直接经济性管制的依据（传统观点）

在一般理论看来，直接经济管制的现实根据包括三个方面：

第一，医疗服务业的社会福利性质或公共产品性质；

第二，医患之间存在的严重信息不对称，以及由此而产生的医生（或医院）对患者在价格和服务需求上的操纵行为；

第三，医疗市场的私人垄断。

而本书在前面的分析已经证明，医疗服务是一种私人产品，更不是什么社会福利事业。因此，对于一般理论所主张的直接经济性管制来说，其第一个现实根据并不现实。不仅如此，直接经济性管制不但不会实现其预期目标（消除信息不对称的影响和垄断造成的福利损失），反而会抑制市场竞争，有可能带来更为不良的后果。

3. 政府直接经济性管制对市场竞争的抑制作用

第一，直接价格管制会限制市场竞争。由于医疗服务产品的私人性质，医疗服务市场的竞争除了服务数量和质量竞争以外，主要是价格竞争。在医疗服务价格可自由波动的情况下，医院或医生将根据价格的波动调整医疗资源的投向。医疗服务需求者也在一定程度上是根据价格来选择医疗服务提供者的。但在直接价格管制情况下，医疗服务价格被固定化。价格信号引导医疗资源合理流动的机制受到抑制或被取消。价格不再是调节医疗服务需求和医疗服务供给的有效手段。这就不可避免地会使医疗市场丧失竞争的价格基础，从而降低了资源的配置效率。

第二，直接准入管制往往造成行政垄断，削弱市场竞争。医疗市场的竞争一方面来自市场内在位者（在位的医院或医生）之间的竞争，另一方面还来自市场外潜在进入者（潜在的医院或医生）的竞争。在市场可以自由进入的情况下，潜在的进入者对于在位者来说始终是一种压力，只要有进入的可能，潜在的进入者就可能对在位者形成极大的威胁。这种压力迫使在位者不得不时时刻刻去改善自身的服务效率和服务质量，以保持竞争优势。但在直接进入管制的条件下，在位者就不存在这种潜在的竞争压力和竞争威胁。从而也削弱了市场竞争的程度。另外，直接控制其他医疗机构的竞争性进入，使得在位者往往与政府机构关系密切，管制机构被"俘获"，导致行政性垄断。

4. 直接经济性管制与社会福利损失

在直接经济性管制情形下，公立医院和其他非营利医院是医疗服务的主要提供者，它们提供医疗服务的收入主要来自公共投入（财政补贴）。而这些投入又主要是通过直接或间接的税收、债务乃至赤字预算等手段而来的。在经济发达和财源丰厚的地方，政府直接提供的免费医疗服务可以较好地满足社会的需要（不考虑其所要承受的较大财政压力和对社会经济的挤出效应）；但若在经济落后、财力不足的情形下，医疗服务就可能出现供不应求和质量不高的局面。而且，服务提供者还有可能会加入到对有限财政资源的不良竞争行列中，以求生存和发展。政府也往往会面临两难选择：要么是以不足的医疗服务供给量来换取稍高的医疗服务质量，要么是以低层次的医疗服务质量换取较为足够的医疗服务供给数量。但不管是哪种选择，都会体现出只顾解决短期危机，而忽略长远发展的倾向和行为。更为重要的是，直接经济性管制下的医疗服务价格是由政府制定的。而在财力不足的情况下，这种人为的固定价格又通常大大低于医疗服务成本，进而导致医疗资源配置低效率和分配不公，造成社会福利损失①。

①　由于政府在对医疗服务成本的认知上存在局限性，因此，无论是边际成本定价还是平均成本定价，都不可能十分准确。就是说，政府在医疗服务定价问题上的自由裁量空间是很大的：可以高于平均成本，也可以低于平均成本。再由于人们对医疗服务产品的性质存在认识上的偏颇，认为医疗服务是公共产品且具有较强的外部性和社会福利性质。所以，低价或免费的医疗服务，似乎应当是毫无疑问且顺理成章的事情。因此，低价管制政策在许多国家，特别是在发展中国家就成为了普遍现象。当然，有的时候，政府也可能把价格定得高于平均成本，但这将会给医疗机构以丰厚利润，政府或社会不但要支付医疗机构的服务成本，而且还要对医疗机构有额外的转移支付，造成消费者剩余损失。这恐怕是绝大多数以公共利益为目标的政府所不希望看到，也不愿意做的事情。否则，政府管制的目标就不是社会福利最大化，而是医院福利最大化了（这恰恰支持了利益集团管制理论的见解）。事实上，无论政府对医疗服务的定价高于还是低于医疗服务平均成本，都不利于社会福利最大化目标的实现。这也正是政府直接经济性管制的局限性所在。由于低价政策是常见的现象，因此，本书不再对政府定价高于医疗服务成本的福利损失做详细分析。这里只遵循公共利益假设来分析低价政策的福利损失。

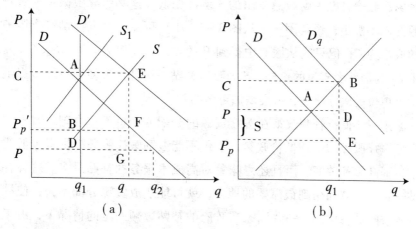

图 3-3　低价政策的福利损失

第一，低价管制政策在宏观上不利于医疗服务业总体发展。由于价格低于成本，要维持一定量的医疗服务，就需要用公共费用来进行补贴。而只要政府财力不足，就会使得卫生和医疗投资不足，结果使医疗服务的发展受到影响。从图 3-3 (a) 可见，社会的目标欲在 C 的成本下提供 q 的医疗服务，而总成本 C 中，个人支付 P_p（即医疗价格），政府负担 $C—P_p$（政策性补贴）。但个人在 P_p 的价格想要消费 q_2，需求水平大于社会目标 q，同时，由于财力有限政府只能补贴 $(C-P_p) \cdot q_1$ 的数额（$CABP_p$ 的面积）。因此，距离完成社会需求尚差 $q-q_1$，而达到个人需求则差 q_2-q_1 的服务量，供不应求现象发生。事实上，这额外的需求表明人们还愿意支付较高的价格来获得医疗服务。因此，如果适当调高医疗价格至 P_p'，则政府只需补贴 $ABP_p'C$ 部分。假使此时矩形 BDP_pP_p' 的面积 = $ABFE$ 的面积，则达到理想的供求平衡状态，也就是既达到了社会目标，又满足了个人愿望。总体上说来，太低的医疗价格使得政府需要付出大量的补贴而带来财政困难。

第二，低价管制政策在微观上不利于医疗服务机构有效运营。主要是不能充分利用资源，达到最优状态。在许多国家，尤其是发展中国家，政府补贴占财政总支出的比例都偏低，这必然导致微观上医疗服务入不敷出，经营困难。从图3-3（b）可见，供方提供医疗服务的成本为C，但只能从服务中得到P的收入。这里$P = P_p + S < C$。其中P_p为消费者支付的价格，S为政府补贴。这种情形使得每当多提供一个单位的医疗服务，就会增加更多的亏损。

第三，低价管制政策在医疗资源的分配方面也不尽合理。对不同类型医疗服务的统一低价政策，不仅不能激励医疗服务提供者降低成本，提高服务效率，而且还意味着对高成本服务的补贴最多。这种补贴一旦没有被利用到最需要的地方，就可能造成资源分配不公，使社会效益降低。比如，一些国家在政府的补贴数额一定的情况下，由于高成本的城市综合性医院占去了大多数补贴，那么，农村医疗机构的补贴就只好减少。而恰恰农村医疗的社会效益是很大的。政府对城市的医疗服务补贴多于农村，原因之一就是城市医疗机构的远行成本要高于农村，这样就造成城乡消费者在享受医疗服务的质和量上产生了明显差距。另一方面，统一的低价格政策使得不同经济水平的人群在医疗服务消费上满足程度高低不一。对于高收入或者是被政府医疗保险覆盖的人群，医疗价格对他们来说很低，从而引起他们对医疗服务的过度消费，造成医疗资源浪费；而对于低收入且又没有被医疗保覆盖的人群，即使是已经低于成本的医疗价格，对他们来说仍然太高，常会造成其享用不足。

3.1.3 直接经济性管制与逆向选择和道德风险强化

从理论上看，政府实行直接管制蕴涵着几个方面的假定：（1）管制者能够客观判断医疗行业的现实经济特征，能够掌握某些客观、科学的方法，可以在庞大的潜在进入者群体中发现并确定哪些医院可以进入该行业、哪个时候可以进入，能够准确推算出该行业在实现社会福利最大化时的供应者数量。这是管制者实行直接进入管制的基准。（2）管制者能够洞悉行业内在位医院成本函数的等各种信息。这是管制者实行直接价格管制的前提。（3）管制者、行业内的在位医院和行业外的潜在进入者之间不存在互动关系。在位医院、潜在进入者只是管制政策的被动接受者，不会主动做出策略反应，影响管制政策的制定和实施，也无法施加这类影响。（4）管制机构及管制人员不会被利益集团（如医院集团）"俘获"等等。但在现实中，这些假定条件是很难得以满足的，从而使直接经济医疗管制不仅带有不稳定性特征，而且还有可能进一步强化医疗市场中的逆向选择和道德风险（诱导需求）行为。

下面，本书就用一个管制模型来说明这种管制方式的不稳定性及其对逆向选择和道德风险的强化作用。

1. 一个二元（价格与准入）管制机制模型

考虑一个由 N 个提供同质医疗服务的医院组成的受管制医疗服务市场（$N \geqslant 1$），假定每个医院的总成本函数为：$C = C(\beta, e, q)$[①]。这里，β 是一个效率参数或代表医院效率类型，它分布在区间 $[\underline{\beta}, \bar{\beta}]$ 上，$\underline{\beta}, \bar{\beta}$ 分别表示最高效率与最低效率，体现在医疗费用（价格）上就是低成本或高成本的服务者。$F(\cdot)$ 和 $f(\cdot)$ 分别是 β 的分布函数和密度函数。显然，$C_\beta > 0$[②]，即医院效率越低其费用越高。在非对称信息的环境下，正如拉丰和梯诺尔所指出的那样，在只知道 β 的分布函数和密度函数的条件下，那些具有类型劣势的企业有激励掩藏自己的真实信息，而高效率的企业在激励不足时，也会假装成一个低效率的企业[③]，对于医院来说也是如此。因此，β 是一个逆向选择参数。

---

① 这里，本书借用了拉丰和梯诺尔的企业成本函数模型。参见 Laffont, J-J. and Tirole, J., 1993, "A theory of incentives in procurement and regulation", MIT press, p. 35, p. 57；或拉丰和梯诺尔：《政府采购与规制中的激励理论》，上海三联书店，上海人民出版社 2004 年版，第 44、108、138 页。与之不同的是，他们的管制模型只考虑了价格管制，是一种一元管制机制。而本书的管制模型既考虑了价格管制，也考虑了进入管制，是一种二元管制机制。

② C_β 表示成本 C 对 β 的偏导。除另有说明之外，本节中与模型有关的其他下标都表示偏导数。

③ 拉丰和梯诺尔：《政府采购与规制中的激励理论》，上海三联书店，上海人民出版社 2004 年版，第 48 页。

这里，我们假定 β 是外生的。e 代表不可观察的，医院或医生提高质量和降低成本的努力水平，有 $C_e < 0$，同理，在非对称信息的环境下，e 是一个道德风险参数。q 表示医院的服务水平，$C_q < 0$ 与 $C_{qq} < 0$，分别表明边际成本递减，但其递减的速度也是递减的。

在不考虑公共资金影子成本的情况下，根据上述假定条件，政府的直接管制机制是：管制者在设定一个固定价格（$\overline{P}$）的同时，并将市场内的医院数目限定在一个 $N = \overline{N}$ 的水平。这样，我们就可以建立起管制者与医院的目标函数和约束条件，进而得出机制均衡的条件。

首先，对于管制者来说，其目标是消费者剩余和生产者剩余的总和。如果用 $S = S\{q = \sum_{i=1}^{\overline{N}} q_i(P)\}$ 代表患者消费 q 量的医疗服务而得到的消费者剩余。医院的生产者剩余（用利润表示），即对于某医院 i 来说有：

$$\prod = \overline{P}q[\overline{P},\overline{N}] - C_e(\beta,e,q[\overline{P},\overline{N}]) - \psi(e) \qquad (3-1)$$

这里，$\psi(e)$ 表示其努力的负效用。

同时，对于管制者来说，假设其在主观上认为 S 与 $\prod$ 同样重要，那么，当医院执行 $\overline{P}$ 时，其目标函数就可以写成：

$$W = S + \prod = S(q) + \overline{P}q[\overline{P},\overline{N}] - C(\beta,e,q[\overline{P},\overline{N}]) - \psi(e)$$
$$(3-2)$$

其次，由于管制者不可能强制规定医院的医疗服务数量，而医院的效用又与其类型 β 负相关。那么，在没有公共转移支付的情况下，为了确保社会必要的医疗服务水平，在 $\beta \in [\underline{\beta}, \overline{\beta}]$ 时，医院的个体理性就意味着：

如果 $\beta_i = \overline{\beta} : \pi_i(\overline{\beta}) \geqslant 0$ \qquad\qquad $(3-3)$

即对于具有类型劣势的医院来说，设定的价格本身就需要带有转移支付性质的激励，即其参与提供服务的期望效用至少不小于其保留效用[1]。

---

① 这里，我们将其保留效用标准化为0。

再次，执行 $\overline{P}$ 是医院对管制者的一个承诺，它当然可以在一个时期内选择较高的 $P_i > \overline{P}$（或 $P_i < \overline{P}$）以获得更大甚至全部的市场需求。但是，管制者可以在事后观察到真实的 P_i，并且对那些 $P_i > \overline{P}$ 的医院实施一定的惩罚，因此，激励相容必然意味着，对于医院 i，最严厉的惩罚是限制其进入市场或命令其退出市场：

$$\overline{P}q[\overline{P},\overline{N}] - C(\beta,e,q[\overline{P},\overline{N}]) \geqslant \overline{P}q[P_i,\overline{N}] - C(\beta,e,q[P_i,\overline{N}]) + 0$$

即：$\pi_i(\beta,e,q[\overline{P},\overline{N}]) \geqslant \pi_i(\beta,e,q[P_i,\overline{N}]) + 0$ \hfill (3-4)

尤其是对于那些具有类型优势的 β 医院，要使：

$$\pi_i(\underline{\beta},e,q[\overline{P},\overline{N}]) \geqslant \pi_i(\overline{\beta},e,q[P_i,\overline{N}]) + 0 \hfill (3-5)$$

（3-4）式和（3-5）式表示对医院的激励相容约束。

可见对于管制者而言，就是在（3-4）式或（3-5）式与（3-3）式的约束下，如何最大化（3-2）式的问题。即：

$$\max W = U_i + \prod_i = S(q) + \overline{P}q[\overline{P},\overline{N}] - C(\beta,e,q[\overline{P},\overline{N}]) - \psi(e)$$

$$\hfill (3-6)$$

s. t. $\prod_i(\overline{\beta},e,q[\overline{P},\overline{N}]) \geqslant 0$（个人理性约束）

$\prod_i(\underline{\beta},e,q[\overline{P},\overline{N}]) \geqslant \prod_i(\beta,e,q[P_i,\overline{N}]) + 0$（激励相容约束）

进行拉格朗日代换，如果没有非负约束，用 y_1，y_2，代表乘数①，我们有：

$$L = \left(S(q[\overline{P},\overline{N}]) + \prod_i(\overline{P},\overline{N})\right) + y_1 \prod^{\overline{\beta}}$$

$$+ y_2\left(\prod(\underline{\beta},e,q[\overline{P},\overline{N}]) - \prod(\underline{\beta},e,q[P_i,\overline{N}])\right)$$

$$\hfill (3-7)$$

2. 直接经济性管制与道德风险强化

可以证明，在满足参与约束和激励相容约束的情况下，（3-7）式

---

① ［美］蒋中一：《数理经济学的基本方法》，商务印书馆 2002 年版，第 951—954 页。

存在极大值。这说明，政府可以实施直接管制机制。但这种管制机制与被管制者降低成本、提高效率的努力程度有关，也与政府管制能力有关。在信息不对称的情况下，受管制的医院在 $[\overline{P},\overline{N}]$ 下的问题仅仅是如何选择努力水平 e 以最大化效用，而 e 具有不可观察性，管制者对 β 最多也是只知道其分布。再加上医院实际 P_i 的显现具有滞后性。因此，该管制机制对道德风险的制约作用就值得怀疑。

例如，在没有转移支付的情况下，考虑某一医疗服务提供者，其在 $[\overline{P},\overline{N}]$ 管制机制下的目标函数：

$$\max \prod_i = \overline{P}q_i[\overline{P},\overline{N}] - C_e(\beta_i,e_i,q_i[\overline{P},\overline{N}]) - \psi(e_i) \quad (3-8)$$

$$\max \prod_i = \overline{P}q_i[\overline{P},\overline{N}] - C_e(\beta_i,e_i,q_i[P_i,\overline{N}]) - \psi(e_i) - KA$$

$$(3-9)$$

（3-8）式和（3-9）式分别是不存在道德风险和存在道德风险情况下的最优目标函数。k 是道德风险被管制者发现的可能性，kA 为可能受到惩罚所带来的成本或损失。

求（3-8）式和（3-9）式的最优解，可以得到两种情况下努力水平的一阶条件：

$$\psi'(e_i) = -C'_e(\beta_i,e_i,q_i[\overline{P},\overline{N}]) \quad (3-10)$$

$$\psi'(e_i) = -C'_e(\beta_i,e_i,q_i[P_i,\overline{N}]) \quad (3-11)$$

（3-10）式和（3-11）式表明，无论管制者的管制是否严格（也即管制者是否有能力并严格执行该机制），被管制者努力负效用等于其边际成本的负值。而其边际成本又与其努力程度有关。在直接管制下它只有通过自身努力获得最大效用。如果管制者的管制不十分严格，那么医院不仅可以通过自己的努力水平而实现最大效用，而且还可以通过改变价格，实施道德风险行为来实现自身效用最大化。而事实上，由于信息不对称及管制者对医院的 e 的不可观察性存在，在没有固定管制价格以外的转移支付情况下，政府直接管制机制是难以得到有效实施的。

在信息不对称的环境下，管制机制 $[\overline{P},\overline{N}]$ 实际上可以被构造成一个动态博弈过程：

第0步（事前）：自然决定医院的类型。

第1步：管制者作为社会福利的代表，根据历史信息和现在的市场需求，设定一个 $\left[\overline{P}, \overline{N}\right]$ 机制。如果医院公开拒绝执行 $\overline{P}$，管制者有能力将其排斥在市场供给之外。接受 $\overline{P}$ 的医院，选择努力水平 e，进行服务数量（产量）竞争。

第2步：管制者在下一期会观察到医院是否执行了 $\overline{P}$，如果某医院的实际 $P_i > \overline{P}$，则会受到管制者的惩罚，或被禁止在后期提供服务。

第3步：市场内的医院通过其服务和实际价格的变化，可以发现市场需求量的大小，进而会采取不同的对策：第一，如果服务需求量大于现有在位医院的实际供给量，那么医院之间会展开产量竞争，其他潜在进入者也会趁机而入。否则市场中医疗服务供给则会出现不足，管制者的直接进入管制目标也不能实现，即管制者的进入管制名存实亡（即实际上是 $N > \overline{N}$，表明管制者的进入管制承诺将不可置信）。同时，在发现市场需求大于供给的情况下，在位医院也有可能提高价格，这会使得价格管制失效。第二，如果需求量小于现有在位医院的实际供给量，在位医院会认为只有降低价格或诱导需求才能实现自己的目标，这也将可能导致直接定价管制和进入管制的失败。总之，直接经济性管制是难以制约道德风险行为的。

不仅如此，在没有固定价格以外的政府转移支付激励的情况下，固定价格与直接准入管制还可能导致强化道德风险行为（诱导需求）。图3-4可以进一步说明这一点。

假定医疗市场是一个垄断竞争市场，如图3-4所示，D 为市场实际需求曲线，MC 和 MR 分别是某医院厂商的边际成本和边际收益曲线，在没有直接定价管制的情况下，医院将按照 $MC = MR$ 的原则，将服务价格确定在 P_m 处，此时，医院存在垄断利润（矩形 $P_m ABP_0$ 的面积）。服务供给量为 Q_m。假设现在政府对市场实施直接定价为 P_p，使市场供给量达到 Q_1，以满足市场需求。在不考虑政府管制的成本的情

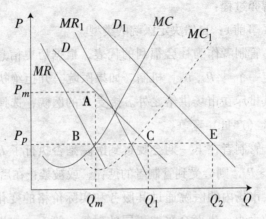

图3-4 直接价格管制下的供给诱导需求

况下，医院将失去其垄断利润（矩形 $P_m\text{ABP}_0$ 的面积）。但是，在这种情况下，医院为保持原有的利润目标，可能被迫通过供给诱导需求使市场需求曲线从 D 移动到 D_1，这时的边际收益曲线就有可能从 MR 移动到 MR_1，边际成本曲线也可能从 MC 移动到 MC_1，市场需求量由政府所理想的 Q_1 增加为含有不必要需求的 Q_2。市场价格虽然执行的是政府定价 P_p，但整个医疗费用增加了 $P_p(Q_2 - Q_1)$。即 CEQ_2Q_1 的面积。如果矩形 CEQ_2Q_1 的面积远远大于矩形 $P_m\text{ABP}_0$ 的面积的话，那么，直接价格管制的必要性即使是在不考虑管制成本的情况下也是值得怀疑的。如果矩形 CEQ_2Q_1 的面积小于矩形 $P_m\text{ABP}_0$ 的面积，那么，管制的必要性可能无人怀疑。但从理论上讲，这种管制的确为追求利润最大化的被管制者实施道德风险行为提供了可能。除非被管制者不是一个自身利益最大化的追求者，除非管制者的定价等于或高于被管制者的意愿价格（如垄断价格），否则，固定价格下的道德风险行为就有可能发生。因此，直接价格管制不仅不能克服一般理论所说的因信息不对称而产生的道德风险，而且，还有可能强化这种道德风险。

3. 直接经济性管制与逆向选择

根据（3-10）式并结合（3-5）式和（3-4）式，在政府严格

执行 $[\bar{P},\bar{N}]$ 管制机制和服务提供者努力水平一定的情况下，医院即使没有道德风险行为，但由于不能确切知道医院的类型 β_i，而只能知道其类型的分布，管制者也很难确定 $\bar{P}$。如果管制者的定价 $\bar{P}$ 低于 $\underline{\beta}$ 类型医院的边际成本，那么，无论是 $\underline{\beta}$ 类型还是 $\bar{\beta}$ 类型医院都将面临亏损；如果 $\bar{P}$ 高于 $\underline{\beta}$ 类型医院的边际成本，但低于 $\bar{\beta}$ 类型医院的边际成本，则 $\underline{\beta}$ 类型的医院就会获得成本补偿之外的租金，而 $\bar{\beta}$ 者则可能亏损；如果 $\bar{P}$ 高于 $\bar{\beta}$ 类型医院的边际成本，则无论是 $\underline{\beta}$ 类型医院还是 $\bar{\beta}$ 类型医院都将获得成本补偿之外的租金。这些租金都需要通过公共资金得以弥补。

如果没有成本补偿之外的转移支付，那么，根据（3－11）式，市场中医院行为分为两种情况：

$$\psi'(e_1) = -C'_e(\underline{\beta}, e_1, q_1[\bar{P},\bar{N}]) \qquad (3-12)$$

$$\psi'(e_2) = -C'_e(\bar{\beta}, e_2, q_2[\bar{P},\bar{N}]) \qquad (3-13)$$

显然这里有：$\psi'(e_2) > \psi'(e_1)$，即低效率型医院要达到与高效率型医院同样的效率水平，其努力的负效用要高于高效率型医院。这意味着，如果管制机构想促使各种类型的医院都付出同样的努力水平，必须对医院给予成本补偿以外的转移支付激励，尤其是对于那些具有类型优势的 $\underline{\beta}$ 医院，必须满足：

$$\pi_1(\underline{\beta}, e_1, q_1[\bar{P},\bar{N}]) + T \geq \pi_2(\underline{\beta}, e_2, q_2[P_i,\bar{N}]) + 0 \qquad (3-14)$$

在这种情况下，高效率型医院起码将得到比低效率型医院更的多租金。而在没有政府转移支付激励的情况下，$\underline{\beta}_i$ 型医院会装扮成一个 $\bar{\beta}_i$ 型医院，通过降低医疗服务质量和服务水平，以获得基本成本补偿。即发生逆向选择行为。

3.2　不确定性公共领域与间接医疗管制

上节的分析表明，直接经济性的价格与准入管制不仅对市场竞争具有抑制作用，造成社会福利损失，而且也不能消除信息不对称所带来的供给诱导需求问题，反而有可能会强化这种不良后果。这些分析为直接经济性管制放松提供了理论依据，但直接经济性管制放松并不意味着医疗服务市场不需要政府管制。医疗服务市场在始终存在非公共领域的同时，还存在着不确定性公共领域，这种不确定性公共领域主要是在基本产权已经界定的情况下，因医疗市场中可能存在的滥用市场势力行为（包括不正当竞争行为）和滥用信息优势行为，以及契约不完全等因素而产生的。本节的分析将证明，不确定性公共领域是可以通过间接管制方式得以治理或消除的。

3.2.1 医疗市场中的不确定性公共领域

在基本产权得以界定的情况下，医疗市场的竞争性是不可否认的。但在竞争过程中由于种种原因有可能发生滥用市场势力行为、滥用信息优势行为、不完全契约等情况，这些情况会造成产权模糊，导致不确定性公共领域产生，进而对市场竞争和社会福利形成障碍。

1. 垄断、滥用市场势力与医疗市场的不确定性公共领域

我们知道，经济学意义的"垄断"一般是指一个产品市场上只有一个买者或卖者。这种对垄断的传统判断是根据市场中厂商的数目及其规模而做出的。它向我们展示的垄断内涵只不过是市场中厂商之间的规模结构差异。我们无法从中得到有关垄断成因及垄断行为的相关信息。作为传统微观经济学最新发展成果的现代产业组织理论，对"垄断"的认识已经有了新的进展。该理论认为，垄断结构与垄断行为以及垄断者的行为和非垄断者的行为是有区别的。垄断结构下不一定存在垄断行为；竞争结构下也不一定没有滥用市场势力的行为[1]。在医疗服务市场中，这种情况也莫能除外。

---

[1] 参见臧旭恒、徐向艺主编：《产业经济学》，经济科学出版社 2005 年版，第 61 页。以及巨荣良、王丙毅著：《新经济视角的产业组织理论研究》，知识产权出版社 2005 年版，第 89—90 页。

从垄断发生的原因上分析，垄断结构一般被分为私人（企业）垄断、自然垄断和行政垄断①。那么，医疗市场中是否存在垄断？如果存在，其具体形式如何？它与公共领域是什么关系？即，它将会导致确定性公共领域的产生还是将会导致不确定性公共领域产生？

（1）私人垄断、滥用市场势力与医疗市场中的公共领域

一般来说，私人垄断的形成主要有以下几种情况：一是由特殊的资源或天赋带来产品或服务的独特性而产生的垄断，如，某医生（或医院）因拥有针对某种疾病的特有医学专业知识、医疗技术等而形成的特色医疗服务以及由此而产生的市场竞争优势。二是通过技术革新、服务条件改善、服务质量和效率提高，吸引了大量患者前来就医，从而形成的较大市场份额。三是通过医院之间的并购而形成较大的市场规模产生垄断。如果上述私人垄断只是形成了垄断结构，但没有发生垄断行为或滥用市场势力的行为，那么，这种垄断结构只能说是产权清晰基础上进行公平竞争的结果。竞争过程中形成的比其他一般医院更多的利润也是一种竞争均衡下的利润。这种私人垄断，其本身就是排他性产权的同义词。传统经济学理论认为，只要形成了垄断结构，垄断者就可以通过主观的垄断定价形成垄断利润，造成消费者剩余减少。但本书认为，这种论点只能是一种理论猜测。现实中，处于垄断结构下的医院厂商所获得的所谓垄断利润，其实正是潜在进入者和其他在位者都力争实现的目标，是进行更激烈竞争的基础。只要不存在滥用市场势力行为（垄断行为），只要潜在进入者可以自由进出市场，那么，医疗市场中的所谓垄断者就始终面临其他在位者和潜在进入者的威胁，从而使市场始终处于竞争状态。即使是暂时形成了独家垄断

① 另外，有人还将医生或医院利用信息优势对患者的操纵行为也称为医疗垄断。参见储振华主编：《国外卫生经济学概论》，南京大学出版社1991年版，第54—55页。本书认为，垄断和竞争都是指供给者之间，或需求者之间的一种市场关系，而不是供求之间的市场关系。在同一市场中，不存在供求之间垄断和竞争的关系。医生或医院利用信息优势对患者的操纵行为不是经济学意义上的垄断，而只是一种不平等的和约关系。如诱导需求行为，是一种违反合同约定的败德行为，而不是垄断行为。

或垄断定价，那么，在竞争的压力下，这种暂时的现象也很难长期维持。因此，垄断结构本身之中并不存在公共领域和市场失灵。

但是，如果市场竞争中发生了滥用市场势力和不正当竞争行为，比如，串谋形成卡特尔组织，从而肆意操纵医疗服务价格、限制医疗服务供给，采取价格歧视、掠夺性定价和阻止进入等滥用市场势力行为；再如，欺骗性的医疗广告与服务促销，假冒名医，窃取、泄露竞争者技术秘密，诋毁竞争者信誉，贿赂收买管制者有关人员等不正当竞争行为。这些行为的产生将会造成产权不清，产生不确定性公共领域。

（2）自然垄断存在性与医疗市场中的公共领域

自然垄断被认为是由于规模经济、成本次可加性和沉淀成本等原因而产生的。尽管有学者指出，现实中根本就没有自然垄断这回事①。但对于医疗服务行业而言，我们还不能过早地下这样的结论。然而，需要指出的是，许多卫生经济学者的相关实证研究表明，医疗服务行业的规模经济特征并不十分明显。至于成本次可加性②，有的学者在有关医院并购的实证研究中认为，医院并购并不一定提高医院效率，说明医疗服务行业的成本次可加性也不明显③。关于沉淀成本，我们认为，医疗服务行业与其他所有竞争性行业一样，都存在沉淀成本，沉淀成本并不是构成自然垄断的充分条件。因此，根据上述卫生经济学的研究和实践中各国对医疗服务行业的管制政策④，我们可以认为，医

---

① ［美］丹尼斯·卡尔顿、杰弗里·佩罗夫：《现代产业组织》，上海三联书店，上海人民出版社 1998 年版，第 1305 页。周其仁：《"自然垄断"不自然》，载《中国经济研究中心简报》2002 年 5 月 1 日。

② 成本的次可加性也被称为范围经济，是指某一行业中一个企业承担整个行业产出所需要的成本低于由多家企业分别承担其中一部分产出的成本之和。即一家企业承担该行业全部产出的效率高于多家企业独立承担行业部分产出的效率。

③ ［美］舍曼·富兰德、艾伦·C. 古德曼和迈伦·斯坦诺：《卫生经济学》（第三版），中国人民大学出版社 2004 年版，第 313—330 页。

④ 在许多国家的管制政策实践中，无论是直接管制还是间接管制，都是将医疗服务行业作为公益性事业而对待。管制的理论依据都是公共产品论和社会福利观，而不是自然垄断理论。

疗服务行业不是一种自然垄断行业。因此，也不存在针对所谓自然垄断的政府管制问题。

（3）行政垄断与医疗市场的公共领域

政府维持的医疗市场行政垄断主要有两种：一是政府直接经营医院，不许私人资本进入；二是只允许特定私人或集团经营（特许经营）。如果是国有，政府直接经营，那么其本身就具有公共资源的性质，进而不可避免地存在公共领域。如果是特许经营，那么，受行政保护的医疗市场行为不是遵循价格竞争规则，而是权力规则。而公共权利本身就是公共领域。因此，争权而不是争利成为人们决定胜负的规则，市场机制不能发挥作用。中国的医疗市场中存在大量行政垄断问题，正如张维迎博士指出的，中国现在医疗体制中存在的种种问题，最根本的原因就是政府对医疗供给的垄断，导致了严重的医疗供给不足[①]。因此，行政垄断与政府直接经济性管制只不过是同一概念的两个方面，是应当放松和取消的对象。

综上所述，医疗服务市场的自然垄断性质并不十分明显，行政性垄断实际上与政府直接管制密不可分。在没有行政垄断的竞争性医疗市场中，由于可能发生的滥用市场势力和不正当竞争行为而使医疗服务市场具有私人垄断的特征，因此，医疗服务市场最多也只能是一种垄断竞争市场。在发生滥用市场势力和不正当竞争行为时，该市场将导致不确定性公共领域的产生。

2. 不完全信息、滥用信息优势与不确定性公共领域

在医疗服务市场中，信息问题的普遍存在一直为人们所认同。本书也并不否认医疗市场中的信息问题。但是，正如我们在本书3.1.2小节中所指出的，我们不能随意夸大这一问题所带来的严重性，而是要对这一问题进行具体分析。

医疗市场中的信息问题可以从两个方面进行考察：一是信息问题

---

① 张维迎：《医疗体制的主要问题在于政府垄断》，载《医药产业资讯》2006 年第 13 期，第 58 页。

本身；二是信息问题的后果。

（1）就信息问题本身而言，它又包括两个方面。一是信息不完全（不足）。比如，医生对某些疾病的医学专业知识和治疗方法虽然比患者多，但医生也在很大程度上承担着信息不完全的责任，即对某些疾病诊断与治疗方面的知识困乏和信息不足，医生本身也经常难以确定许多医疗过程的后果。二是信息不对称。即医生相对于患者在疾病诊断、治疗方法和治疗后果等方面要比患者本人的信息多。和医生相比，患者通常对他（她）的疾病状况、可能的治疗方法、预期的后果，以及其他医生提供的价格的了解是不足的。

（2）就信息问题的后果而言，它包括信息不完全的后果和信息不对称的后果。信息不完全将带来当事人行为选择上的障碍，造成不完全契约甚至无法达成契约或没有交易。不完全契约有可能给双方带来各种风险，我们称之为不完全契约风险①。信息不对称一般被区分为事前的信息不对称和事后的信息不对称；事前的信息不对称导致逆向选择，事后的信息不对称导致道德风险②。如果医患之间形不成契约或交易关系③，那么，对于信息问题的进一步讨论就没有什么必要。在医疗服务领域中，信息问题的后果主要是道德风险问题，如存在第三方支付情况下的医患串谋行为、医生供给诱导需求和排挤低支付能力患者的"撇奶油"行为等。因此，信息问题的后果实际上主要包括不完全契约风险和道德风险两个方面④。

但是，需要指出的是，就信息问题的后果而言，它们虽然是信息

① 这种不完全契约风险，主要是医患双方由于认知能力和行为能力上的局限而不可能将双方的权利和义务全部包含在契约中；或因主观失误、事前无法预料的不可抗力和意外事件等而使契约无法执行或错误执行，从而给双方带来纠纷或利益损失的可能性。如医疗事故。

② 张维迎：《博弈论与信息经济学》，上海三联书店，上海人民出版社2004年版，第235—236页。本书认为，其中的道德风险也可以称之为滥用信息优势行为，包括虚假广告和诱导需求等行为等。

③ 例如，患者从来不前往一个对医疗知识一无所知的人那里就医。

④ 因为本书主要分析医疗服务市场中的管制问题，因此，对于医疗保险市场的逆向选择问题不再过多涉及。

问题本身的后果，但信息问题本身却不是产生这些后果的充分条件。即：在不完全信息情况下，不一定必然发生不完全契约风险；在信息不对称条件下，也不一定必然发生逆向选择和道德风险行为。如果这些后果没有发生，那么，医疗服务市场中是否存在公共领域的问题，就仅仅与信息问题本身及其搜寻成本有关。就信息问题本身而言，如果信息搜寻成本不高或信息收集成本为零，那么，信息产权可以得到明确界定，则信息问题本身只是一种私人领域，而不是公共领域。只要信息交易成本很低，人们可以通过市场交易的方式避免信息问题。就信息问题的后果而言，如果这种后果发生了，它将导致产权模糊，需要通过进一步界定产权才能处理这些后果。那么，医疗服务市场中是否存在公共领域的问题不仅与产权界定过程中的信息收集成本有关，而且还与处理这些后果的各种相关成本有关。这里，如果我们不考虑与信息搜寻和处理后果相关的成本问题，或假定这些成本比较低的话①，那么，仅仅就信息问题的后果而言，这种可能发生的后果则是一种在基本产权得以界定情况下可能导致产权不清的后果，它将带来的是一种不确定性公共领域。

3.2.2 不确定性公共领域的管制方式选择

通过上述分析可知，在基本产权已经确定的情况下，医疗服务市场交易过程中有可能发生滥用市场势力和不正当竞争行为，也有可能因信息不完全或信息不对称而发生不完全契约风险及滥用信息优势行为。这些不良行为和可能的风险将使医疗服务活动中的产权关系模糊不清，导致不确定性公共领域的产生。针对这种领域，如果政府预先实施直接的价格和准入管制，那么，本书3.1节所述的直接经济性管制弊端也会同时产生。而政府面对上述不良行为与可能的风险又不能

---

① 这种假定不无道理，因为，如前所述，有些情况下，医疗市场中的信息不对称并非像人们想象的那样十分严重，信息可以低成本或无成本获得。更何况市场的激烈竞争也有利于抑制和避免信息问题。

袖手旁观。因此，针对这种领域，政府管制机构面临着管制方式与方法的重新选择问题。这种重新选择的管制方式与方法首先必须满足以下条件：既能促进市场竞争，又能避免上述不良行为与风险的发生，或者即使不能避免上述不良行为与可能的风险，也要为这种不良行为与可能的风险提供低成本的补救措施。

显然，这种被选择的管制方式可以是间接管制方式。其中包括间接经济性管制方式①和间接社会性管制方式。这是因为，与直接管制方式相比，间接管制方式的最大特点就是：政府不直接介入特定主体的价格与产量决策，不妨碍市场竞争和价格机制的作用，而是通过完善的市场法律制度和科学的间接管制机制为市场交易者提供法律保障与竞争平台，维护市场竞争秩序。

具体来说，间接管制方式具有以下特征和作用：

第一，间接管制中的间接准入管制是通过一系列法律制度规范和制度标准，而不是靠行政命令来限制市场准入。在各国管制实践中，间接准入管制并不像直接管制那样利用行政命令直接规定哪些特定经济主体可以进入某一行业，也不直接限制哪些特定经济主体不可以进入某一市场领域。而是通过制订市场主体的资格标准、执业规则和行为规范；通过设立相关设施与技术设备的技术标准和使用规范；通过建立产品或服务的质量评估机制和标准体系等，形成一系列相关法律法规和制度规则。通过这些法律法规和制度规则，实现对市场竞争秩序和产品（服务）质量的间接控制。只要符合这些法律法规和制度规则的要求，任何市场主体都可以自由进入市场。比如，医疗服务技术与质量标准制度，医院和医生资格制度等，都是间接准入管制机制。这些法律制度不是直接规定进入医疗市场的医院或医生的数量，或只

———————

① 在主流管制理论中，只有那些针对市场行为的法律管制，如针对滥用市场势力行为和滥用信息优势行为的反垄断和反不正当竞争管制、针对一般交易行为的合同法律管制等，才属于间接经济性管制。但本书认为，除此之外，间接经济性管制还应当包括间接价格管制和间接准入管制。而且，除了反垄断和反不正当竞争管制之外，间接价格管制和间接准入管制将是间接经济性管制不可或缺的重要组成部分。

特许某些医院或医生进入医疗市场而不允许其他医院或医生进入医疗市场，而是通过设立一系列较为严格的质量标准和资格标准。只要符合这些标准的任何医院或医生都可以进入医疗市场。

第二，间接准入管制能够起到传递被管制者信息和部分替代被管制者确立信誉和声誉的作用①。由于间接准入管制主要是以一系列制度规范和标准要求为依据的，而这些制度规范与标准要求的内容又都是关于服务提供者依法应当达到某种状况、符合某种条件的法律制度知识，是一些公开的信息。这些制度规范和标准要求一旦实施就会预先给消费者传递有关服务提供者的相关信息。如医疗服务执业资格标准、服务质量标准等，它们本身给患者传递的信息是：凡是进入到医疗市场中的医院或医生都是达到一定标准要求的医院或医生。在这里，资格标准和质量标准制度本身对于消费者来说就是一种质量信息。同时，这些标准和制度的内容还相当于市场竞争中医疗机构自身质量与信誉的真实性广告，为医院基本信誉和声誉的建立提供了合法性基础。能在很大程度上消除信息不对称，进而对那些导致不确定性公共领域的滥用市场势力和不正当竞争行为、滥用信息优势及其道德风险行为等具有较强的制约作用。

第三，间接管制中的间接价格管制可以避免管制对价格机制的扭曲作用。实践中，虽然间接价格管制中的管制机构仍然对经济主体的价格行为进行各种干预，如通过反垄断法和价格法反对价格歧视、打击价格合谋和掠夺性定价等。但管制机构不再对市场中的产品和服务进行直接定价，而是通过确立激励性价格合约和费用支付合约等间接机制，使产品和服务的价格形成机制建立在市场竞争的基础之上，从而能够避免政府直接定价或固定价格对价格机制的扭曲作用，既能够利用市场机制促进资源的合理流动，又能够实现资源的社会分配效率。

第四，间接管制中的反垄断和反不正当竞争法律以及各种合同法，

①　本书将在第 4 章详细分析间接准入管制机制的特点和作用机理。

可以为惩处和制裁各种道德风险行为（医疗纠纷）提供重要的法律依据和制度保证，可以为市场交易中可能发生的各种纠纷和风险提供补救措施。即通过司法程序进一步明确因不良行为或可能的风险而造成的产权不清，责任不明等问题。

第五，间接管制中的间接社会性管制主要包括医疗信息披露、医疗服务质量评价、商业医疗保险等制度，可以保障缓解医疗资源分配不公以及医疗服务消费的不确定性所带来的风险问题，在一定程度上也可以避免医疗服务领域中的不确定性公共领域。

总之，针对医疗市场中的不确定性公共领域，其治理方式选择可以是间接管制方式。这是由间接经济管制方式本身特点所决定的。

3.2.3 不确定性公共领域的间接管制

在医疗市场中，针对其中的不确定性公共领域，间接经济管制的制度内容应主要包括以下几个方面：

1. 针对滥用市场势力行为的间接管制

管制机构可通过构建各种执业资格和行业标准制度实施间接准入管制，通过鼓励符合一定标准和资格的潜在医院和医生进入医疗服务市场，对垄断者形成竞争压力，打破垄断。而不是直接限制某个医院进入医疗市场或控制医疗市场中医院的数量，维护垄断。同时，通过间接定价而不是直接定价的方法，形成医疗服务价格标尺、引导市场价格调整。这样也可以在很大程度上制约垄断定价行为。

2. 针对信息不完全的间接管制

而发生的不完全契约风险（医疗事故），由于这种风险及其可能带来的损失，只有在契约执行过程中或者在事后才能得知，也只有在契约执行过程中或在事后才可以区分各自的责任，而在事前是没有能力也无法预测的。所以，管制机构也不可能在事前通过行政命令直接责令医患中的某一方预先承担将要发生的责任。即使是在事后，管制机构也不能不分青红皂白地直接强迫一方承担某一责任，更不可能利用直接定价来解决其中的产权不清问题。所以，管制机构如果通过建立一些基本法律，如合同法、民法等，来预先设定补救措施，对不完全契约做出必要的补充和规范，一旦发生纠纷或侵权问题，就可以根据法律规定，通过司法或裁决来区分医患各自的责任。

3. 针对道德风险的间接管制

由于道德风险的程度取决于信息不对称的程度，而信息不对称的程度又可根据产品相关的信息的可获得程度来分析。对于医疗服务产品而言，其中的大部分服务（如常见病、多发病和慢性病等病症的治疗）都是一种经验品，而不是难以得到任何信息的搜寻品①。在竞争性医疗市场中，对于这种经验品，服务提供者也可通过建立服务声誉机制和质量信誉机制，使患者获得更多的医疗服务信息。这种情况下，尽管消费者每次接受服务时都存在信息不对称，但正如格罗斯曼（Grossman，1981）指出的那样：同样可以取得与市场信息充分状态下一样的结果，即可通过信誉机制形成一个独特的高质量高价格市场均衡②。因此，管制机构可以通过构建信息发布与信息传播行为规范，促进医院之间的竞争及其信誉与声誉机制的建立，防止或抑制虚假信息宣传行为。同时，管制机构也可以通过建立一些基本法律，来预先对道德风险可能产生的纠纷设定补救措施，做出必要的补充和规范，一旦发生纠纷或侵权问题，就可以根据法律规定，通过司法或裁决来区分医患各自的责任。

概而言之，在医疗服务市场中，间接管制方式下的间接管制机制

---

① 尼尔逊等将商品分为三类：搜寻品、经验品和信用品。搜寻品是指购买前消费者已掌握充分的信息；经验品是指只有购买后才能判断其质量的商品；信用商品是指购买后也不能判断其品质的商品。需要指出的是，医疗服务市场中同时也存在搜寻品和信用品。参见 Nelson, P., 1970, "Information and consumer behavior", *Journal of Political Economy*, 78, pp. 311 – 329; Von Witzke, H. and C. H. Hanf, 1992, "BST and international agricultural trade and policy", in: M. C. Hall berg, ed., *Bovine somatotropin and Emerging Issues: An Assessment*(West view Press, Boulder, Co)。但在本节，我们暂不考虑这种情况。而是把它放在下一节中进行重点分析。

② Grossman, S. J., 1981, "The information role of warranties and private disclosure about product quality", *Journal of Law and Economics*, 24, pp. 461 – 483.

主要包括①：（1）通过反滥用市场势力和反不正当竞争立法与司法，打击滥用市场势力和不正当竞争行为，制裁和谴责虚假广告、诱导需求等道德风险行为；（2）通过间接定价和医疗费用支付机制形成价格与费用控制标尺，为医疗服务市场价格与费用调整提供参照；（3）通过国家财政和财务制度间接调整医院内部经营管理；（4）通过医疗服务质量标准、技术标准、设备与设施利用标准、医院与医生资格标准、执业规则和行为规范等法律和制度机制间接控制市场准入，保证医疗服务质量。另外还可以通过不对称管制支持公平竞争。在信息搜寻成本和各种交易成本较低的情况下，可通过界定信息产权，创建信息产品交易市场，或通过建立民间医疗信息中介咨询机构，为患者提供信息咨询服务。

3.3 确定性公共领域与直接社会性管制

上述分析表明，医疗服务市场存在不确定性公共领域。这种不确定公共领域可以通过有利于维护市场秩序、促进市场竞争的政府间接管制得以消除。但是，这种结论是在没有考虑医疗服务外部性问题、信息收集成本以及司法诉讼成本等各种交易成本②的情况下，或假定这些成本较低的情况下得出的。更为重要的是，医疗市场中同时还存在确定性公共领域。这些确定性公共领域主要是因为技术上的原因，或行为能力上的原因以及成本方面的原因，使产权无法或难以界定而产生的。其中包括由不确定性公共领域转化而来的确定性公共领域。这种公共领域恐怕是单纯的间接性管制所无法治理的。需要其他的管制

---

① 本书将在第 4 章详细分析这些具体的间接管制机制的选择与设计问题。

② 这里，本书把医疗服务交易过程中，为避免或消除滥用市场势力行为、不正当竞争行为、不完全契约风险和道德风险等，以及为弥补上述行为及风险的后果，而进行信息收集、证据查询、司法诉讼和裁决执行等活动所需要的成本，统称为医疗市场中的交易成本。

方式与方法与之配合才能实现公共领域的治理目标。

3.3.1 医疗市场中的确定性公共领域

在考虑到医疗服务的外部性、疾病风险的不确定性、社会公平要求和信息收集成本、司法诉讼成本等各种交易成本情况下，医疗市场中同时还存在确定性公共领域。这些公共领域主要表现在以下几个方面：

1. 医疗服务的外部性与确定性公共领域

在本书 3.1.1 小节的分析中，我们已经知道，医疗服务产品是一种私人产品，这种私人产品同样也有外部性。而且这种外部性与医疗服务水平和服务质量密切相关。比如，较高质量的医疗服务使疾病患者得以恢复健康的同时，也可以为患者家庭成员带来幸福与快乐的享受。从社会人力资本的角度讲，还可以提高整个社会的人力资本素质，为社会带来福利。这是医疗服务质量的正外部性。相反，如果医疗服务不能为患者较好地医治疾病、使之恢复健康，则会相应地产生负外部性。尽管医疗服务质量的外部性与那些具有公共产品性质的卫生防疫和疾病预防等卫生服务活动的外部性相比要弱得多。但这种外部性一旦产生，它本身就具有非竞争性和非排他性。即一个人的健康给患者自己带来的幸福快乐效用，并不能排除其他人因此而获得的同样效用，而且这种快乐享受也不会因为增加受益人而增加其成本。因此，就医疗服务水平和服务质量的外部性本身而言，它是一种纯公共产品。而且，这种外部性还是一种不可穷尽的、难以分割的外部性，其中的产权难以或者无法明确界定。不能够通过市场交易的方式来解决。因而，医疗服务的外部性一旦出现，就是一种确定性公共领域。

2. 信息收集成本、司法诉讼成本与确定性公共领域

在上述分析中我们曾指出，对于滥用市场势力及滥用信息优势行为和道德风险行为等这些信息问题的后果，可以通过政府间接管制的方式予以避免或处理，使可能发生的侵权后果、不完全契约风险和道

德风险得以降低。但这仅仅是在假定信息搜寻成本、司法诉讼成本等交易成本较低的情况下才能得出的结论。

(1) 信息收集成本与医疗市场的确定性公共领域

就信息问题本身而言，如上所述，它与信息搜寻的成本有关。如果信息搜寻的成本较低，或者可以无成本获得，那么，信息本身的产权是可以界定的。信息问题中就不存在什么公共领域。进而人们可以通过界定信息产权，构建信息交易市场来避免信息问题。但是如果信息收集的成本较高（包括辨别信息真假的成本）从而使信息的产权无法界定，那么，信息问题中存在确定性公共领域这是毫无疑问的。因此，在医疗市场实践中，就信息问题本身而言，它们并非能够因市场竞争和间接性管制而完全消除。对于一些高深的医学专业知识，患者即使是花费很多成本或时间也可能很难得到的。对于一种疾病的治疗方案、用药选择和用药量等决策，对于治疗后果是好还是坏的判断，以及对于医生是否尽了最大努力对疾病进行了治疗等信息，也是花费成本也不一定完全搜寻得到的。再者，医疗服务中的一些产品，特别是针对突发性非常见病的治疗，实际上是一种搜寻品和信用品。其服务质量是需要患者经过多次体验和对医生的信赖才能判断清楚的。而且，疾病治疗往往是具有强制性的和不可逆转性的，医患之间不可能进行重复博弈。一旦一次性治疗出现事故或其他问题，患者就要付出无法弥补的成本或损失。因此，在信息搜寻成本较高或信息无法搜寻的情况下，信息问题本身的产权是难以和无法界定的，因而是一种确定性公共领域。

(2) 司法诉讼成本与医疗市场的确定性公共领域

就滥用市场势力和信息问题的后果而言，无论是通过市场交易方式，还是通过司法诉讼方式，即使在不考虑法律和司法程序本身的成本及其公正与否，要想公正地处理信息问题带来的后果或纠纷，法院和当事人都需要花费时间和精力去收集证据和相关信息。即要付出各种信息搜寻成本。在裁决或判决过程中，或在裁决或判决生效后，还要付出诉讼成本和监督执行成本。如果这些交易成本较低，从而使其中的产权界定成本也就比较低，模糊的产权就可以通过司法程序得到澄清。进而不确定性公共领域就可得以消除。上述市场竞争和间接管制的方式也是可行的。但是，如果这些交易成本很高，使得产权界定成本也很高，从而使产权无法界定或难以界定，那么，这种情况就会使不确定性公共领域转化为一种确定性公共领域。或者说，这种情况下的不确定性公共领域实质上就是一种确定性公共领域。

3. 医疗需求的不确定性、普遍服务要求与确定性公共领域

（1）医疗服务需求的不确定性与确定性公共领域

医疗需求的不确定性包括两个方面：一是疾病发生的不确定性，即消费者无法掌握健康状况的变化；二是治疗效果的不确定性，即不同的医疗服务提供者或不同的技术和方法可能产生不同的结果。疾病发生的不确定性，使消费者的医疗服务需求难以估计和预测。治疗效果的不确定性，使消费者很难自行评估医疗服务的数量和质量。医疗服务需求的不确定性实际上是由于人们的认知能力和行为能力有限而使产权无法界定造成的。因为这种不确定性对于每一个社会成员和整个社会来说，无论在何种情况下都是一种潜在的风险。虽然这种风险一旦成为既成事实则只是一个私人问题，但是在这种风险没有成为既成事实之前，它却始终是整个社会不可分割的共同风险，或者说是一种公共产品。因而也是一种确定性公共领域。

（2）普遍服务要求与确定性公共领域

普遍服务要求是指患者不分种族、区域、性别、年龄和贫富，只要患有疾病，就应当得到同等质量与水平的治疗服务。普遍服务要求实际上就是一种社会公平价值观的体现。普遍服务的反面就是非普遍服务，而非普遍服务实际上是植草益所说的"社会经济中不期望出现的市场结果"[①]。因此，普遍服务要求就是社会对这种"不期望出现的

---

① ［日］植草益：《微观规制经济学》，中国发展出版社1992年版，第6页。

市场结果"所做出的反应，是一种社会公共需求，也是难以分割与计量的。即便是可以分割和计量的，但实施分割与计量的成本恐怕很高。因而其产权也是难以界定的，因此是一种确定性公共领域。

3.3.2 确定性公共领域的直接社会性管制

既然医疗市场存在确定性公共领域，而且一些不确定性公共领域在交易成本较高的情况下还有可能转化为确定性公共领域。那么，针对这种公共领域，政府管制方式的选择就必须在信息搜寻成本、司法成本等交易成本与政府直接管制成本之间进行权衡[①]。就必须在选择间接性管制方式的同时，还要选择其他管制方式，以弥补间接性管制方式的不足。这种被选择的管制方式应当是直接管制方式。但直接管制方式中的直接经济性管制又存在一系列弊端。因此，这种被选择的管制方式只能是非经济性的直接社会性管制方式。

直接社会性管制方式的选择也是由其本身的特性所决定的。本书认为，与直接经济管制相比，直接社会性管制的最大特点在于它具有"社会目的性"和"对事不对人"的特征。它主要针对社会性问题，可以直接消除社会所不希望发生的事情。同时，直接社会性管制与间接管制一样，它并不抑制市场竞争，而是通过一系列法律和制度平台，创建和维护社会秩序。与间接管制相比，直接社会性管制虽然具有直接介入微观主体活动的特点。但是这种直接介入主要是在信息搜寻成本、司法成本等交易成本较高的情况下，对间接管制所进行的一种替代。因此，与其说直接社会性管制仅仅是一种"社会性"管制，倒不如说它是间接管制方式的补充和对直接经济性管制的替代。

阿罗（Arrow，1963）曾考察了与医疗护理有关的风险问题。他得

---

① ［美］丹尼尔·F. 史普博：《管制与市场》，上海三联书店，上海人民出版社 1999 年版，第67—77 页。

出的结论是，如果信息不完备或很昂贵，则政府通过许可或信息的生产对劳务服务和产品市场的干预就是必须的①。Schwartz 和 Wilde（1979）也认为，在处理信息不对称问题上，行政机构比法院有三个优势：第一，行政机构可能动用资源准确地调查市场状况；第二，行政机构有权发布命令提高市场竞争性；第三，在管理信息公开计划方面更为有效②。

同样，对于医疗服务需求的不确定性、疾病风险带来的负外部性和医疗服务的普遍可及性问题，间接管制也是无能为力的。必须靠政府直接的或强制性措施来加以解决或予以补救。比如因经济困难或因病致穷所产生的确定性公共领域，必须由政府直接补贴来解决。

在医疗服务市场中，这种直接社会性管制机制主要表现为：针对医疗服务质量及其外部性的直接管制；针对医疗服务信息问题本身（而不是不完全契约风险、逆向选择和道德风险等信息问题的后果）的直接管制；针对医疗服务不确定性和疾病风险的直接管制；以及针对非普遍服务的直接管制。其中包括强制医疗机构公开有关医疗服务条件与环境，医疗服务价格与质量等方面的信息；强制医疗服务提供者向患者通报进行医疗检查的原因与数量、疾病治疗的方案与方法、治疗用药量及预期治疗效果等信息；强制医疗机构履行医疗救助义务；实施社会医疗保险制度和政府医疗救助制度等。直接社会性管制由管制机构实施，其制度依据是：医疗信息披露与公开制度、医疗服务质量评价与监督检查制度、普遍服务制度和强制性医疗保险制度等③。

---

① Arrow, K. J. , "Uncertainty and the Welfare Economics of Medical Care", *American Economics Review*, December, 1963, 53(5), pp. 941 – 973.

② Schwartz, A, and L. L. Wilde, 1979, "Intervening in Market on the Basis of Imperfect Information: A Legal and Economics Analysis", *University of Pennsylvania Law Review*, 127, January, pp. 630 – 682.

③ 本书将在下一章对社会性管制机制的设计与选择问题进行更为详细的理论分析。

3.4 小结：医疗市场的"管制—竞争"型管制模式

概括上述几节的分析，我们的结论是：

医疗市场是一种私人领域、不确定性公共领域和确定性公共领域并存的特殊市场。其管制模式应当是由直接经济性管制方式以外的其他各种管制方式（主要是间接经济管制方式和社会性管制方式）有机组合而成的有机整体，是一种"有管制的竞争"模式（或者称为"管制—竞争"模式，见图3-5）。具体而言有以下几点：

1. 医疗市场中的私人领域是放松其直接经济性管制的一个重要依据

医疗服务的私人产品性质决定了医疗市场中非公共领域（私人领域）的存在。非公共领域的存在是医疗市场竞争的基础。医疗市场的有效竞争在一定程度上有利于医疗信息传递和医疗机构信誉的确立，有抑制诱导需求行为和医疗价格上涨的作用，有利于医疗服务水平与服务质量的提高。而医疗服务的政府直接供给及其对医疗市场的直接价格与准入管制，却往往会导致行政性垄断和价格机制僵化，从而抑制市场竞争，造成医疗服务供给不足、效率低下。还有可能强化市场中的逆向选择和道德风险行为，造成社会福利损失。因此，针对医疗市场的直接经济性管制应当放松。

2. 在一定条件下，医疗市场中的不确定性公共领域可以通过间接管制方式得以治理

直接经济管制的放松并不意味着医疗市场不需要政府管制。在医疗市场中，由于垄断、信息不对称等问题，有可能发生的滥用市场势力行为、不完全契约风险和道德风险行为等，这将导致不确定性公共领域的产生。在产权的界定成本和司法诉讼成本等交易成本较低的情况下，这种不确定性公共领域可以通过具有市场竞争促进性，并以法律制度为基础的间接管制方式（包括间接经济性管制和间接社会性管制方式）加以避免。但是，在产权的界定成本和司法诉讼成本等交易成本较高的情况下，这种不确定性公共领域就不再具有不确定的性质，而是确定性公共领域。这是单纯的间接管制方式所难以消除的，还需要选择其他管制方式来补充间接管制方式的不足，以治理这种公共领域。

3. 医疗市场的确定性公共领域是直接社会性管制的重要依据

在信息收集成本和司法诉讼成本等交易成本很高的情况下，医疗市场中的一些不确定性公共领域实质上就是一种确定性公共领域。更为重要的是，由于医疗服务的外部性、消费的不确定性以及医疗服务的公平和普遍服务要求等问题的存在，使得医疗市场中还存在着确定性公共领域。对于这种确定性公共领域，市场机制和间接管制也是无能为力的，需要通过政府的直接管制才能消除。然而，由于直接管制方式（主要包括直接经济管制和直接社会性管制）中的直接经济性管制又存在一系列弊端，因此，对于医疗市场中的确定性公共领域，应当选择直接社会性管制方式。这也是由直接社会性管制具有"针对社会性问题，而不是经济问题，并直接消除社会所不希望发生的事情"这种特点所决定的。

4. 医疗市场的政府管制模式是一种"管制—竞争"型模式

管制模式是管制方式的组合情况，可以根据管制模式中管制方式组合情况来区分管制模式的不同类型。由于医疗市场是私人领域、不确定性公共领域并存的市场，相应的，其管制模式也是一个由直接经济管制方式以外的其他各种间接管制方式和社会性管制方式同时并存且协调配合的有机整体。其中的间接管制（包括间接经济性管制和间接社会性管制）方式具有规范医疗市场准入，约束医疗服务行为和市场竞争行为，维护市场秩序，从而治理不确定性公共领域的作用；而直接社会性管制方式则具有防范疾病风险、保证医疗资源公平利用和实现医疗服务普遍可及性，从而治理确定性公共领域的重要作用。因此，医疗市场中，由直接经济性管制方式以外的所有管制方式而有机组合成的管制模式，是一种"管制—竞争"型模式。

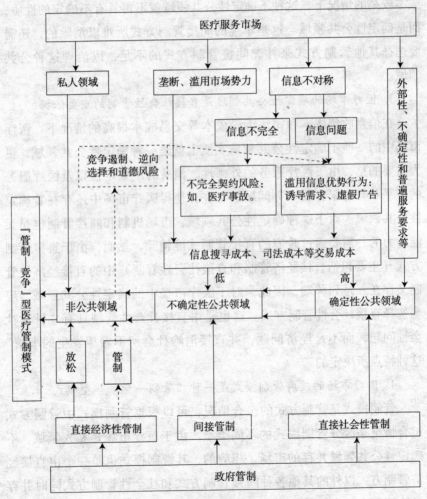

图3-5 "管制—竞争"型医疗管制模式

4 医疗管制模式重构：管制机制设计与制度体系分析

在上一章，本书分析了医疗管制方式选择的基本依据与适用范围，详细探讨了医疗管制模式重构中的管制方式组合问题，但并没有涉及相关管制机制的设计问题。然而，管制机制是与一定管制方式相对应的具体管制制度机制（包括管制组织机构、管制工具或管制的具体制度及其运行机理）。管制方式只有在管制机制的实际运行或具体实施过程中才能体现出来。因此，完整的管制模式改革与重构理论，不仅要对不同管制方式的选择依据和适用范围做出合理的界定，而且还要对不同管制方式下的对应管制机制做出符合逻辑的解析与设计，从而展现某一政府管制模式的制度体系与制度架构。为此，作为上一章的延续和深化，本章运用机制设计原理，首先探讨直接经济管制放松后的间接经济管制机制和社会性管制机制的选择与设计问题，进而分析政府医疗管制所应具备的制度体系。

4.1 间接价格管制机制的选择与设计

通过上一章的分析我们已经知道，政府对医疗市场的直接价格与准入管制并无现实依据，应当放松甚至取消。但是，放松或取消这种直接经济管制并不意味着医疗市场不需要价格和准入管制，而是要选择一种既能有利于市场竞争，又能有效治理滥用市场势力和滥用信息优势行为的管制方式及其相应管制机制。这种被选择的管制方式之一就是间接经济管制方式。其中主要包括间接价格管制机制和间接准入管制机制。这里，我们首先来分析间接价格管制机制的选择与设计问题。

4.1.1 机制设计原理与间接价格管制

理论和实践表明，政府直接定价会产生以下弊端：一是导致市场价格扭曲和行业壁垒，影响资源的配置效率；二是容易导致政府功能的无限膨胀和运行效率的递减；三是容易产生权钱交易的"寻租"现象，形成政策性垄断；四是政府并不能有效改善信息不对称的状况，从而造成盲目决策；政府同样具有自利性，管制的目的往往偏离或牺牲公共利益[①]。

针对政府直接定价的上述局限，新管制经济学把建立在博弈论与信息经济学基础之上的机制设计理论与激励理论相结合，在委托代理理论的分析框架下，形成了一种针对信息不对称问题的管制机制设计理论——激励性管制合同设计理论。按照该理论，激励性管制机制设计的基本原理就是：在保持原有管制结构和信息不对称的委托—代理框架下，管制机构作为委托人要设计出具有不同激励强度的管制"机制"（或者称为"契约"、"博弈规则"、"活动方案"等），该机制能够给予作为代理人的被管制者以一定的自由裁度权，以诱导其正确地利用信息优势，选择管制机构所期望的行为。既能激励被管制者降低成本，提高运行绩效，减少逆向选择、道德风险等问题，又能实现社会福利最大化的管制目标。所以，激励性管制相对于传统直接管制而言，只需关注被管制者的产出绩效和外部效应，而较少控制被管制者的具

---

① 这与本书第 3 章的研究结论基本一致：即政府的直接定价不但对市场竞争和价格机制具有拟制作用，而且还有可能强化市场中的逆向选择和道德风险行为，因此，政府直接价格管制并不能消除信息不对称问题。

体行为，被管制者在生产经营中具有更大的自主权①。因此，这种管制机制实质上是一种间接管制机制。

具体到价格管制问题上，激励性管制合同设计理论提出了许多针对公共事业或自然垄断产业的间接价格管制机制②：（1）价格上限制（Price Capes Regulation）。就是在一般物价上涨率（RPI）中扣除预先设定的该产业生产率上升率再加上被允许的以价格转嫁为目的的费用上升率，在此范围内允许价格上涨的一种价格水平管制。（2）特许投标管制（Franchise Bidding Regulation）。指政府将给予特定企业以垄断经营权，限定在一定时期内，在特许期结束之后再通过竞争投标的形式确定特许权归属，以激励特许企业提高效率的管制机制。（3）区域间竞争（标尺竞争）管制（Yardstick Competition Regulation）。是将受管制的全国垄断企业分为几个地区性企业，使特定地区的企业在其他地区企业成就的刺激下，努力提高自己内部效率的一种管制机制。（4）菜单管制（Menus Regulation）。是一种综合性管制机制，它将多种管制机制组合成一个菜单，供受管制的企业选择。另外还有，延期偿付率管制和利润分享管制（Profit Sharing Regulation）以及联合回报率管制等。

上述管制机制中，特许投标管制和区域间竞争管制是通过刺激企业来提高企业内部效率的激励性管制。延期偿付率管制和利润分享管制是在生产者和消费者之间追求公平分配的激励性管制，这两种管制机制都有利于扩大消费量，只要受管制企业努力提高效率，就能充分发挥规模经济效益，降低内部成本。菜单管制是一种综合性管制机制。价格上限管制和区域间竞争管制在许多国家公用事业管制实践中得到

---

① 参见：Baron, D. and Myerson, 1982, "Regulating a Monopolist with Unknow Costs", *Econometrica*, 50, pp. 911－930；余东华：《激励性规制的理论与实践述评》，载《外国经济管理》2003年第7期，第45页；杜传忠：《激励规制：规制经济学的最新发展》，载《聊城大学学报》2002年第4期，第2页。

② ［日］植草益：《微观规制经济学》，中国发展出版社1992年版，第154—165页。

了较为广泛的应用，并取得了明显效果①。

从上述管制机制设计原理及管制机制的具体形式中可以知道，间接价格管制机制具有以下特点：

第一，管制机构不再对被管制者的产品和服务活动进行直接定价，而是向被管制者提供一种价格合约或价格规则，被管制者在价格合约或价格规则规定的范围内可以拥有自主定价权。所以，间接价格管制机制下的价格不是固定价格，而是有限波动价格。因此，间接价格管制机制在一定程度上可以发挥价格机制对资源配置的作用，提高资源配置效率。

第二，管制机构不再把价格管制的精力集中在被管制者内部生产经营活动和成本控制等微观问题上，而是集中在被管制者的最终运营结果及其外部效应等问题上，以被管制者的活动结果和外部效应为依据设计管制合同或管制机制。这就避开了管制机构因成本信息劣势问题而带来的直接定价失当弊端。同时，也可以避免以往按成本直接定价过程中的寻租腐败问题。

第三，价格管制机制的核心问题是设计和选择有效的价格合约，以便在委托人和代理人之间形成一种能够体现双方意愿的公平交易机制。

第四，管制机构的有效间接价格管制机制既能激励被管制者降低成本，提高经济绩效，减少逆向选择、道德风险等问题，又能实现社会福利最大化的管制目标。也就是说，管制机制必须满足两个条件：一是参与约束（或个体理性约束）；二是激励相容约束②。如果一个合约满足参与约束，则称其为可行机制；满足激励相容约束，则被称为

---

① ［日］植草益：《微观规制经济学》，中国发展出版社1992年版，第154—165页。

② 参与约束即被管制者（代理人）从接受合同中得到的期望效用不能小于不接受合同时能得到的最大期望效用。激励相容约束简单地说，就是要求无论被管制者的私有信息如何，其按照管制者（委托人）所希望的那样行事的话，则得到的支付最大。参见张维迎：《博弈论与信息经济学》，上海三联书店，上海人民出版社2004年版，第162—167页。或者黄涛：《博弈论教程——理论与应用》，首都经济贸易大学出版社2004年版，第257页。

可实施机制；如果一个合约既满足参与约束，也满足激励相容约束，则称这个合约是一个可行的可实施机制[①]。因此，现实中的市场关系能否满足上述两个条件是价格管制机制设计的关键。

4.1.2 医疗价格或费用控制的契约模型分析

受信息不对称、疾病的不确定性以及个人抵抗和承担疾病风险能力的有限性等各种因素的影响，医疗市场是一种不确定性公共领域。特别是在各种交易成本和信息收集成本很高的情况下，医疗市场存在确定性公共领域。因此，医疗市场难以像其他一般商品市场那样，通过完全竞争，依靠供求双方的力量来形成完美契约和市场均衡价格。为此，人们往往寻求政府的帮助或通过参加各种形式的医疗保险来化解信息不对称和疾病不确定性所带来的风险。在这种情况下，医疗市场的价格或费用契约有两种情况：一是不存在第三方支付的价格或费用契约；二是存在第三方支付的价格或费用契约。存在第三方支付的价格或费用契约又分为两种：政府管制机构与医疗机构之间的契约和医疗保险机构与医疗机构之间的契约。

下面，本书借用一个基于激励管制合同理论的数理模型[②]，来分析医疗价格或费用契约机制所应具备的条件，为下一步分析间接医疗价格管制机制的选择提供准备。

1. 基本假设和模型的构建

模型中只包含一个代表性委托人（患者、保险机构或政府机构。这里我们先将其假设为委托人，而不明确指定是那一机构）和一个医疗机构（医院或医生）。

---

① 陈富良：《规制政策设计中机制设计理论的局限性》，http://www.sina.com.cn，2007年10月15日。

② 参见拉丰和马赫蒂摩：《激励理论（第一卷）：委托—代理模型》，中国人民大学出版社2002年版，第113—127页。需要指出的是，本书对该模型进行了调整，将委托人实施激励的期望由"产出最大化"改为"尽力减少不必要的医疗服务量"（或诱导需求量）。

假设作为代理人的医疗机构以其努力水平 e 从事医疗服务活动。e 可以有两个可能的值：$e = [0, 1]$，$e = 0$ 表示医疗机构节省费用（如避免诱导需求）的努力为 0；$e = 1$ 表示医疗机构尽一切努力节省了最大限度的医疗费用[①]。医疗机构努力的负效用以 $\Psi(e)$ 来表示，显然有 $\Psi(0) = \Psi_0 = 0$；$\Psi(1) = \Psi_1 = \Psi$。

假设委托人提供一个激励机制：$[t; e, q]$，即以转移支付 t 来激励医疗机构通过努力 e 降低不必要的医疗服务量 q。t 有两个值：$t \in [\underline{t}, \overline{t}]$，$\underline{t} < \overline{t}$。$q$ 为医疗机构针对同一种疾病而尽力减少的不必要医疗服务量，它也有两个值：$q \in [\underline{q}, \overline{q}]$，且有 $\Delta q = \overline{q} - \underline{q} > 0$。委托人无法观察到医疗机构的行为 e，而只能观察到医疗机构提供医疗服务量的多少和费用的高低，并根据可观察到和可验证的 q 提供一个契约。即提供一个将 t 随机地与代理人努力的结果 q 联系起来的支付函数。也就是对应于 $\underline{q}$ 和 $\overline{q}$，分别支付 $\underline{t}$ 和 $\overline{t}$。

假设如果 $e = 0$，医疗机构减少不必要医疗服务量为 $\overline{q}$ 时的概率为 P_0，减少不必要医疗服务量为 $\underline{q}$ 时的概率则为 $1 - P_0$；如果 $e = 1$，减少不必要医疗服务量为 $\underline{q}$ 时的概率为 P_1，而减少不必要医疗服务量为 $\overline{q}$ 的概率则为 $1 - P_1$；假设 $\Delta P = P_1 - P_0 > 0$，也就是说，如果医疗机构选择努力就可以避免提供不必要的医疗服务，从而节省医疗费用，反之则反是。

假设参与人的效用函数都是冯·诺伊曼—摩根斯坦恩效用函数，即具有连续可分性质。医疗机构的效用为：

$U(e, t) = u(t) - \Psi(e)$，同时有：

$$\underline{U} = u(\underline{t}) - \Psi(0) ; \overline{U} = u(\overline{t}) - \Psi(1) \qquad (4-1)$$

这里，$u(0) = 0$，$u' > 0$，$u'' < 0$。即边际效用递减。假设效用函数的反函数为 h，因此有，$h' > 0$，$h'' > 0$。

---

① 在这里，实际上还隐含着一个假设，即假设医疗机构在努力节省医疗费用的同时，也在努力为患者治疗好疾病。不存在不节省医疗费用也治疗不好疾病的情况。

委托人的效用函数为：$V(q,t) = S(q) - u(t)$，其期望效用受医疗机构行为影响：

当 $e = 0$ 时，委托人的期望效用为：

$$V_0 = P_0\{S(\bar{q}) - u(\bar{t})\} + (1 - P_0)\{S(\underline{q}) - u(\underline{t})\} \quad (4-2)$$

当 $e = 1$ 时，委托人的期望效用损失为：

$$V_1 = P_1\{S(\bar{q}) - u(\bar{t})\} + (1 - P_1)\{S(\underline{q}) - u(\underline{t})\} \quad (4-3)$$

其中 $S(q)$ 表示医疗机构减少不必要服务量而给委托人所带来的正效用，并且，$S(\bar{q}) \geqslant S(\underline{q})$；

假设委托人的目标是寻求自身福利最大化，那么，委托人与医疗机构之间的博弈过程可以描述为：

第一步：委托人设计激励契约机制（合同）$[t, e, q]$；

第二步：医疗机构决定是否接受该机制；

第三步：如果医疗机构接受该机制，则执行一个努力 e；

第四步：委托人根据医疗机构的行为 $[e, q]$，决定给其相应的转移支付 t（即契约执行）。

在这个博弈过程中，委托人面临的问题是需要激励代理人付出哪种努力水平，以及当他这样做的时候，应当使用哪一种激励契约。但无论哪种契约，其激励作用必须满足代理人参与约束和激励相容约束。

根据上述假设，委托人设计的契约机制是下列问题的解：

$$\max_{[\underline{t},\bar{t}]} V_1 = P_1\{S(\bar{q}) - u(\bar{t})\} + (1 - P_1)\{S(\underline{q}) - u(\underline{t})\} \quad (4-4)$$

s. t. $\quad P_1 u(\bar{t}) + (1 - P_1)u(\underline{t}) - \Psi(e) \geqslant P_0 u(\bar{t}) + (1 - P_0)u(\underline{t})$

$$(4-5)$$

$$P_1 u(\bar{t}) + (1 - P_1)u(\underline{t}) - \Psi(e) \geqslant 0 \quad (4-6)$$

（4-5）式和（4-6）式分别是对代理人医疗机构的激励形容约束和医疗机构的保留效用被标准化为 0 时的参与约束。

为比较信息问题对契约机制的影响，我们将上述模型区分完全信息和非对称信息两种情况，分别进行分析。

2. 完全信息下的最优契约机制

完全信息，意味着委托人和公正的司法机构都可以观察到医疗机构的努力程度，即满足：$u\{t(\bar{q})\} = t(\bar{q}) = \bar{t}$；$u\{t(\underline{q})\} = t(\underline{q}) = \underline{t}$。而且，其实际努力程度是可以验证的。如果医疗机构不履行契约规定而实施道德风险行为，则由法律强制执行契约并给予医疗机构以严厉惩罚。这里，我们假设最严厉的惩罚是医疗机构需要承担所有医疗费用。因此，这种情况下，委托人设计的契约机制只需考虑参与约束即可。这时，委托人设计的契约机制 $[t, q]$，也就是以下规划问题：

$$\max_{[\underline{t}, \bar{t}]} V_1 = P_1\{S(\bar{q}) - \bar{t}\} + (1 - P_1)\{S(\underline{q}) - \underline{t}\} \quad (4-7)$$

s. t. $\quad P_1 u(\bar{t}) + (1 - P_1)u(\underline{t}) - \Psi(e) \geqslant 0$。

引入拉格朗日乘子 λ，得到一阶条件为：

$$- P_1 + \lambda P_1 u'(\bar{t}^*) = 0 \quad (4-8)$$

$$- (1 - P_1) + \lambda(1 - P_1)u'(\underline{t}^*) \quad (4-9)$$

其中 $\bar{t}^*$ 和 $\underline{t}^*$ 是最优转移支付。从上述两式可立即推出：$\lambda = \dfrac{1}{u'(\underline{t}^*)} = \dfrac{1}{u'(\bar{t}^*)}$。

由此可得到：$u'(\underline{t}^*) = u'(\bar{t}^*)$，即，$\underline{t}^* = \bar{t}^* = t^*$。

上式表明，只要努力水平是可以验证的，医疗机构可得到委托人的完全信任，无论努力的结果如何，它得到转移支付 t^* 都是相同的。因为参与约束是紧的，所以，将 t^* 代入 $(4-6)$ 式得到：$u(t^*) = \Psi(e^*)$。进一步可以解出：$t^* = h(\Psi)$。这是委托人给医疗机构的期望转移支付，或者是实施这一努力水平的最优成本。

对于委托人来说，通过激励努力而得到的期望效用为：

$$V_1 = P_1 S(\bar{q}) + (1 - P_1)S(\underline{q}) - h(\Psi) \quad (4-10)$$

如果委托人不激励代理人付出努力，即 $e = 0$，则不论医疗机构降低不必要服务数量是多少，也只给其 0 支付。这样的话，委托人的期望效用为：

$$V_0 = P_0 S(\bar{q}) + (1 - P_0)S(\underline{q}) \quad (4-11)$$

从委托人（委托人）角度来看，当 $V_1 \geq V_0$ 时，激励努力是最优的，也即：

$$\Delta p \Delta S \geq h(\Psi) \qquad (4-12)$$

（4-12）式中的 $\Delta P = P_1 - P_0$ 是医疗机构努力减少道德风险的概率的提高；$\Delta S = S(\bar{q}) - S(\underline{q})$ 是医疗机构努力和不努力两种情况下而为委托人带来的福利收益差异。（4-11）式左边为激励努力的而得到的效用；右边是激励努力所付出的成本。因此，该式的经济含义是：只要委托人激励努力所带来的期望收益超过因此所付出的成本，则该激励机制就是可实施的。

3. 不完全信息下的次优契约机制

在不完全信息情况下，我们首先假设医疗机构是风险中性的，那么，对于所有的 t 和 u，就有：$u(t) = t$，$h(u) = u$。所以，委托人选择契约激励代理人医疗机构努力降低不必要医疗服务的问题，就等于求解以下最优问题：

$$\max_{[\underline{t},\bar{t}]} V_1 = P_1\{S(\bar{q}) - \bar{t}\} + (1 - P_1)\{S(\underline{q}) - \underline{t}\}$$

s. t.
$$P_1 \bar{t} + (1 - P_1)\underline{t} - \Psi \geq P_0 \bar{t} + (1 - P_0)\underline{t} \qquad (4-13)$$
$$P_1 \bar{t} + (1 - P_1)\underline{t} - \Psi \geq 0 \qquad (4-14)$$

由于风险中性，委托人可以为了实现福利损失最小化而选择激励相容的转移支付 $\bar{t}$ 和 $\underline{t}$，使得代理人的参与约束紧化，不给代理人留下任何租金。将（4-13）式和（4-14）式化为等号并联立求解得到：

$$\underline{t}^* = -\frac{P_0}{\Delta P}\psi \qquad (4-15)$$

$$\bar{t}^* = \frac{1 - P_0}{\Delta P}\psi \qquad (4-16)$$

如果医疗机构努力降低不必要的服务供给量，则获得奖励，这时其净效用为：$\bar{U}^* = \bar{t}^* - \psi = \frac{1 - P_1}{\Delta P}\psi > 0$；反之，则受到惩罚，这时相应的净效用为：$\underline{U}^* = \underline{t}^* - \psi = -\frac{P_1}{\Delta P}\psi < 0$。如果委托人可以自己完全

控制努力水平或者由他自己进行代理人的工作的话，则他付出的期望支付为：$P_1 \bar{t}^* + (1 - P_1) \underline{t}^* = \psi$ 等于他努力的负效用。委托人可以毫无代价地补偿代理人的支付，使得后者有足够的动机来实施努力。事实上，增加努力从 $e = 0$ 到 $e = 1$，代理人更有可能得到的是转移支付 $\bar{t}^*$，而不是 $\underline{t}^*$，因为，我们用（4-15）式和（4-16）式进行如下计算，$\Delta P(\bar{t}^* - \underline{t}^*) = \Psi$，可以看出，代理人的努力从0增加到1的期望收益正好补偿了其这一努力的负效用。

因此，对于委托人来说，由于代理人风险中性，其期望效用与完全信息条件下没有什么差别，委托在这里是无须付出代价的。尽管因信息不对称而观察不到代理人的具体行为，最优努力的激励机制仍然可以实施。

但是，如果代理人是风险厌恶的，情况有所不同。委托人需要在自身福利与激励性转移支付之间做出权衡。这时，作为委托人的规划问题可以写成：

$$\max_{[\underline{t},\bar{t}]} V_1 = P_1 \{ S(\bar{q}) - \bar{t} \} + (1 - P_1) \{ S(\underline{q}) - \underline{t} \}$$

s. t. $P_1 u(\bar{t}) + (1 - P_1) u(\underline{t}) - \Psi(e) \geqslant P_0 u(\bar{t}) + (1 - P_0) u(\underline{t})$ 和
$P_1 u(\bar{t}) + (1 - P_1) u(\underline{t}) - \Psi(e) \geqslant 0$

显然，这个规划问题必须满足一阶库恩—塔克条件[①]才能保证是严格凹的。但由于（4-5）式的两边出现了凹函数 $u(\cdot)$，因此，我们通过下列代换来保证这个规划是严格凹的。即定义 $\bar{u} = u(\bar{t})$，$\underline{u} = u(\underline{t})$；或等价地，让 $\bar{t} = h(\bar{u})$ 和 $\underline{t} = h(\underline{u})$。这些新的变量是在两种努力状态下的事后效用水平，可行的激励约束集现在可以由两个线性约束来刻画：

$$P_1 \underline{u} + (1 - P_1) \underline{u} - \psi(e) \geqslant P_0 \bar{u} + (1 - P_0) \underline{u} \qquad (4-17)$$

$$P_1 \underline{u} + (1 - P_1) \underline{u} - \psi(e) \geqslant 0 \qquad (4-18)$$

由此，上述规划问题可以重新写成：

$$\max_{[\bar{u},\underline{u}]} V_1 = P_1 \{ S(\bar{q}) - h(\bar{u}) \} + (1 - P_1) \{ S(\underline{q}) - h(\underline{u}) \}$$

s. t. $P_1 \underline{u} + (1 - P_1) \underline{u} - \psi(e) \geqslant P_0 \underline{u} + (1 - P_0) \underline{u}$ 和 $P_1 \underline{u} +$

---

① 钱颂迪等：《运筹学（修订版）》，清华大学出版社 1998 年版。

$(1 - P_1) \underline{u} - \psi(e) \geq 0$。

用 λ 和 β 对上述约束条件进行拉格朗日变换并求解一阶条件得：

$$- P_1 h'(\underline{u}^{SB}) + \lambda \triangle P + \beta P_1 = - \frac{P_1}{u'(\overline{t^{SB}})} + \lambda \triangle P + \beta P_1 = 0 \qquad (4-19)$$

$$- (1 - P_1) h'(\underline{u}^{SB}) - \lambda \triangle P + \beta(1 - P_1)$$

$$= \frac{(1 - P_1)}{u'(\underline{t}^{SB})} - \lambda \triangle P + \beta(1 - P_1) = 0 \qquad (4-20)$$

其中，$\overline{t}^{SB}$ 和 $\underline{t}^{SB}$ 是次优转移支付。将上式简化得到：

$$\frac{1}{u'(\overline{t^{SB}})} = \beta + \lambda \frac{\triangle P}{P_1} \qquad (4-21)$$

$$\frac{1}{u'(\overline{t^{SB}})} = \beta + \lambda \frac{\triangle P}{1 - P_1} \qquad (4-22)$$

从上述（4-17）式、（4-18）式、（4-21）式和（4-22）式构成的联立方程组中我们可以求解出四个变量 $\overline{t}^{SB}$、$\underline{t}^{SB}$ 和 λ、β。将（4-21）式乘以 p_1，（4-22）式乘以 $(1-p_1)$，可以得到：

$$\beta = \frac{P_1}{u'(\overline{t^{SB}})} + \frac{1 - P_1}{u'(\underline{t}^{SB})} > 0 \qquad (4-23)$$

利用（4-22）式和（4-20）式也可以得到：

$$\lambda = \frac{P_1(1 - P_1)}{\triangle P} \left(\frac{1}{u'(\overline{t^{SB}})} - \frac{1}{u'(\underline{t}^{SB})} \right) > 0 \qquad (4-24)$$

利用（4-17）式和（4-18）式的紧性，可以得到 $u(\overline{t}^{SB})$ 和 $u(\underline{t}^{SB})$ 的值。说明该激励努力的契约同时满足参与约束和激励约束，但不能提供完全信息下的最优激励。

次优的转移支付由下列等式给出：

$$\overline{t}^{SB} = h(\psi + (1 - P_1) \frac{\psi}{\triangle P}) \qquad (4-25)$$

$$\underline{t}^{SB} = h(\psi - P_1 \frac{\psi}{\triangle P}) \qquad (4-26)$$

可以看出，在医疗机构是风险厌恶的情况下，当其实施了一个较高的努力时，他获得了比在完全信息情况下更多的转移支付（$\overline{t}^{SB} >$

$h(\psi)$）。当其实施了一个较低的努力时，他将获得比在完全信息情况下更少的转移支付（ $t^{SB} < \bar{h}(\psi)$ ）。要激励代理人努力，就要支付代理人承担更多努力的风险溢金。由 $\underline{t}^{SB} < \bar{t}^{SB}$ 的事实也可意识到，代理人要付出努力就期望得到支付 $P_1 \bar{t}^{SB} + (1 - P_1) \underline{t}^{SB}$ ，大于完全信息下最优支付 $\bar{t}^* = \underline{t}^* = h(\psi)$ ，这意味着委托人要付出更多的激励成本，给予代理人以信息租金。

4. 分析结论及启示

（1）分析结论

概括以上分析，我们可以得到如下几点结论：

第一，完全信息下，由于医疗机构的行为可以观察并可验证，在有法律强制执行保证的情况下，其道德风险行为的后果将全部由自己承担，所以，委托人可以设计一个由医疗机构承担全部风险的支付机制。这样，代理人（医疗机构）就会像为自己工作一样，不会出现道德风险行为。帕累托最优可以实现。

第二，非对称信息且代理人风险中性时，保险机构仍然可以设计一个与医疗机构降低道德风险行为的努力相对应的支付机制，使其获得相应的激励。这种情况下，医疗机构和保险机构都可实现自身效用最大化。帕累托最优仍可以实现。即支付机制的激励强度与代理人降低道德风险的努力程度成正相关。

第三，在非对称信息且代理人风险厌恶的情况下，代理人医疗机构越规避风险，委托人就越难以激励代理人。委托人要想激励代理人实施更多的努力，则需要向代理人转移比完全信息情况下的最优支付更多的支付，委托人需要在代理人信息租金与自身或社会福利之间进行权衡。这种情况下，帕累托最优难以实现。

可见，医疗价格或费用契约机制的能够成立的决定性条件有两个：一是委托人关于代理人的信息；二是契约机制的激励强度。委托人关于代理人的信息越充分，越容易形成比较完备的医疗价格与费用契约机制。医疗价格与费用契约的激励强度越高，越有利于激励代理人努力降低道德风险。

（2）以上结论的启示

第一，价格与费用合约的委托人应当尽力成为一个能够掌握医疗服务信息的专门机构。比较患者、政府和医疗保险机构这三者在掌握医疗机构信息方面的作用可知，这个委托人在事实上应当是医疗保险机构。因为，在目前世界各国中，无论是市场主导型国家还是政府主导型国家，由于医疗保险制度已经成为医疗服务体系的重要组成部分，所以，保险机构与医疗机构之间的价格（或费用）合约是一种普遍现象。在医疗保险制度和医疗保险管理体制比较合理与完善的情况下，相对于政府管制机构或个人与服务提供者之间的价格合约而言，具有代表性、集合性和专业性的医保机构与医疗机构之间的价格契约更具有信息上的完备性和机制上的灵活性。因此，医保机构与医疗机构之间所形成的各种形式的价格与费用契约，可以成为政府间接医疗价格管制机制的主要参照对象。

第二，在信息不对称情况下，委托人应当尽力设计能够促使代理人显示其信息的机制，以使资源配置接近帕累托最优。如果保险机构是委托人的话，该机构必须有动力去设计激励强度较高但又不有损于自身利益的费用支付机制。这需要通过建立相应的医疗保险机构和保险制度才能实现。

第三，无论信息问题的状况如何，一个具体契约是否能够在实践中得到有效执行，不仅依赖于交易双方在费用契约中所确立的经济利益关系是否合理，而且还有赖于社会中是否形成了一个能够保证付费契约顺利执行的外部环境。如契约法的完善程度、司法的公正程度以及契约各方依法履行契约的意识，等等。

4.1.3 医疗付费机制的比较与 DRGs-PPS 预付制

1. 医疗付费机制的具体形式

上述模型分析实际上是以激励约束机制 $[t, e]$，或者，更具体地说是以一个线性支付函数 $t = U + \psi$ (e) 为基础的。而在现实世界中，各国医疗付费改革实际上也正是采用了上述激励约束机制，只是付费函数的具体形式有所不同而已。概括起来，各国医疗保险机构（或政府机构）对医疗机构的具体支付机制有以下几种[①]：

（1）按服务项目支付（fee for service）

是指对医疗服务过程中所设计的每一服务项目约定价格，按医疗机构提供服务的项目和数量支付医疗服务费用的形式。这是许多国家一直广泛使用的一种医疗费用结算方式。

（2）按服务单元支付（service unit）

又称为按平均费用标准付费，是介于按项目支付与按病种支付之间的一种费用支付形式。平均支付标准是通过抽查一定比例的门诊处方和住院病历，并扣除不合理医疗费用支出后统计出来的。

（3）总额预付制（global budget）

是由政府部门或保险机构考虑医疗服务机构的服务情况，按某种标准，如服务的人群数及医院的服务量（包括门诊人次、住院人次与费用等），确定某一医疗机构一定时期（一般为 1 年）的预算总额。

（4）按人头支付（capitation）

是由保险机构和医疗机构组成一体化的保险机构，按照约定服务对象的人数和规定的收费定额，预先偿付医疗服务费用，从而促使医疗机构自觉采取费用控制措施。如开展疾病预防、健康教育、定期体检等活动，以期最大限度地降低发病率，减少费用开支。这种支付形式在实行全科医生制度的国家（主要是英国）比较流行。

---

① 参见蔡仁华等编著：《发达国家医疗保险制度》，时事出版社 2001 年版，第 50—64 页。另外还可参阅马进、李恩奎等：《医疗费用供方支付方式比较研究》，载《中国卫生经济》1998 年第 2 期，第 34—35 页；王鸿勇：《不同医疗费用支付方式的利弊分析及适宜制度选择》，载《国外医学（卫生经济分册）》1998 年第 1 期，第 1—5 页；龚舒琴、尹明芳：《进一步完善医保医疗费用支付方式的对策与措施研究》，载《中国卫生经济》2004 年第 4 期，第 33—34 页；王晓京、朱士俊：《医疗费用支付方式比较》，载《中华医院管理杂志》2006 年第 7 期，第 481—483 页。

（5）按病种支付（case-based reimbursement）

是在疾病分级基础上制定出的病种标准收费额度。其特点是医疗机构的收入仅与每个病例及其诊断有关，而与医疗机构治疗该病例所花费的实际成本无关。医疗机构诊治患者时是否盈利及盈利多少，取决于病种标准费用与患者实际住院费用的差额。在这种付费方式中，医疗机构对每个患者提供服务的全过程被看做是一个产品，对治疗过程中使用的任何一个项目的费用不加考虑，而把疾病的诊断作为产品的标识，确定服务产品的预算价格。

（6）按疾病诊断相关分组预付制，也称按疾病诊断分类定额预付（diagnosis related groups-prospective payment system，DRGs-PPS）

美国率先在 20 世纪 70 年代建立起了这种制度[①]。即根据国际疾病分类方法，将住院患者按诊断分成若干个 DRGs，对每个 DRGs 分别约定价格，患者在诊疗的全过程中一次性向医院支付该约定价格的费用。其原理是使非常复杂和随机的医疗支付过程标准化，把患者的诊疗过程作为一个整体，医院的收入与实际成本无关，而与每个病例及其诊断有关。

2. 医疗支付机制的比较与选择

研究表明，通过选择不同支付机制可以对医疗机构产生不同的激励和制约作用。Robinson（1993）根据支付实施的时间不同，将支付机制的构成要素分为预期性成分和回顾性成分。预期性成分是指医疗服务提供前就已确定的部分支付；回顾性成分是在医疗服务提供后才能决定的部分支付[②]。

为便于分析，本书在前文模型的基础上，假设最优激励支付机制

---

① 目前，除了美国以外，澳大利亚、德国和阿根廷等国家，也将此制度作为医疗费用支付的主要机制。

② Robinson, J. C., 1993, "Payment Mechanism, Non-price Incentives, and Organizational Transaction in Health Care", *Inquiry*, 30, pp. 382 - 333.

具有线性形式①，以此来比较分析上述不同支付机制的激励和约束作用。

假设支付机制的一般形式为：$T = \alpha + (1 - \beta)C$ （4-27）

其中，α 为一个固定的预先支付金额；β 代表代理人医疗机构分担医疗服务费用的比例，是一种激励强度，且 $0 \leq \beta \leq 1$；C 代表医疗机构所提供服务的成本。由于 α 与 β 两个参数的变化，（4-27）式可以表示不同类型的具体支付机制：

（1）当 $\alpha > 0$，$\beta = 0$ 的条件下，（4-27）式简化为 $T = \alpha + C$，即医疗机构得到的支付金额等于其提供服务的所有成本。无论医疗机构服务成本是多少，医疗保险机构（或政府财政）都要给予补偿。这是以服务成本为基础的支付制度，其中虽然有预期性成分，但回顾性成分也很大。在此机制下，医疗机构不仅没有节约成本的激励，反而有提供额外医疗服务的诱因，不利于信息不对称条件下委托人对医疗费用的控制。

（2）当 $\alpha > 0$，$\beta = 1$ 的条件下，（4-27）式简化为 $T = \alpha$，即医疗服务提供者只得到事先约定的固定支付，这种机制类似于公共事业管制中的价格上限制，是一种完全意义上的预先支付机制，其中的预期性成分最大。这种机制与医疗服务活动本身的投入成本无关。这种机制有利于医疗机构降低服务成本，具有最高的激励强度。但由医疗机构承担所有服务成本并不公平，一旦固定支付不能保证代理人的激励相容约束，就有可能导致医疗机构降低医疗服务品质或对病患对象实施"撇奶油"的"风险选择"②。

（3）当 $\alpha > 0$，$0 < \beta < 1$ 的条件下，（4-27）式所表示的支付机制

---

① Weitman（1980）提出了采用线性机制的合理性，Holmstrom 和 Migrom 证明了线性支付机制是能够达到最优的。参见：Weitman. D. C. , 1980, "Efficient Incentive Contracts", *The Quarterly Journal of Economics*, 94, pp. 719 - 730; Holmstrom, B. and Migrom, P. , 1987, "Aggregation and Linearity in the Provision of Inter-temporal Incentive", *Econometric*, 55, pp. 303 - 308.

② Ellis, R. , McGuire, T. , 1993, "Supply-Side and Demand-Side Cost Sharing in Health Care", *Journal of Economic Perspectives*, 7, pp. 135 - 151.

是一种混合支付机制。该式说明，医疗机构得到的支付金额包括两部分：一是事先约定的固定金额（保留效用），与服务量无关；二是根据实际提供服务的成本，得到一定比例 $(1-\beta)$ 的补偿。即医疗机构必须自己承担 β 比例的医疗服务成本，另外的 $(1-\beta)$ 部分则可得到保险的支付。这是一种混合支付机制。

令 $R=1-\beta$，则（4-27）式可转化为：$T=\alpha+RC$ （4-28）

其中：R 表示医疗机构在提供医疗服务时各项成本可以获得支付的比例 $(0 \leqslant R \leqslant 1)$，$R$ 与 β 互成反比关系。（4-28）式表明，支付比例 R 越高，医疗机构因提供医疗服务所得到的补偿越多。因此，医疗支付机制的关键问题是确定 R 的大小。

具体到上述各种支付形式，其控制医疗价格与费用的激励强度也就不一。其中，DRGs-PPS 却是目前实践中效果最好的机制，也是医疗付费机制的最佳选择。这是因为：

按服务项目支付中几乎没有预期性成分（$\alpha=0$，$\beta=0$），在实行政府严格价格管制的地方也只有服务项目的价格是预期性成分，医疗机构承担的经济风险几乎为零，在缺少医疗质量监督和管理的情况下，供方通过诱导服务数量增加盈利，此种支付方式又对供方的制约是最弱的。按服务单元支付中的预期性成分一般是门诊和住院的次均费用，供方通过节约次均费用成本，增加服务次数就能赚到钱。按病种支付中预期性成分从疾病的诊断扩展到整个医疗服务的产出，供方承担的经济风险既包括服务项目的成本也包括服务数量。按人头支付和总额预算支付均为预付制，不含回顾性成分（$\beta=1$），是硬约束手段，但难以满足医疗机构的参与约束，更难以实现激励相容约束。

DRGs-PPS 则是把 DRGs 与预先支付制度（PPS）相结合的混合支付机制。其中的 DRGs 是目前国际上较理想的病例组合模式，综合反映了病种的严重程度、预后、治疗难度、医疗服务强度及资源消耗程度。DRGs-PPS 的优点是委托人既能够使医疗机构（代理人）得到较合理的医疗资源消耗补偿，又能够促使医疗机构加强内部管理，确定最合理的诊疗流程，自觉控制费用，降低成本，合理利用医疗资源，提高服务效率和质量。既满足了医疗机构的参与约束也满足了激励相容约束，同时还可使复杂的医疗支付标准化，改变了医保机构（或政府机构）作为第三方的被动局面。可见，DRGs-PPS 是目前上述各种支付机制中相对合理的医疗价格与费用制约机制和相对客观的医疗质量评价方法①。但该机制中仍含有回顾性成分，如果病种分类不科学，诊疗流程确定不合理的话，医疗机构仍可以通过减少必要的服务和诱导不必要的诊次和住院而获得经济利益。同时也有可能发生危重急症患者易被推诿，而轻症患者被排挤（"撇奶油"），甚至轻症被诊断为重症的不良现象。

需要指出的是，无论那种支付机制都各有其利弊，都需要通过收集大量信息，做好契约设计的前期基础性工作。就 DRGs-PPS 而言，费用控制机构或政府管制机构虽然不再对医疗服务价格与费用进行直接管制，但机制设计之前的基础性工作，包括科学划分疾病种类，规范疾病诊断流程、确定服务质量指标等，却是必不可少的。因为这些基础性工作实际上是对医疗服务价格合约的预先补充与规范，同时也是为价格合约执行提供有效的补救措施。因此，做好这些基础性工作恐怕是医保机构或政府机构管制责任的集中体现。

4.1.4　基于标尺竞争模型的间接价格管制机制

1. 标尺竞争理论及其基本模型

标尺竞争理论（Theory of Yardstick Competition）又称区域间比较竞争理论，是一种建立在信息经济学和激励理论基础之上的间接管制理论。标尺竞争的思想最初由拉兹尔和罗森（Lazear and Rosen，

---

① 黄慧英：《诊断相关分类法在北京地区医院管理中的可行性研究》，载《中华医院管理杂志》1994 年第 10 期，第 131—149 页。

1981）在研究不对称信息下的劳动契约时提出[①]。美国麻雀理工学院教授雪里佛（Shleifer，1985）将其引入到政府管制的研究中，并将其模型化[②]。该理论的基本思路是通过对经营条件、经济水平相近的同类被管制者进行比较，以其中效率较高的被管制者作为参照，激励被管制者提高效率、降低成本、改善服务。其基本理论和模型可以简单描述如下：

假定有 N 家经营风险基本相同的被管制者在一定的环境下开展经营活功。每家被管制者在各自的市场上（这 N 个市场是分离的，但市场环境和经营内容相同）面对需求曲线 $Q（P）$。各被管制者投资 Z 用以降低成本，达到的单位成本水平为 $C（Z）$（$C（0）= Co$，即被管制者未投入 Z 时的单位成本为 C_0）。由于被管制者投资 Z 形成固定成本，因此，随着被管制者产量的增加，平均成本曲线和边际成本曲线都是递减的，而且，边际成本曲线位于平均成本曲线的下方。这样，如果政府管制者以社会福利最大化为目标，要求按边际成本决定管制价格，就会引起被管制者亏损，因此，政府给被管制者 T 数额的一次性财政补贴，则被管制者在一定时期内获得的利润由下列等式决定[③]：

$$\pi = [P - C(Z)]Q(P) - Z + T \qquad (4-29)$$

社会经济福利最大化的原则要求：

$$\max W = \int Q(x)\,dx + [P - C(Z)]Q(P) - Z \qquad (4-30)$$

由此，设计的管制机制应满足 $P = C$，$Z = T$。

可是，如果管制者不知道能反映成本降低程度的函数 $C（Z）$，就

---

① Lazear, E. and S. Rosen., 1981, "Rank-Order Tournaments as Optimal Labor Contracts", *Journal of Political Economy*, 89, pp. 841 – 846.

② Shleifer, A., 1985, "A Theory of yardstick Competition", *Rand Journal of Economics*, 16(3), pp. 319 – 327.

③ 王俊豪：《区域间比较竞争理论及其应用》，载《数量经济技术经济研究》1999 年第1 期，第53—54 页。

不可能达到这种最优结果。因为被管制者通常都是利润 π 爱好型和投资 Z 厌恶型的，所以如果价格依赖于被管制者的成本，则被管制者将不会有减少成本，提高效率的动力。所以，标尺竞争模型则通过引入同类型的被管制者作为参照，将被管制者 i 的成本 C_i 和投入 Z_i 分别按同类被管制者的平均成本和平均投入来决定，且满足：

$$P_i = C_i = \frac{1}{N} \sum_{j-1} C_j \, ; \, T_i = Z_i = \frac{1}{N} \sum_{j-1} Z_j \qquad (4-31)$$

式中 i 代表被管制者；j 代表可比的被管制者；Z_j 是被管制者 j 的投入，C_j 是 j 的成本，N 是可比的被管制者的个数。

雪里佛进一步证明，在此管制机制诱导下，全部被管制者会实现如下最优的行为结果：

$$P_i = \overline{C}_i \, ; \, T_i = \overline{Z}_i \qquad i = 1,2,\cdots$$

而第 i 个被管制者的利润为：

$$\pi_i = Q(\overline{C}_i)(\overline{C}_i - C_i) - Z(C_i) + \overline{Z}_i \qquad (4-32)$$

可见，无论是何类被管制者，只要其外部状况相同，且没有任何合谋行为，那么，这种使被管制者的价格主要取决于其同行竞争对手，而不是其自身生产经营成本的间接管制机制，就能达到既促进被管制者降低成本，提高内部效率，又优化社会分配状况的目的。它通过有效的竞争机制使被管制者不能隐瞒其真实成本状况，从而巧妙地解决了信息不对称问题：被管制者如果是成本高、效率低者，该机制能使其为免遭淘汰而努力改进服务效率和产品质量；被管制者若是高效率的，该机制又防止了所谓的"鞭打快牛"的棘轮效应。这一良性循环的竞争机制，为被管制者提高内部效率提供了有效激励，也为适当的管制价格周期性调整，改进社会分配效率提供了条件。

从（4-32）式可以看出，标尺竞争在理论上使每个被管制者的价格完全与自身成本无关，且成本的削减将导致利润增加，克服了传统管制机制的缺陷，因而在许多国家都得到了应用。

但是，该模型有一个缺陷，即假定所有被管制者都在相同环境下从事生产经营。这与实际情况有所不符。另外，被管制者的成本完全基于外部成本并不一定合适并会很大程度上影响它在实际中的应用效果。对此，标尺竞争通常会考虑被管制者的外部环境差异而引入一定比例的该被管制者成本，一般数学表达式为：

$$\overline{P_i} = kC_i + (1-k)C_j \qquad (4-33)$$

式中 $\overline{P_i}$ 是管制价格；k 是与被管制者成本相关的系数。

另外，有学者还列举了一种更具体的尺度指标[①]：

$$\overline{P_{i,t}} = kC_{i,t} + (1-k)\sum_{j=1,j\neq i}(f_j C_{j,t}) \qquad (4-34)$$

式中 $\overline{P_{i,t}}$ 是在时段 t 内对被管制者 i 的价格限额；$C_{i,t}$ 是被管制者 i 在时段 t 的成本；f_j 是加权因子。

后来，雪里佛也根据被管制者可观察的外部特征，运用回归分析技术对模型进行了改进[②]。其基本思路是令 θ 为不同被管制者面临的外部可观察特征向量。管制者运用线性回归模型 $C = \alpha + \beta\theta$ 来估计单位成本对 θ 的回归情况。通过求取未知参数 α、β 的估计值，建立回归方程 $\hat{C} = \hat{\alpha} + \hat{\beta}\theta$，则被管制者 i 的单位成本预测值就是：

$$\hat{C_i} = \hat{\alpha} + \hat{\beta}\theta \qquad (4-35)$$

这样，在实际运用标尺竞争管制时，政府管制者就可将被管制者 i 的管制价格定为 $P_i = \hat{C_i}$。因此，正确选择和准确计量 θ 是标尺竞争理论在实践中得以有效运用的关键。

2. 标尺竞争模型在医疗市场中的可实施性

从上述标尺竞争模型的描述中不难发现，标尺竞争模型的最大特点是管制机构对被管制者的价格管制并不是以被管制者自身的成本和绩效为依据，而是以其竞争对手的成本和绩效为主要参照依据。其基本思路是管制机构首先根据竞争对手（特别是高效率者）在一定时期内的成本和绩效表现，来确定下个时期针对被管制者的管制价格或预

---

① 许诺等：《基于绩效的管制模式及其应用》，载《电力系统自动化》2003 年第 5 期，第 13—19 页。

② Roger Bivand, Stefan Szymans ki., 1997, "Spatial dependence through local yard-stick competition: theory and testing", *Economics Letters*, 55(2).

先支付数额，然后对所有被管制者实施该管制机制，并根据情况变化对该机制进行适时调整。这种价格管制机制是在被管制者之间引入了竞争，通过竞争机制来促进被管制者降低成本，提高效率，同时，也可通过预先支付数额或对预定价格的周期性调整来优化社会分配效率。因此，这种管制机制与价格上限制或预先支付制度有异曲同工之处，其最终结果类似于平均成本定价。也与上述医疗付费机制中的总额预先支付机制，特别是与 DRGs-PPS 十分类似[①]。所以，可以用于存在第三方付费的医疗价格与费用合约机制的设计之中。

但是，需要指出的是，在标尺竞争的原有模型中，政府管制机构的价格管制行为仍然带有直接定价特点，只是定价基础发生了变化。考虑到政府管制机构与医疗保险机构在医疗费用与价格控制中的信息和专业知识方面的差异，本书认为，这种标尺竞争机制最好首先由保险机构或保险组织来实施。因为，一方面，在现代医疗市场中，通过医疗保险机构或保险组织来补救疾病不确定性和医疗风险带来的损失是各国的普遍现象，各国医疗服务中都有各种形式的医疗保险机构或保险组织介入。另一方面，相对于政府管制机构（或患者个人）与医疗服务提供者之间的价格与费用合约而言，医疗保险机构（或健康保险组织）与医疗服务提供者之间的价格（或费用）合约更具有代表性、集合性和专业性，更具有信息上的完备性和机制上的灵活性。因此，由医保机构或保险组织按照标尺竞争原理首先确定或设计价格与费用支付合约，比让管制机构直接进行定价更为合理。

3. 基于标尺竞争模型的医疗价格间接管制机制

然而，由医保机构履行标尺竞争模型中的管制机构职能，并非意味着政府管制机构无事可做。本书认为，间接医疗价格管制机制可以通过以下思路来建立（见图 4-1）：

第一步：各医疗保险机构（或保险组织）可以根据上述标尺竞争

---

① ［美］舍曼·富兰德、艾伦·C. 古德曼和迈伦·斯坦诺：《卫生经济学（第三版）》，中国人民大学出版社 2004 年版，第 518 页。

模型（即 4-31 式、4-33 式、4-34 式或 4-35 式），并结合按病种付费（或按服务项目）制度，首先设计医疗价格或医疗费用支付合约，并选择其中相对最优的价格和费用水平与各医疗机构签约，与医疗机构建立价格或费用支付机制。这样，在同一地区，对于同种医疗服务（病种或项目），各保险机构与各医疗机构之间，将形成不同形式的价格合约或费用支付机制。

第二步：政府管制机构再根据标尺竞争的原理，从各保险机构与各医疗机构的价格或费用合约中，选择其中价格或费用水平最优的一个合约，将其作为价格管制或费用控制的管制标尺。具体模型可以是：

$$\overline{P} = P_i = \frac{1}{N}\sum_{j-1} P_j \; ; \; \overline{T} = T_i = \frac{1}{N}\sum_{j-1} T_j \qquad (4-36)$$

或者是，

$$\overline{P}_t = kP_{i,t} + (1-k)\sum_{j=1,j\neq i}(f_j P_{j,t}) \qquad (4-37)$$

（4-36）式中，$\overline{P}$ 和 $\overline{T}$ 分别代表政府管制机构选定的价格合约和费用支付机制。P_i 和 P_j 分别代表被管制医保机构与医疗机构之间的某个价格合约和其他可比照的价格合约；T_i 和 T_j 分别是被管制医保机构与医疗机构之间的费用支付合约和其他可比照的费用支付合约，N 是可比照合约的个数。（4-37）式中，$\overline{P}_t$ 是在时段 t 内政府管制机构选定的价格合约；$P_{i,t}$ 和 $P_{j,t}$ 分别是被管制的医疗机构与医保机构在时段 t 的价格合约和其他可比照的价格合约；f_j 是加权因子。k 是与被管制者外部环境相关的系数。

第三步：管制机构以被选定的价格或费用合约为管制标尺，对医疗市场的价格与费用行为实施管制。主要包括两个方面：一是规范价格与费用合约的内容和缔结过程，为价格合约的形成提供有效的政策法律环境和制度保障。主要是通过完善医疗服务合同法和医疗保险合同法，明确界定和规范医疗服务合同和医疗保险合同的内容，使医疗服务合同和保险合同格式化、法定化。二是按照法定管制程序，以选

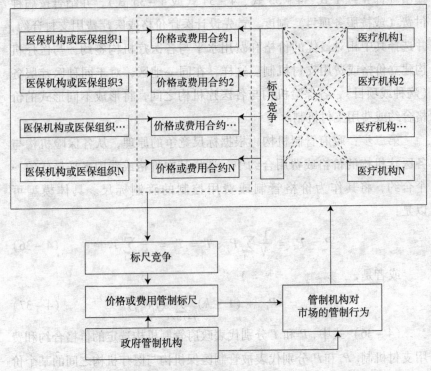

图 4 - 1　标尺竞争与医疗价格（或费用）间接管制机制

定的合约为标尺，实施价格管制和费用控制行为。在确定价格管制标尺之后，政府价格管制的责任就是将市场合约价格作为政府管制价格，以合同法和反垄断与反不正当竞争法为指针，以管制价格为标准对市场中的价格行为进行监督。对保险机构不按合同法规定签订合同的行为，对医疗机构私立服务项目，任意分解服务项目、随意设立疾病种类，进行乱收费、乱抬价等违背合同法的行为予以查处和制裁；打击和消除医药合谋、价格歧视、阻止性定价和掠夺性定价等行为。维护市场竞争秩序，保证公平交易。

上述价格管制和费用控制机制可以充分体现间接管制的特点：政府管制机构不再对医疗服务进行直接定价，而是选择价格合约，并以价格合约为标尺进行价格管制。这样，既有利于促进医疗机构之间的竞争、也有利于促进医保机构之间的竞争。同时还有利于促进医疗机构和医保机构主动降低成本，控制医疗价格和费用的不合理增长。

4.2　间接准入管制机制的选择与设计

医疗市场的间接准入管制主要是通过医疗服务质量标准、技术标准、设备与设施利用标准、医院与医生资格标准、执业规则和行为规范等法律和制度，形成对医疗市场竞争秩序和医疗服务质量的间接控制。一旦这些法律制度得以完善和健全，间接的医疗准入管制机制也就得以确立。

这种管制机制对医疗服务信息和信誉的建立以及医疗服务质量的提高都具有积极作用，在很大程度上可以治理众人所关心的医疗信息不对称问题。但是，过度的间接准入管制也会给市场主体增加不必要的运行成本，形成进入障碍①。所以，间接准入管制机制设计的关键是如何确定间接管制机制的适度性。受篇幅所限，本书主要通过描述间接准入管制在传递医疗服务信息和确立服务信誉方面的作用，来分析和探讨如何设计和确立适度的间接医疗准入管制机制问题。

4.2.1　间接准入管制机制的作用机理分析

在医疗市场中，医疗服务质量标准、技术标准、设备与设施利用标准、医院与医生资格标准、执业规则和行为规范等法律和制度机制，是针对进入医疗市场的医院和医务人员及其服务活动而设置的一个最低标准和要求。这种标准和要求相当于一种公开的信息或正式合同，

---

① 肯尼思·W. 克拉克森、罗杰·勒鲁瓦·米勒：《产业组织：理论、证据和公共政策》，上海三联书店1989年版，第583页。

能够在政府管制与被管制者信誉之间产生替代或互补关系[①]：即，在没有准入管制的情况下，因为消费者有关被管制者的信息较少，对被管制者的信赖可能不高，被管制者也可能不讲信誉。而随着准入管制程度的提高，准入管制中的各种标准和行业要求为消费者提供了一种有关被管制者的公开信息，增加了消费者对被管制者的信赖，被管制者的信誉也会随之提升。但过度的准入管制则又可能使被管制者不讲信誉。

一般来说，在一般商品市场上，只要交易一方对另一方的资质或者产品的质量有一个基本的了解，双方就有了成交的基本条件。具备基本进入条件的企业或者个人所提供的产品或服务，在正常情况下应该可以满足消费者的基本需要。随着进入条件的提高，产品或者服务的质量水平会有所改善，但这种改善程度是递减的。另一方面，从间接准入管制对产品与服务需求的影响来看，在一般商品市场中，无论是消费者对无产地、无生产日期、未标明组成成分的"三无"产品，还是投资者或者其他合作伙伴对无办公地点、无营业执照的"皮包"公司，都不会产生交易的需求，随着交易对手接受间接准入管制的程度提高，交易需求会逐渐增长，企业或个人取得有关部门审批认可的证件越多，交易对手对其信赖感会越强，交易需求会随间接准入管制程度提高而增长，但增长速度呈递减趋势。从这层意义上说，可以假定在一般商品市场中，企业或个人为接受间接准入管制的支出具有边际报酬递减的趋向。

同样，在医疗市场中，患者对医院和医生的信赖感也会随着间接

---

① 张维迎提出了一个假说性的管制与信誉关系模型，认为：管制与信誉的关系类似于正式合同（通过法院执行的合同）与非正式合同（通过信誉执行的承诺）的关系，可能是替代的，也可能是互补的。他用信誉的供给曲线说明信誉随管制程度变化所发生的变化：完全没有管制，企业或个人不会讲信誉，随着管制的出现和加强，企业的信誉也相应增加。但管制达到一定程度后，再扩大管制的范围和力度，企业或者个人又开始不讲信誉。管制越多，企业或个人讲信誉的积极性越小。参见张维迎：《信息、信任与法律》，三联书店 2003 年版，第 17—20 页。

准入管制标准的提高而具有边际效用递减的趋向。因为，如果管制机构对医疗机构或医生的资质、资格及其服务质量要求越高、对其行为的要求越规范、越严格，就意味着这些相关医院及其医务人员的医疗技术和医疗质量越高，患者对他们的信赖程度也就越高，但这种信赖程度增加的幅度越来越小。可以假定，通过严格准入管制程序的医院或医生，其实力一般较强，所提供医疗服务的质量通常比较好。然而，间接进入管制设定的条件越高，医院和医生所需的投资支出越大，投资成本越高。并且，质量的提高会伴随着成本的不断提高，相应的，价格也会越高，这将使医疗消费需求减少，降低医疗服务的可及性。

图4-2反映了没有实施间接进入管制时的医疗服务供求情况。在不存在间接进入管制的情况下，医院或医生必须依靠自身努力去建立其基本信誉。在这个过程中，假定政府管制行为具有一定的规模效应，那么，相对于间接进入管制而言，医院或医生采取广告等手段推销其服务时，费用较高。

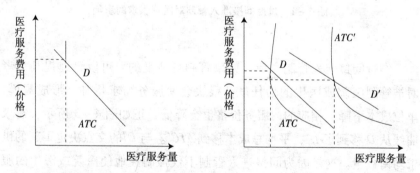

图4-2　无间接准入管制时的医疗供求　图4-3　适度准入管制时的医疗供求

同时，由于刚刚进入市场，其服务还没有得到患者的认可和接受，服务需求量尚难以达到规模要求，这时候平均总成本水平较高。另一方面，由于正处于建立基本信誉的过程中，患者一般会对其服务持谨慎观望态度，有关消费需求会因其价格变动而发生大的变化，医疗需求的价格弹性（需求曲线的斜率）很大。假定长期竞争达到均衡，经济利润为零，这时，服务成本较高，服务供给（＝需求量）较低。

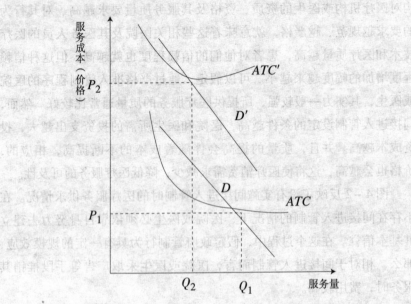

图4－4　过度间接准入管制对医疗供求的影响

实行间接准入管制之后，如果管制是适度的，可以迅速提高患者对被管制医院或医生的信任度，很快会使服务需求增加，形成规模，单位成本下降，相应的，服务价格也会降低，正如图4－3所示，需求曲线从 D 移到了 D'，平均总成本移到 ATC'。与 D'' 的交点决定了新的供求均衡数量。这是因为间接进入管制不仅强制性地使医院或医生的服务信息标准化，推动其建立了基本信誉，提高了其服务的总需求，而且，减少了其不必要的广告费用支出，为医疗服务提供了便利。这时候，间接准入管制不仅不是一种进入壁垒，反而是推动医院或医生进入市场的一份力量。

当间接准入管制过度时，管制将大大增加医疗服务的成本，管制成本在医疗服务成本中也将占有较大的比重，造成被管制医院或医生服务的平均总成本大幅度上升，医疗价格也相应大幅上升。图4－4反映了过度的间接进入管制产生消极影响。需求曲线从 D 移到了 D'，平均总成本移到 ATC'。与 D' 的交点决定了新的供求均衡数量为 Q_2，服务需求量（＝供给量）萎缩。医疗价格 P_2 远高于 P_1。这时候，间接进入管制对医疗市场发展起了阻碍作用。

4.2.2 适度间接准入管制机制的模型分析

间接准入管制主要从两个方面影响医疗服务市场。

第一，医院或医生遵循间接准入管制所发生的成本，必然会使医疗服务平均总成本水平提高。这些成本包括：为了达到管制机构规定的最低注册资本金水平、医院进行投资所要承担的资金成本，医生在进入医疗市场之前为通过规定的资格考试所付出的时间和相关教育培训成本；为通过管制机关的审查而进行的技术投入成本和支付给管制机关的检测费用等。不同规模的医疗机构和不同种类的医疗服务，由于它们的成本曲线很不相同，在面对同样的管制要求时，其平均总成本曲线受到的影响差异是极其悬殊的。在图 4－3 和图 4－4 中，不同程度的间接准入管制使医疗机构均不同程度地增加了成本，表现平均总成本曲线都不同程度地向右上方移动，但移动的幅度不一。在图 4－4 中，产品的平均总成本曲线移动幅度最大，成本大幅上升，影响了商品供求的均衡价格和数量，使价格上升，均衡量减少。这种影响比较明显。

第二，间接准入管制替代了医疗机构基本信誉的建立过程，具有类似广告的功能。事实上，医院或医生在做广告时，往往也会把自己的资金实力、服务质量和服务环境条件标准作为显示自身形象的重要内容。一个医院或医生能够通过一个有公信力的管制机构的审查，得到进入医疗市场的基本资格，这也是这个医院或医生能够在现实中从事医疗服务活动的前提。可以假定，在一定范围内，管制机构设立的进入条件越严格，患者会认为由此建立起来的被管制医院或医生的实力或者服务的可靠性越强，这在一定程度上会促进医院或医生的医疗服务活动。本节主要以这种影响为重点来分析间接准入管制的最佳适度水平[①]。

根据前面的分析，假定间接准入管制支出具有边际报酬递减趋势。可以根据边际收益等于边际成本的法则来确定对医院或医生的医疗服务实行间接准入管制的最佳适度水平。当医院或医生接受间接准入管制、增加其成本支出时，这个增加额将成为边际成本；随着市场对医院或医生本身的认同不断加强，服务需求上升，医院或医生服务量和收益增加。假定间接准入管制支出有少量增加时，医疗服务的价格和边际成本不变。少量间接准入管制支出增加额所带来的收益增加，将等于医院或医生增加的服务量乘以每单位服务的收益。用代数式表示：若所增管制支出的边际收益为 $\triangle A$。追加管制带来的服务需求增量为 $\triangle Q$；单位收益为 $P - MC$，则：

$$\triangle A = \triangle Q(P - MC) \qquad (4-38)$$

即：$\triangle A/\triangle Q = P - MC$。将此等式取倒数后同乘以 P，可得：

$$P\triangle Q/\triangle A = P/(P - MC) \qquad (4-39)$$

等式左边相当于因间接准入管制带来信誉、使服务增加所得到的边际收益；右边等于产品需求价格弹性的数值。这样，管制支出的边际收益（MR）与需求价格弹性（η）、价格（P）之间存在如下关系：

$$MR = P(1 - 1/\eta) \qquad (4-40)$$

分析需求价格弹性的绝对值，就有：$MR = P(1 - 1/|\eta|)$

$$(4-41)$$

重新整理该等式，可得：$|\eta| = P/(P - MR)$ $\qquad (4-42)$

按照边际收益等于边际成本法则，以 MC 替代等式中的 MR，可得：

$$MC = MR = P(1 - 1/|\eta|);\ P/|\eta| = P - MC;$$

---

① 这一分析沿用了阐述广告最佳比例的 Dorfman-Steiner 法则，只是把间接准入管制支出当作医院或医生的一种广告支出。参见 Robert Dorfman, Peter. O. Steiner, 1954, "Optimal Advertising and Optimal Quality", *American Economic Review*, 44(12), pp. 826 – 836。

$|\eta| / P = 1 / (P - MC)$；$|\eta| = P / (P - MC)$。

这样，就得到了间接准入管制下使利润最大化的适度管制条件：

准入管制成本的最后一单位币值所带来的收益：

$$MR = |\eta| = P / (P - MC) \qquad\qquad (4-43)$$

（4-43）式的含义是：就间接准入管制所针对的某个医院或医生而言，医院或医生能否最大限度地受益于间接准入管制，取决于管制支出能够带来的边际收益与被管制的医疗服务的需求价格弹性之间的比较。

由于医院或医生用于间接准入管制的成本最后一单位币值带来的边际收益是下降的，所以，当比率 $P / (P - MC)$ 和绝对需求价格弹性较小时，医院或医生要建立同样的基本信誉，相对而言可能需要增加间接准入管制方面的支出，这时候，管制机构增加对其服务的管制是适合其建立基本信誉需要的。

由此演绎出的结论是：绝对需求价格弹性较小的医疗服务需要较高的间接准入管制水平；价格需求弹性较高的医疗服务产品需要较低的准入管制水平；价格需求弹性相对适中的医疗服务产品需要适度的准入管制水平。但总体而言，医疗服务的价格弹性是比较低的，所以应设置较高的间接准入管制水平。

4.2.3　间接准入管制机制的确立与选择

管制机构在实施间接进入管制时面临的一个重要问题是怎样确定医院或医生进入市场的具体条件，亦即如何制订最低规模、服务质量、执业资格等方面的具体标准和要求问题。究竟一个新的进入者应该达到怎样的条件或者能力才算具备了进入医疗服务行业的基本条件（进入门槛）呢？这是一项十分复杂的工作。从具体操作层面上看，针对不同的准入管制标准和准入管制要求，所使用的具体方法也不同。

（1）医疗资本投资、机构设立及执业准入标准的确立。在具体确定管制标准（最低资本要求）时，按照现有经济学理论，主要可以运用以下方法：第一种是经验估算法。可以通过散发调查表，对医疗行业内现有医疗机构的资本金规模进行统计分析研究，并邀请现有医院管理人员和专业管理人士对从事医疗服务所需要的最低资本金要求做出主观的评判和估计，在此基础上提出准入管制要求。第二种是工程分析法。由专业技术人员对医疗服务行业进行工程分析，从技术上考察医院或诊所技术规模和服务能力之间的物理联系，据此提出准入管制要求。第三种是生存法。这种方法最早是由 Stigler（1958）在研究规模经济时提出来的。运用于间接进入管制时，可以对市场中现有医疗机构按照规模（床位、人力资源等）划分为不同的等级，计算出它们在全行业中的份额。然后，在不同等级的医院中抽取样本，向它们发出问卷调查，询问它们对现有管制水平的意见和看法。据此对现有管制标准进行调整。本书认为，医疗机构的投资与设立，医院和医务人员的执业准入和一般企业准入不同，在确定准入标准时，既应当充分考虑现有医疗技术和医疗资源的总体水平，更要考虑医疗服务需求的变化，包括随人口结构、区域环境特征和疾病发展趋势等因素的变化而变化医疗需求状况。在具体方法上应当主要通过经验估计和生存法，并将二者结合起来。

更为重要的是，管制机构在确定医疗服务的进入门槛时，必须综合考虑医疗服务的基本技术要求和消费者的最低质量—价格组合要求。追求所有制性质和提倡高标准、大规模要求的严格间接进入管制会严重阻碍一部分患者医疗需求的可及性，特别是对于低收入群体来说，盲目建立大医院，采用高新医疗技术，会使得他们无力承受高管制成本带来的较高医疗服务价格。因此，在设立管制标准的过程中，不能盲目迷信所有制性质和技术规模，应尽量降低一些医疗服务的进入门槛，这对于满足广大患者的医疗需求具有十分重要的意义。经验表明，大量小规模的私人门诊和社区医院可以向患者提供较便宜、质量较高的服务，可以提供适合患者意愿和支付能力的成本—质量组合。

（2）医疗技术、医务人员和医疗设施与设备准入标准的确立。本书认为，医疗技术准入应主要根据循证医学原理，运用系统评价的方法来确定准入标准。医疗技术是指用于医疗服务系统的特定知识和技术体系，包括医疗技术人员的医疗方式、医疗程序、医院医疗设施与设备及相关的组织系统。系统评价方法类似于上述的经验法，主要是组织医疗技术专家对医疗技术的安全性、有效性、经济性和社会伦理适应性等方面进行系统的经验与技术评估，确定某项医疗技术或设备是否能进入临床试验，是否能够从探索性医疗技术转变为应用技术，或对正在应用的医疗技术进行再评估后要求其退出临床应用。医疗技术评估的主要内容一般包括：一是医疗技术的医疗目标、技术特性及技术发展状况；二是医疗技术方案的有效性；三是医疗技术方案对病人生命、对病人家属以及对社会的一般影响；四是医疗技术方案是否涉及法律、道德问题；五是医疗技术方案对经济的影响。医疗技术评估是医疗技术准入制度中的最基本和主要内容，只有通过医疗技术评估后才能根据评估的情况决定该医疗技术是否能进入临床应用。

（3）要形成法律规范。医疗技术规范、医院和医务人员资格与执业规则、医疗服务质量指标体系等，都是医疗市场间接准入管制机制的重要构成部分。这些准入管制标准和要求都可以按照循证医学原理，运用系统评估的方法来确立。同时，涉及设备、设施和机构规模的准入标准也可以结合生存法来确定。但无论那种具体的准入标准和要求，都要通过公正的程序最终形成规范的法律制度。目前，许多国家都建立了较为完善的医疗资本投资法律、医疗技术准入制度（如大型医疗设备利用审查制度）、与医院设立和医师执业有关的法律制度（如医疗机构管理法、医师执业法等）。这些制度和规范为确立完善的间接医疗准入管制机制提供了可以借鉴的经验。

（4）在设立进入门槛时，政府管制机构不是唯一可以发挥作用的机构。医疗技术规范、医务人员执业规则、医疗服务质量指标体系等标准与要求的建立工作也可以由民间机构（如医师协会、医疗专家委员会、医疗保健组织和消费者协会等）来完成。本书认为，在一个国家社会信用体系发达的情况下，这部分间接进入管制机制确实可以交给民间认证机构来完成。但在社会信用体系欠发达的转型经济或者发展中国家，由于整个社会信用程度不高，中介机构欠规范、不发达，而政府管制机构以国家信用为基础，能够比民间认证机构更好地发挥间接进入管制的信誉替代作用，所以在这个意义上，这些国家还需要进一步规范和加强医疗市场间接准入管制。

4.3　社会性管制机制的选择与设计

本书第3章的分析表明，医疗市场中的确定性公共领域主要是由于医疗服务外部性、疾病的不确定性以及医疗服务的公平和普遍可及性要求等问题所致。而且，在各种交易成本和信息搜寻成本较高的情况下，医疗市场中的滥用市场势力和滥用信息优势行为，以及医患之间因信息问题而带来的各种风险所造成的不确定性公共领域，也将有可能转化为确定性公共领域。这种确定性公共领域是单靠间接经济管制所难以治理和消除的，必须进一步选择直接经济性管制方式以外的其他补充性管制方式与之有机配合。这种管制方式就是社会性管制方式。

这里，与这种社会性管制方式相对应的管制机制大都是社会性管制机制。其中包括：医疗服务质量评估与监督机制、医疗服务信息披露与强制性公开机制、医疗保险制度和疾病风险分担机制、医疗救助制度、全科医生与医疗服务守门人制度，以及有效的转诊制度等。下面，本书只对其中几个重要而典型的社会性管制机制进行较为详细的理论分析。

4.3.1　医疗质量评估与监督机制

目前有代表性并得到广泛赞同的医疗服务质量概念有三个：一是

美国 OTA（Office of Technology Assessment）1988 年提出的："医疗服务质量是指利用医学知识和技术，在现有条件下，医疗服务过程增加患者期望结果和减少非期望结果的程度"；二是 Donabedian 在 1988 年提出的："医疗服务质量是指利用合理的方法实现期望目标（恢复患者身心健康和令人满意）的能力"；三是美国国家医学会对卫生服务质量的定义：在目前的专业技术水平下，对个人和社会提供卫生服务时，所能够达到的尽可能理想的健康产出的程度。这三个概念虽然表述不同，但都准确反映了医疗服务质量观的发展趋势，即：医疗服务从"提供者导向"（Provide Orientation）向"患者导向"（Patient Orientation）的转变。医疗服务质量就是医疗服务在恢复患者身心健康和令患者满意方面所达到的程度①。因此，医疗服务质量评估指标体系确立、评估方法的选择和监督监管组织体系与机制的建立，都必须围绕顾客（患者）满意度而展开。

1. 医疗服务质量监控的博弈分析②

假设医疗服务质量管制博弈中有两个参与人：医疗服务质量管制机构 A 和医疗服务机构 B。A 与 B 之间不存在合谋，即管制机构是道德高尚的公共利益代表，从不接受被管制医疗机构的贿赂等违法违规行为，同时管制机构又是具有较强监管能力与监管技术的监管者，只要医疗服务质量出现问题就能查出。A 的策略选择是对医疗服务质量进行监控或不监控；B 的策略选择是不履行质量标准要求和履行质量标准要求。假设二者都不知道对方的具体策略选择，而只知道对方策略选择的概率。这里，我们假设 A 以概率 α 选择质量监控策略，则不进行质量监控的概率为 $1 - \alpha$；假设 B 选择不履行质量要求策略的概率

---

① 参见吕坤正、王新生：《实施医院质量管理新策略》，载《中华医院管理杂志》2000年第 8 期，第 472—473 页；董军、王晓钟：《医院服务质量管理》，载《中国医院管理》2001年第 7 期，第 31—33 页。

② 这一分析沿用了张维迎和谢识予分别在描述静态混合策略博弈均衡时的分析思路。参见张维迎：《博弈论与信息经济学》，上海三联书店，上海人民出版社 2004 年版，第 58—66页；谢识予：《经济博弈论》，复旦大学出版社 2002 年版，第 87—92 页。

为 β，则其选择履行质量要求策略的概率为 $1 - \beta$。管制机构监督的固定成本为 C，若违约收益为 Y，惩罚系数为 R，政府转移即补偿额为 T。

根据以上基本假设，在完全信息纯策略博弈且没有串谋的情况下，各自的得益用矩阵表示见下表。

		B	
		不履行质量标准要求	履行质量标准要求
A	监控	$RY - T - C - Y,\ T + Y - RY$	$-T - C,\ T$
	不监控	$-Y - T,\ T + Y$	$-T,\ T$

由矩阵可知，如果管制机构的管制能发挥实际作用，就必须满足：

$$RY - T - C - Y \geqslant -Y - T \qquad (4-44)$$

即监督成本必须小于罚款收入 RY。只有满足这个条件，对于管制机构来说，实施质量监督才有意义。后续的分析也才有意义。但根据严格下策剔除法可见，该博弈没有纯策略纳什均衡。为此，我们只能按照混合策略博弈对模型进行求解。

根据以上的假设及给出的得益矩阵，博弈双方各自的期望得益是：

$$E\pi_A = \alpha[\beta(RY - T - C - Y) - (1 - \beta)(T + C)] -$$
$$(1 - \alpha)[\beta(T + Y) + (1 - \beta)T] \qquad (4-45)$$

$$E\pi_B = \alpha[\beta(T + Y - RY) + (1 - \beta)T] + (1 - \alpha)$$
$$[\beta(T + Y) + (1 - \beta)T] \qquad (4-46)$$

令 $\partial E\pi_A/\partial \alpha = 0$ 和 $\partial E\pi_B/\partial \beta = 0$ 分别得出：

$$\beta^* = C/RY;\ \alpha^* = 1/R \qquad (4-47)$$

则该混合策略博弈的纳什均衡点为 $[\alpha^*, \beta^*] = [1/R, C/RY]$。

通过上述分析可以得出以下几点结论：

（1）由 $\beta^* = C/RY$ 可知：第一，医疗机构不履行质量标准要求的概率与政府转移支付 T 无关，即与服务的补偿额度大小无关。即管制机构（或保险机构）根据一定的支付机制确定转移支付 T 之后，如果医疗机构能够接受，则在具体实施过程中，医疗机构的质量违约概率与 T 没有关系。因此，无论管制机构或费用控制机构按照什么形式的支付机制支付医疗服务费用，都还必须加强而不能放松对医疗服务质量的监控。第二，医疗服务机构不履行质量标准要求的违约概率与管制机构的监控成本成正比关系。说明在监控成本较高的情况下，医疗机构存在侥幸心理，以为管制部门会降低监管概率，从而会强化违约意愿，加大违约的概率。因此，管制机构必须降低管制实施的成本、提高管制效率和管制透明度。第三，医疗机构的违约概率与惩罚系数成反比关系，说明惩罚力度对于服务机构具有威慑作用。说明医疗服务质量必须由强力的质量监管才能得以保证。

（2）根据 $\alpha^* = 1/R$ 可知，管制机构的监控概率只与惩罚力度有关，并与惩罚力度成反比关系。管制机构加大惩罚力度，医疗机构所承担不履行质量标准要求的违约风险就越大，就会降低这种违约概率。同样说明严厉的惩处对于医疗服务提供者而言是具有威慑作用的。

（3）根据博弈均衡点 $[\alpha^*, \beta^*] = [1/R, C/RY]$ 可知，不论管制机构采取何种惩罚措施，即使尽力降低监控成本，提高监控效率，但只要服务机构违约的概率不为零，也不能完全克服医疗机构的违约行为。因此，要完全杜绝质量违约行为，还必须加强行业自律。要形成促使医疗机构自我进行质量管理与控制的有效机制。与此同时，还要提高服务质量监督的社会影响力和执法的有效性，发挥社会舆论的监督作用。

2. 医疗质量评价内容与顾客满意度指数模型

随着医学模式和医疗服务需求内容的转变，医疗服务质量的内容也正从单一的临床医疗质量转变为临床疗效、服务、时间、费用等诸方面的综合质量转变。医疗服务质量需从医疗机构人员素质、服务态度、工作效率、对病人权益和价值观的尊重、环境设施条件、技术服务水平、费用水平、管理水平等各方面进行综合考察。具体地说，包括两大层面：一个层面是站在医疗机构内部服务过程的角度，医疗服务质量的内容涵盖医疗基础质量、医疗环节质量和医疗终末质量等三级医疗服务质量。另一层面是站在患者、社会及医疗服务机构效益角度，医疗服务质量包括医技质量、感知质量、工作质量和综合质量[①]。

（1）医疗机构内部服务质量

从医疗机构内部服务过程的角度来看，医疗服务质量评价内容及其指标体系主要是以"三级医疗服务质量"概念为基础的[②]。三级医疗服务质量主要涉及三个方面的内容：一是医疗基础质量，主要包括医院硬件设施、医疗质量管理体系和医疗服务质量。医院硬件设施评估的内容包括医院人员素质、学科建设、设备配置、服务设施等项目；医疗质量管理体系评估包括质量管理组织、质量管理责任、质量管理制度、质量管理措施和管理的信息化程度等内容；医疗服务质量评估内容包括服务体系、服务态度、服务水平等。二是医疗流程质量，主要包括诊疗流程质量、医技流程质量、医院感染控制流程。诊疗流程质量是医疗服务质量评估的核心内容，以规范诊疗程序和评价诊疗效率为重点，主要评估医院诊疗过程中的住院流程质量、门诊流程质量、急诊流程质量、护理流程质量等。医技流程质量评估主要是针对不同专业的技术要求，对各专业科室的流程质量进行的评估。在评估医技科室工作质量时，主要检查相应的质量指标、工作规范、管理制度的

---

① 张宝库、张明：《医院质量管理的新视角：患者感知服务质量》，载《医院质量》2003年第5期，第27—29页。

② 以下是几种"三级医疗服务质量"概念的不同提法。美国外科学会标准化计划将医疗质量分解为三个过程，即基础质量、实施过程和医疗结果。之后，美国学者Stephen J. O Connor等人将医疗服务质量用搜索（Search Attribute）、信任（Confidence Attribute）、经验（Experience Attribute）3个维度的属性进行量度。日本学者仓田正一认为，医疗服务质量包括：对患者的服务（Output）、服务过程（Process）和结果（Outcome）。这种分类方法与美国学者的方法基本类似，只是基础质量稍有不同。我国学者马骏主编的《现代医院管理》，把医院服务质量分为基础质量、环节质量和终末质量，明确地划分为三级质量结构。中国质量协会、国家标准化协会企业标准化专业委员会将质量引入医院活动和质量结构分析中，把医院服务质量分为医院工作质量、医疗环节质量和医疗服务终末质量，与三级质量结构相比，只是在基础质量上略有区别。参见任真年：《现代医院医疗质量管理》，人民军医出版社2001年版，第72—74页。

执行情况及医技影像图片质量标准等内容。医院感染控制流程贯穿了医院整个业务流程，质量评估内容包括医院感染控制制度、医院感染知识培训、关键部门设置、消毒隔离、抗生素应用和污水污物处理等。三是医疗终末质量，主要包括总体终末质量、病例终末质量、预防保健工作质量和单病种管理质量。总体终末质量反映医院的医疗管理和医疗服务效果，是评价医院医疗服务质量的重要因素。评估内容包括管理质量、诊断质量、治疗质量、护理质量、服务质量、工作效率和综合效益等。病例终末质量评估是按每个病例的严重程度、疾病转归、诊疗水平等项目，分别对疾病的诊疗质量进行分级评价和对病例书写规范的质量进行评价，具体客观地反映终末医疗服务质量的实际情况。预防保健工作质量是医院工作质量的一部分，对医院预防保健工作的评估主要重视考核工作效果。评估内容有社区健康服务、儿童保健、妇女保健、慢性病管理、健康教育和防保信息化管理等。单病种管理质量是国际上医疗服务质量控制的发展方向，质量控制的项目为治愈好转率、初诊与确诊符合率、平均确诊天数、平均住院天数及平均住院费用等。

（2）医疗机构外部质量与"顾客满意度"指数模型

从患者、社会及医疗服务机构效益的角度，医疗服务质量的评价内容正在从单纯的重视医疗技术转向重视医疗服务的全过程；从重视医疗服务机构内部活动状况转向既重视其内部服务活动状况又重视其外部的反应情况，特别是"顾客满意度"上来。"顾客满意度"已经成为当代医疗服务质量评价的核心内容。因此，以顾客满意度为核心来构建医疗服务质量评价的指标体系是建立现代医疗服务质量评价与监督机制的关键。

最著名的顾客满意度指数模型有三个：1989年瑞典建立的国家顾客满意晴雨表 SCSB（Sweden Customer Satisfaction Beter），这是世界上第一个从国家角度来监测各行业和主要企业的顾客满意水平的指标；美国的顾客满意指数 ACSI（American Customer Satisfaction Index）；欧洲顾客满意指数 ECSI（European Customer Satisfaction Index）。其中 AC-SI 是应用最好并被其他国家广泛借鉴的指数模型。ACSI 是由多个结构变量构成的因果关系模型，其数量关系通过多个方程的计量经济学模型进行估计。在基本的顾客满意度模型中，共选择了 6 个结构变量（感知质量、预期质量、感知价值、顾客满意度、顾客抱怨、顾客忠诚），都为隐变量（latent variables），而且每个结构变量包含 1 个或多个观察变量。其中顾客满意度是最终要求的目标变量，感知质量、感知价值和顾客期望是原因变量，而顾客忠诚度和顾客抱怨则是顾客满意与否的结果变量[1]。这些结构变量（见图 4 - 5）是通过一系列观测变量来操作的。

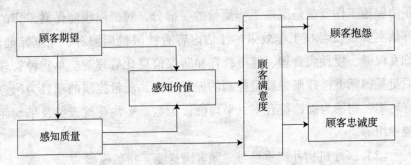

图 4 - 5　美国的顾客满意度指数（ACSI）模型

　　下面，根据顾客满意度测评的基本原理，在国外模型的基础上，考虑到医疗服务业的特征及患者行为特点，本书建立了医疗服务业的顾客满意度指数模型，如图 4 - 6 所示。

　　本模型保留了 ACSI 的基本架构，并考虑了医疗服务信息这一潜在变量。因为医疗机构形象、信誉等也可看做顾客收集到的信息，而信息的内涵远不止医疗机构的形象，它对顾客满意水平的影响还体现在

---

① 　Fornell, C. , 1999, "Customer satisfaction and shareholder value", Fourth World Congress for Total Quality Management, shell field, June, pp. 28 - 30.

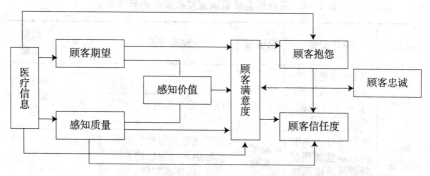

图4-6　医疗服务顾客满意度模型

顾客能否及时获取充分的相关信息以及顾客所获取信息的真伪。如果医疗机构尽可能充分地披露信息，患者信息收集的成本降低，再加上医疗机构的知名度、美誉度等信息，可以增强顾客的选择信心，进而影响满意水平，顾客所获取信息的真伪对满意水平也有较大的影响，无疑，虚假信息会导致顾客消费前后巨大的心理落差，降低满意水平，同时会使顾客对医疗机构的信任大打折扣，进而影响忠诚度。

对于顾客满意到顾客忠诚的路径，应该通过顾客信任这一变量来传导。顾客信任是指顾客对医疗服务提供者能力或可靠性的一种信心。美国著名学者Richard L. Oliver指出，在忠诚感的形成的过程中，顾客会经历认知性忠诚感、情感性忠诚感、意向性忠诚感、行为性忠诚感等阶段[1]。在本模型中，顾客满意的起因包括信息、顾客预期、感知质量、感知价值，顾客满意的效果包括顾客信任、顾客忠诚，再加上顾客满意度，共包括7个结构变量。其中，信息是外生变量，其余结构变量均为内生变量。

由于模型中结构变量难以直接测量，我们将其视作隐变量，每个隐变量对应若干可以直接测量的显变量，如表4-1所示。

---

① Oliver Richard Iy, 1980, "A Cognitive Model of the Antecedents and Consequences of Satisfaction Decision", *Journal of Marketing Research*, November, pp. 460 - 469.

表4-1 医疗服务质量满意度模型中的测评变量

隐变量	观测变量	隐变量	观测变量	隐变量	观测变量
信息	信息的充分性 信息的真伪性 医院的知晓度 医院的美誉度	感知价值	给定价格下对质量的感知 给定质量下对价格的感知	顾客忠诚	重复购买的可能性
顾客期望	对服务特色预期 对可靠性的预期 对质量总体预期	顾客满意	实际感知同预期的差距 实际感知同理想的差距 总体满意度		向他人推荐的可能性
感知质量	对特色的感知 对可靠性的感知 总体感知	顾客信任 (抱怨)	对医院的信任 (对医院的抱怨)		

3. 医疗服务质量评价方法的比较与选择

目前，医疗服务质量评价方法主要有：

（1）病例评价方法

主要是基于模型评价法原理，研究和建立一种以病例为评价对象，以病例分型为评价单元，具有质量、效率、医疗消耗大指标特征的医疗质量管理系统。即以病种病情分型、治疗转归和以平均住院日、医疗费用、药品费用为主的医疗质量评价指标和标准体系，运用计算机技术，进行逐个病例与其相应标准对照比较，以百分法区分优、良、中、低、劣。通过病例医疗质量评估，对全院或科室的医疗诊断治疗质量、医疗费用消耗和工作效率进行医疗质量综合评价。但该方法的重点不突出，没有考虑患者的病情差异，而且有些病例的治疗结果并不确切，难以量化。

（2）统计指标评价法

统计指标评价法是通过制订相应的统计指标，检查分析诊断质量、治疗质量、疗程长短、有无医疗伤害、医疗工作效率等内容，对医疗质量和效率进行正确、及时和有效地评价。主要评价指标包括：门诊或入院与出院诊断符合率、治愈率、病死率、治愈出院者平均住院日、院内感染率、平均每日门诊人次数、平均病床工作日、病床使用率等。该方法要求保证统计数据的真实性、完整性和准确性，必须特别注意统计数据的可比性和显著性，并保持被统计对象具备基本相同的条件、统计方法一致性，局限性比较大。

（3）综合指数评价法

综合指数评价法的基本原理为：将一组指标值通过数理统计学处理转化为一个综合指标，以正确评价工作效率、质量或实力等综合水平。具体做法是通过发函邀请一定数量的专家，广泛征求他们的意见，在互不通气的情况下各自提出全面反映医疗质量的各项指标，收集归纳整理出完整的指标体系，主要涵盖病情诊断、病例分型、医疗转归、医疗事故、平均住院日、平均医疗费等项目，对各指标进行赋值、加权，最终计算各指标的综合指数，来对医院医疗质量水平进行定量评估。通过使用综合指数评价，可以对医院效益进行标准化、全面化的评定。

（4）单病种质量评价法

单病种质量管理为开展医疗保险、实施 DRGs（诊断相关疾病）付费制度提供了有利条件，是衡量医院医疗质量、技术水平的重要方法之一，是医院医疗质量管理的有机组成部分。它通过组织医院宏观医疗质量管理，针对相对独立的各单病种组成不同的医疗质量单元，进行分析、比较和评价，从而通过改善局部效能来提高医院整体医疗质量和管理水平。单病种质量评价可以与患者入院时的病情轻重、检查诊断质量、病案书写质量优劣、治疗效果评定、医疗效果高低、费用成本控制等方面的质量特性挂钩，更直观地将质量评价落实到疾病诊疗过程中，明确各单病种疗效指标、疗效判定标准和出院标准，克服病例质量评价的片面性，做到对临床医疗管理导向性强，能引导医生积极收治危重病人、明确诊断、提高疗效、缩短住院日、合理用药、促进医疗费用合理化[①]。

---

① 胡德全、石晓钟、李贺栓：《医院单病种质量管理的探讨》，载《中华医院管理杂志》1996 年第 9 期，第 535 页。

（5）病种病例综合评价方法

病种病例分型管理是医院医疗质量管理的新趋势。是根据患者病情、诊断和治疗情况的不同病种或病例分成若干不同的组别，科学地反映医院的医疗质量、工作效率和医疗资源利用的实际情况。这种方法能够全面反映医疗技术质量，但该方法将评价项目分得过细，比较费时。

（6）病人满意度调查法

该方法的调查对象是所有医疗保健服务的接受者，不仅包括已经接受治疗的病人，还包括未接受治疗的病人和未接受治疗但拥有健康的人。调查分为以下几类：住院病人满意度调查；门诊病人满意度调查；急诊病人满意度调查；社区病人满意度调查；病种病人满意度调查。医院多使用封闭式调查问卷形式来进行，便于被调查者理解和计算机处理，同时对于不同医院的比较也容易实现。如上所述，调查内容多涉及以下因素：总满意度、治疗、护理、设施、等待时间、检查服务、登记过程、食物供应、信息提供和医疗费用等[①]。目前医院的病人满意度调查多采用现场调查，这样可以保证较高的回收率和项目应答率。通过满意度量表指标分析来验证调查的信度和效度，并结合当地情况、医疗制度、社会经济水平、普遍人群的观念等来进行评价。

以上评价方法各有利弊，但本书认为，应当结合前文所述的医疗保险和医疗费用控制机制，综合运用单病种质量评价方法和顾客满意度调查法。从服务于顾客的角度对医疗服务质量进行评价。

4. 医疗服务质量监督的组织体系与制度机制

在明确了医疗服务质量评价内容、方法和指标体系后，医疗服务质量评价与监督的另一个重要问题就是如何形成有效的监督组织体系和制度机制。

正如前文混合策略博弈模型的分析结论所指出的那样，医疗服务

---

① 蔡湛宇、陈平雁：《病人满意度的概念及测量》，载《中国医院统计》2002 年第 12 期，第 236—238 页。

质量的提高不仅需要外部管制机构的评价和监督，更为重要的是需要医疗机构的内部监督和行业自律的作用。因此，医疗质量监控组织应当包括内部监督组织和外部监督组织。在医疗机构内部要建立由医疗质量管理委员会、质控科、质控员组成的三级质控网络组织体系。在医疗机构外部，要形成有医学专家、患者代表及管制机构人员组成的医疗质量评价委员会（见图4－7）。通过内外结合，共同对医疗服务质量实施适时评价与监控。

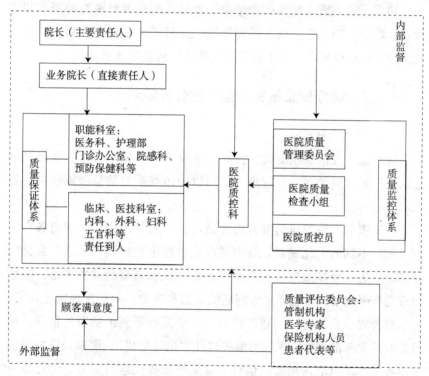

图4－7　医疗服务质量监控组织体系

同时，医疗质量监督和控制组织还要有开展工作的制度保证。其中包括公开透明的监督、检查程序、工作流程或工作制度，以及相应的质量信息体系和质控信息传递渠道。一是要有质量信息检查和收集的渠道，能够较为准确而完备地收集医院内部所有医疗服务质量信息。二是要有医疗质量信息发布机制。如建立质控网站，以开设电子公告板（BBS）形式的医疗质量论坛，为医务人员提供在网上交流医疗质量信息的讨论平台，并有利于质控机构实时收集来自医院内外各层面反馈的信息。三是要有医疗质量信息反馈机制。如定期召开传媒和社会监督员座谈会，反馈社会对医疗质量方面的意见建议。定期开展门诊及住院病员的问卷调查或组织召开病人或病人家属的座谈会，认真分析和评价病人满意度的调查结果，及时了解患者对医院的需求和查找质量隐患。四是建立病人投诉制度，及时了解患者的不满意的原因及医疗质量瑕疵所在，并责成或敦促医疗机构及时改正。

4.3.2　医疗信息披露和强制性公开机制

1. 医疗信息披露机制

应该说，在信息收集成本较低（甚至为零）的情况下，医患之间的信息不对称问题在一定程度上是可以由市场通过信息披露机制自发来解决的。

由于服务提供者与消费者均受到信息不对称的干扰，使得各自的利益都得不到最大化满足。特别是在竞争程度比较高的轻病、常见病和多发病医疗市场或门诊医疗市场，出于追求自身利益的考虑，医患双方均有寻求解决信息不对称问题的动力和压力。对医院或医生而言，由于患者对信息不对称问题的忧虑，致使其得不到消费者的信任，从而影响其服务的正常需求。为解决这种"信任危机"，医院或医生逼迫采用各种办法以取得患者的信任。常见的如提供愈后服务、进行质量担保、做广告宣传、形成医院信誉等。对患者而言，出于对信息不对称的担忧，往往也有采取各种手段以保护自身利益的倾向。如货比三家、追求大医院和名医、组织消费者协会等。

另外，信息不对称的存在产生了寻利的可能，由此可诱使大量以信息的搜寻与提供为谋利手段的社会中介机构在市场中出现。他们着力于信息的搜寻与提供、服务质量的检查与鉴定、医院资信的评估与认定。他们的这种活动在很大程度上缓解和减轻了信息不对称问题所导致的各种不良问题。如医疗资信评估机构、征信机构、医疗咨询服务机构等。

一般来说，通过市场机制解决信息不对称问题的方式可以区分为三种类型：信息传递、信息甄别和经济激励①。

（1）信息传递

信息传递或称信息示意，是指拥有信息优势的一方主动向市场发送信息的行为，一般是指市场中的医疗服务提供者做出的行动。市场中较常见的医疗信息传递方式主要有做广告，提供服务承诺和建立信誉等。

（2）信息甄别

信息甄别则是指处于信息劣势的一方为避免信息不对称对自己造成的损害而主动去发现或诱使对方暴露信息的行为。处于信息劣势的患者为了在接受服务过程中尽量避免遭受损害，总是有主动采取各种各样的手段去甄别信息的激励。这些手段可以归纳为两个方面，即进行信息搜寻和制定不同的合同。

搜寻。解决信息不对称的最原始和最直接的市场手段也许就是对信息的搜寻了。患者和保险结构为了得到最便宜和优质的医疗服务，会在一定范围内搜寻有关医疗服务的价格与质量信息。

制定不同的合同。当然，这里的合同是非常广泛的概念，不仅仅指通常意义上的合同，还可能包括尚未签订的、由交易的单方设计制定的一种意向性协议。如上文分析的医疗保险机构与医疗机构之间的价格与费用支付合约，保险机构可设计几种不同激励程度的付费合约。设计制定不同的合约之所以说是一种信息甄别的方式，是因为处于信息劣势的一方凭借这种不同的合约提供给了信息优势一方一个自我选

---

① 周惠中：《略谈伪劣商品和打假——不对称信息理论的应用》，载汤敏、茅于轼主编：《现代经济学前沿专题（第三辑）》，商务印书馆1999年版。

择的途径，通过自我选择的结果，合约的设计者可以获取他所不拥有的信息，从而达到信息甄别的目的，以尽量规避因信息劣势而招致的损失。

（3）经济激励

经济激励是针对隐藏行动造成的道德风险问题而提出的一种解决方法。在隐藏行动的信息不对称情况下，由于患者或保险机构对医院或医生的行动无法观察和监督，因此不能客观地根据医生的努力程度，选择恰当的效能指标来衡量和决定对其应支付的报酬，从而难以有效地解决委托人与代理人之间的效率问题。经济激励要研究解决的问题是：设计怎样的奖惩机制，才能有效地激发代理人的最大努力。本章第1节的间接价格管制机制设计问题，实际上就是一种通过经济激励进行信息甄别的方式。

另外，本书认为，由各种以营利为目的进行信息搜寻和信息提供的中介机构组成的称之为信息市场的非官方力量，也是解决信息不对称问题的一种强大的市场力量与方式。因此政府应当鼓励这种中介机构的建立与发展。

2. 医疗信息强制性公开机制

在信息收集成本或各种交易成本较高的情况下，比如在重病市场或住院市场，上述信息传递、信息甄别和经济激励的机制就有了很大的局限性。一些医疗服务信息是难以通过信息传递、经济激励和信息甄别机制来获取的。这种情况下，医患之间的信息不对称将为医生滥用信息优势行为提供便利。导致严重的逆向选择和道德风险行为，产生确定性公共领域。更何况出于以下理由医疗市场有时并不能有效实现充分信息的条件：一是医院或医生只能散布有利于他自身利益的信息，市场竞争可能不足以迫使医院或医生提供患者愿意为之支付费用的所有信息。二是医院或医生可能通过传递错误信息或者故意隐瞒关键事实来蓄意误导患者。当然，这些错误信息可能构成终止合约或者起诉要求赔偿的基础。但司法费用相对很高的情况下将造成威慑力不强。信誉受损也不一定会成为一种有效的威慑。

在这种情况下，就需要政府的强制性干预，通过强制性制度机制来规定医院或医生必须提供的信息种类、帮助患者或保险机构评价医生和医院所提供的服务。政府的强制性医疗信息公开机制可以界定为以下一些内容：

第一，建立医疗信息收集与发布体系。政府在某些方面具有比私人更便利的信息收集条件和信息获得能力。可以利用政府的优势力量进行信息的收集和整理，免费向社会发布。

第二，利用政府的强制力量迫使医疗机构提供一些必要的医疗服务信息，并明确规定信息公开的内容与范围，确定信息公开的渠道与方式。鼓励医疗机构构建医疗信息发布平台。如医疗服务价格和质量信息，以及医疗技术规范、服务规则、医疗服务条件等与医疗服务质量有关的信息。强迫拥有信息的医院公开其信息确实可以有效地减少信息搜寻的需求和信息成本，但也应注意恰当使用和防止政府滥用这种强制力。至于防止政府滥用这种强制力，最好的办法也许是将法律、法规的制定权与执行权分离，并对执行部门实施严格的监督。

第三，为医疗信息市场的形成与发展壮大提供支持。鉴于市场自身形成的信息市场在信息提供方面的公正与客观，以及其在解决信息公共品提供成本方面的规模效应，政府除了自身尽可能提供信息公共品之外，还应大力培育和支持这种信息市场的发展。只要政府对信息市场的准入大开方便之门即可，而不要人为设置过多的门槛。

第四，为医疗服务合约的签订与执行创造良好的环境。由于信息不对称问题，医疗服务合约的签订与执行面临着许多不确定性。政府在矫正信息不对称的市场缺陷方面能够发挥的最大作用之一，恐怕不是去管制某种具体的信息不对称行为，而应该在于凭借政府的强制力为合约的签订与执行创造一个良好的环境。因为，政府显然不能替代信息劣势的一方去签订合约，也不可能强制性地监督信息优势方去执行合约，政府所能做的、也是应该做的就是为交易双方创造一个良好的、可以预期的法制环境。即建立完善严明的合约法等商业法规以及民事法，并加以严格、公平地执行。如此可以大大减少交易双方在监视、贯彻合约过程中的执行成本。

具体地说，政府在这方面可以做两件事①：一是对医疗服务合约文书进行规范、标准化，如此可以减少对合约解释的争议。二是健全和加强履行合约的法律保障。可以在地方建立一些简单的医疗诉讼仲裁机构来处理交易双方的一些简单的不需要太高级的法律专业人员的争端，如此可以大量节省合同执行成本和加强交易双方对合约可履行的信心，减弱信息优势方对合约做手脚的预期。

第五，建立打击虚假广告信息的管制机制。具体体现在两个方面：一是对信息传递、信息甄别过程中出现的虚假信息进行管制，为交易双方得以顺畅地进行信息传递和信息甄别提供一个良好的环境。二是对信息市场中以提供信息为营利目的的中介机构进行管制，防止他们提供虚假信息和扰乱信息市场的秩序。显然。前者主要针对的是医疗机构或医生的不法行为，后者则主要针对的是中介机构的不法行为。

在解决信息成本方面，政府虽然可以借助其任何组织形式均不可比拟的优势在信息搜寻、强迫私人信息显示、免费提供信息公共品和创造良好的合同签订与执行的法制环境等方面有所作为，从而降低经济活动中的信息成本，但要注意的是政府在从事这些活动时其本身也是存在成本的，有时这种成本可能是非常高昂的。

4.3.3　医疗保险制度和疾病风险分担机制

通常，疾病的发生具有不确定性，因而医疗服务消费也具有一定的不确定性，这种不确定性也即患者所面临的风险。合理的医疗保险制度是避免疾病的不确定性，分散医疗风险的重要途径，也是降低医

---

① 周惠中：《略谈伪劣商品和打假——不对称信息理论的应用》，载汤敏、茅于轼主编：《现代经济学前沿专题（第三辑）》，商务印书馆 1999 年版。

患之间信息不对称，制约诱导需求行为，控制医疗费用不合理上升的有效手段，对于医疗资源的合理配置和公平分配具有重要作用。因此，医疗保险特别是社会医疗保险模式可以视为一种社会性医疗管制的制度机制。

1. 医疗保险和疾病风险分担机制的作用机理分析

下面，本书用一个简单模型来说明医疗保险制度对社会福利的积极影响。

用 P 表示疾病发生的概率，E 表示医疗费用，U 表示效用，PE 即为保费，用 I 表示未发生疾病时的收入，$I-E$ 表示扣除医疗费用之后的可支配收入。消费者需要在自担风险和支付保险费以转移风险之间做出选择。

对于患者来讲，自担风险时的期望效用为：

$$EU_1 = PU(I-E) + (1-P)U(I) \qquad (4-48)$$

若患者选择了参加保险以消除未来的不确定性，则其期望效用为：

$$EU_2 = U(I-PE) \qquad (4-49)$$

当 $EU_1 > EU_2$ 时，患者会选择自担风险；当 $EU_1 < EU_2$ 时，则会考虑投保。

不难看出，患病概率、医疗费用水平是患者决定是否投保的关键因素。在医疗费用一定的情况下，患病的概率是难以确定的，而疾病一旦发生，对于每个单个疾病患者来说都有可能是一种难以完全承担的风险。因此，通过医疗保险，虽然患者要支付一笔保费，但收入风险降低了，因而其福利水平提高了。

但是，在医疗保险市场中，特别是在商业医疗保险市场中，由于保险机构与被保险人之间存在着严重的信息不对称问题，逆向选择行为和道德风险行为十分严重：一方面，商业性医疗保险机构的趋利性质往往造成真正需要保险者反而被排挤在保险范围之外，而且，在消费者风险意识淡薄的情况下，自愿性商业保险机制将致使医疗保险覆盖率较低，难以起到分散疾病风险的作用。另一方面，就整个社会而言，医疗费用总支出并不见得减少，反而有可能因为医患双方的道德风险及合谋而提高。

正因如此，世界各国无论是商业医疗保险还是社会医疗保险都采取了一系列措施以降低医疗保险中的逆向选择行为和道德风险行为，在降低患者收入风险的同时，控制社会医疗支出，实现社会福利最大化。这便是构建完善医疗保险制度和疾病风险分担机制的必要性所在。

2. 医疗保险与疾病风险分担的制度机制

目前，国际上的医疗保险制度大体上可分为四种模式：国家医疗保险模式（免费型）、社会医疗保险模式（现收现付型）、储蓄医疗保险模式（个人累积型）以及商业医疗保险为主导的混合型医疗保险模式。四种模式的比较见表4-2。

表4-2 四种医疗保险模式的比较[①]

	国家医保	社会医保	商业医保	储蓄医保
代表国家	英国、加拿大	德国、日本	美国	新加坡
筹资方式	依法纳税	法定参保缴费	自愿缴费	强制储蓄
保障范围	不以收入为条件，针对所有人群	主要针对一般收入人群	自愿参保人群主要是高收入者	主要针对有收入人群
保障水平	高	较高	低	较高
运行机制	财政二次分配	横向统筹，现收现付，互保共济	现收现付风险分担	横向累积，自保为主
服务供给	基本免费	社会定价保险给付	市场价和合约定价	政府定价自付为主
支付机制	政府统一支付	第三方支付	第三方支付	公积金管理机构支付
政府责任	完全责任	承担部分责任	承担监督责任	承担基金保值增值责任

通过表4-2对四种保险模式进行比较可知，四种模式虽然各有其

① 鸟日图：《医疗保障制度国际比较》，化学工业出版社2003年版，第217页。

优缺点，但其中的共同点是；医疗保障制度和疾病风险分担机制必须有明确的发展目标，必须与医疗保险的社会目的性要求和医疗保障的目标相一致；能够实现广覆盖、高保障水平，且能真正起到分担疾病风险的作用；必须与社会经济的发展水平相适应，实现社会医疗资源的公平利用与合理分配。

有鉴于此，并结合前文有关间接价格与费用控制机制的分析，本书认为，借鉴社会医疗保险和储蓄医疗保险两种模式的优点，在此基础上构建新型医疗保险制度和疾病风险分担机制是一种最佳选择。

完善的医疗保险制度和疾病风险分担机制应当具有以下特点：一是通过强制性医疗保险制度或法定医疗保险制度，实现广覆盖和较高保障水平。二是通过横向统筹，现收现付，能够实现互保共济，分担风险；三是通过医疗费用分担机制，可以避免医疗保险中的逆向选择和道德风险行为。

在建立科学的疾病分担机制的过程中，关键问题是如何确定两个费用分担比例：一个是确定政府、雇主和雇员之间医疗保险费用的分担比例；另一个是确定保险机构与患者之间医疗费用负担比例。

医疗保险费用的分担比例可以根据个人和雇主的收入及其经济状况来确定分担比例。而医保机构与参保者之间的就医疗费用的分担如何分配问题，可以有以下 3 种方法：

（1）固定比例制

无论医疗费用多高，患者自付比例一定。这种方法操作简单，但是同起付线标准设置相似，过高不足以分散风险，过低无法防范道德风险。而且实现统一的比例，也不利于在保险成本不变的条件下，将保险范围集中于发病概率适中的大病上，提高医疗保险基金的使用效率。

（2）累进比例制

即随着医疗费用支出的增加，患者相应承担更大的比例，这种方法对于控制道德风险所引致的医疗费用支出上涨是有效的，却失去了医疗保险的初衷。医疗费用越高，意味着一旦患病损失越大，未来的收入不确定性增强。而正是这种不确定性的存在才使得消费者愿意购买医疗保险，倘若在支付保险费之后还要承担医疗费用中的大部分，那么消费者可能宁愿选择自留风险。

（3）累退比例制

也就是患者对医疗费用的自付比例随费用上升而递减，这是本书比较推崇的方法，它既能控制患者滥用医疗卫生资源，又能在患者遭遇高额医疗费用时提供保险支持。

从上述的分析中可以看出，医疗保险的出现可以降低个人风险，从这个意义上来讲有利于个人福利的提高。但不合理的医疗保险制度和风险分担机制将会造成社会福利损失和医疗费用的不合理上升。当然，任何一种制度设计都不可能尽善尽美，要想实现所谓的"最优"是脱离实际的。帕累托最优条件是以完全竞争市场的假设为前提的，这个假设本身就不现实。因此，对于医疗市场，我们只能侧重于其中的某些方面，以图实现次优。

4.3.4 有效的医疗救助制度

医疗救助是针对那些无力支付医疗保健费用的人群进行的救助。可以定义为政府或社会通过提供财务、政策和技术上的支持使贫困人口获得重要的医疗服务，以改善目标人群健康状况的一种运行机制①。

按照福利经济学的序数效用理论，富人的收入边际效用低于穷人的收入边际效用，收入从较富裕者转向较贫困者，会使社会福利总量增加。由于健康投资同样符合边际效用递减规律，对健康服务的投入将随着投入的增加而边际效用递减，因而对贫困人群实施医疗救助不仅可以在一定程度上消除他们在医疗服务可及性上的经济障碍，避免贫困与健康状况的恶性循环，提高健康状况较差的贫困人群对健康服

---

① 世界银行：《卫生保健筹资：中国的问题与选择》，中国财政经济出版社 1998 版。

务的利用水平，而且可以提高整个社会的福利水平，以更少的成本取得更大的效益，给整个人群带来更高的健康状况的边际效用，从而提高全人口健康投资的效率。因此，医疗救助不仅符合公平原则，而且也符合效率原则①。对贫困人口实施医疗救助，是保障基本人权，实现社会公平的基本要求，也是政府和社会的职责，因而也是医疗市场社会性管制机制的重要组成部分。

本书认为，有效的医疗救助制度及其运作机制应当包括以下内容：

（1）明确的医疗救助对象

医疗救助的对象可统称为贫困人口中的疾患者。在不同的国家和地区，医疗救助的对象因政治、经济、文化和制度的不同而不同。一般而言，有以下几种社会成员②：①"三无"人员，即无法定赡养人、无劳动能力、无生活来源人员和其他特殊救治对象中的患病者；②丧失劳动能力的无业人员病患者；因自然灾害而致伤病的灾民，历来是救灾中的医疗救助对象；③因患重病，并在享受基本医疗保险待遇和有关其他补助后，个人负担医疗费用仍有困难的人员；④享受最低生活保障的年满60周岁的无业老人和年龄在16周岁以下的未成年人中的病患者；伤残军人，孤老复员军人及孤老烈属等重点优抚对象中的病患者；⑤因患重病，经各种互助救助帮困措施后，个人自负医疗费仍有困难且影响家庭基本生活的低收入家庭中特困人员或享受医疗保险的人员。

（2）合理的筹资渠道

资金的筹集是开展医疗救助的基本前提。正如前文所述，对贫困

---

① 韩雷亚、张振忠：《对贫困人口实施医疗救助》，载《中国卫生经济》1999年第11期，第27、28页。

② 中国贫困人口是指家庭人均收入低于当地最低生活保障线的低收入家庭成员，他们主要包括：①下岗待业人员；②低收入家庭；③孤儿、孤老、孤残；④无子女、无职业、无固定收入来源的"三无"人员；⑤"一老养一老"家庭。各类贫困人口约占总人口的5%左右。此外，还包括农村贫困人口和农村进城的贫困人口。参见韩雷亚、张振忠：《对贫困人口实施医疗救助》，载《中国卫生经济》1999年第11期，第29页。

人群实施医疗救助，改善贫困人口的健康状况是政府义不容辞的责任，需要政府长期从各方面尤其是资金上给予必要的支持。政府财政应根据统筹兼顾以及现实需要的可能，编制医疗救助的经费预算，保证医疗救助必要的资金。

与此同时，社会捐助也是医疗救助的主要经费来源之一。要正确引导社会捐助就应当创造以下条件：首先可以建立专门机构，做到合法化，负责管理医疗救助捐赠活动及其基金的使用，形成统一规范的接受捐赠服务的网络；其二，政府可设立专门的慈善医疗专项基金，从其收入中划拨一部分用于社会医疗救助；其三，建立社会医疗救助的纵向工作机制。充分发挥社区、基层工会在医疗救助动员、宣传、组织等方面的作用，使救助政策的目的和意义深入人心，从而形成社会各界广泛参与社会医疗救助的良好氛围。

（3）医疗救助资金的"需方投入"模式

在由政府的公共医疗救助体系中，医疗救助资金的投入模式一般有两种：一种是政府救助资金直接转移给医疗服务提供者，这种模式可以称为"供方投入"模式；另一种是政府救助资金直接转移给贫困患者，这种模式可以称为"需方投入"模式。在政府直接提供公共医疗服务的国家中，基本的做法是，政府医疗救助经费预算是根据医疗机构的规模编制按基数比例法形成，专项拨款的发生更是建立在一系列政治上的讨价还价基础上的，甚至存在着一些不规范的操作行为。这种"供方投入"模式激励医疗机构扩大规模，加强自身政治上的竞争力，以争取更多的"含金量"较高的政府预算。在这种模式下，往往使得大医院具有更强的竞争预算的能力，从而使有限的卫生资源较多地流向大医院，造成资源的配置效率降低。同时，由于政府预算的取得并不直接与医疗机构的高质量、低成本相关，医疗机构则较少关注其服务效率。

"需方投入"模式则是"资金跟着病人走"的模式，贫困患者得到政府的预算救助资金后，会根据医疗服务的健康需要和服务提供者的服务成本与质量来决定是否购买服务、购买多少服务、购买谁的服务，这样一个"购买"机制有利于激励医疗服务提供者——医疗机构关注其服务的质量与成本、关注消费者的健康需要，从而达到激励医疗服务提供者提高技术效率和质量的目的。同时，由于救助资金转化为贫困患者的自身收入，因而可以避免患者本人在医疗消费过程中的道德风险行为。所以，本书认为，医疗救助资金应当直接分配给贫困患者，而不是医疗服务提供者。

（4）多样化的组织形式和救助途径

根据救助的对象、筹资渠道的不同，医疗救助方式和途径也可以有多种。其中有政府部门组织与管理的计划、政府相关机构（如工会）实施和管理的计划、非政府组织的基金会实施的计划、卫生服务提供组织联合实施的计划、企业联合实施的互助基金等多种形式。所有这些医疗救助计划对不同贫困人群进行不同程度的医疗救助。

具体救助方法和途径有：医疗减免、临时救济、专项补助、医疗救助基金、团体医疗互助、慈善救助等。

（5）明确的医疗救助内容和救助标准：保大病还是保基本医疗

实施医疗救助，需要制定一个反映基本救助水平的标准。这个标准其实是一个可能性标准，也就是依据财政支付情况来设定的政府或社会的救助能力。它与应该救助到什么程度这个客观要求之间有一定距离。这个不足部分就是救助能力的差距。它是一个地区医疗救助水平和能力的标志。可见，病人的医疗需求与政府财政形成的救助能力是两个概念。基本标准指的是后一个概念。

由于各地的经济社会水平，特别是财政收入状况的差异，因而医疗救助水平也存在着差异，不可能制定一个全国、全省统一的医疗救助标准，同时也只是按照"广覆盖、低标准"的原则，制定医疗救助基本标准。本书认为，救助标准一般以政府财力可承担的医疗救助费用表示，同时要考虑贫困患者医疗负担能力，以不影响其病后基本生活为标准。

在制度设计层面，医疗救助标准制度所面临的一个重大选择就是所谓"管大病"还是"大病小病都管"。我们可以分别称之为"大病救助"和"综合救助"模式①。依照前一种思路，医疗救助只为贫困人群的大病医疗开支提供部分报销，其具体做法一般是确定若干病种，然后对符合资格的患病者进行事后救助；而依照后一种思路，医疗救助不仅应该为贫困人群的大病医疗开支提供资助，而且还应该帮助贫困人群提高初级医疗卫生服务的可及性和利用率。前一种模式秉承传统救济型的思路，覆盖面过窄，不仅对身患救助范围之外大病的低收入者不公平，而且并不能帮助救助对象增进健康、摆脱贫困。后一种模式则着眼于提高低收入者对初级医疗卫生服务的可及性，从而在一定程度上能够促进其提高健康水平，增强其参与劳动力市场并摆脱贫困的能力。从国际经验上看，后一种思路着重于加强贫困人群对基本医疗服务的可及性，促使他们少患医治费用昂贵的大病，更具有成本功效性（cost-effectiveness）。同时，如果贫困人群初级医疗卫生服务可及性大大提高，也能有助于早日实现人人都能享有基本医疗服务的目标，即基本医疗服务可及性的公平性。这实际上正是医疗救助的初衷。可以说，只要筹资水平能够达到一定的高度，"综合救助"模式值得推广。

然而，即使是在"综合救助"模式下，如何帮助低收入者应对某些特殊大病负担的风险，依然是一个难题。尤其是那些单次医疗费用并不奇高，但患者却需要不断依赖药物或者某些医疗手段的慢性病（例如糖尿病、肾衰竭等）来说，"综合救助"模式中的门诊和住院救助似乎都无能为力，因为慢性病的控制既不需要门诊也不需要住院。

实际上，对于这类病种的患病者，民间慈善组织恰恰可以扮演救助者的角色。在那些民间慈善组织发达的国家，由相当一部分慈善组

---

① 顾昕、高梦滔、张欢：《医疗救助体系与公立医疗机构的社会公益性》，载《江苏社会科学》2006 年第 3 期，第 84—85 页。

织锁定某些特殊病种的病人作为它们的服务对象。依病种提供医疗救助，恰恰可以为民间慈善组织一展身手提供舞台。

可以说，政府出资建立的医疗救助是低收入者基本医疗服务可及性的最重要的制度保障，而要求医疗机构发挥其应有的医疗救助义务，以及大力发展依病种提供医疗救助的民间慈善组织，乃是公共医疗救助制度的必要补充。政府、医疗机构和民间组织的三方伙伴关系，可以构成医疗救助的基本网络。

4.3.5 全科医生和医疗服务"守门人"制度

医疗服务中的"守门人"制度是医患之间一种比较特殊的制度安排。它所蕴涵的内容是：人们按照自己的意愿登记成为某些全科医生或医疗机构的注册服务人群，注册时以某种方式支付一定费用（比如前文所述的按人头预付费、按病种预付制等），该注册者以后得病后要首先到其注册的全科医生或医疗机构处进行初诊，如果所患疾病能够在此治愈，那么病人就可以在此治疗直到痊愈，如果疾病比较严重，此处无法治疗，那么就由该处负责将其转诊到相应的更高级别的医疗机构进行诊治。期间所有诊疗费用（包括当地诊治和转诊）的支付方式依据注册时付费方式的不同而有所差别（比如采取按人头付费的预付制，那么所有的费用都由该处支付，注册者不必再付任何费用）。患者在接受转诊服务后，后期的康复又可以转回到该处进行。充当这种角色的全科医生或医疗机构就被称为"守门人"，医患之间的这种制度安排则被称为"守门人"制度①。

1."守门人"制度的内在机理分析②

下面。我们运用一个数理模型来分析"守门人"制度的内在作用

---

① 张录法、黄丞：《"看门人"制度的作用及其在我国的实现途径》，载《经济问题探索》2005年第1期，第8页。

② 本部分参考了张录法、黄丞：《"看门人"制度的作用及其在我国的实现途径》，载《经济问题探索》2005年第1期，第8—10页。

机理，我们假设有一个代表性的"守门人"，它有 n 个注册者，付费方式是按人头预付制，每个注册者在一个注册期（比如一年）内的预付费为 F。"守门人"对患者的治疗分为自己治疗和转诊，C_{ij} 和 C'_{ij} 分别是注册者 i 在注册期内第 j 次生病时，"守门人"自己治疗和转诊治疗的成本，C^α 代表医生除变动成本外的其他成本总和。那么对此"守门人"而言，在一个注册期内其利润为：

$$R = \sum_{i=1}^{n} F - \sum_{I=1}^{N} \sum_{j} (C_{ij} + C'_{ij}) - C^\alpha \qquad (4-50)$$

对（4-50）式中的各变量进行求导可得：

$$\partial R/\partial F > 0, \partial R/\partial j < 0, \partial R/\partial C_{ij} < 0,$$

$$\partial R/\partial C'_{ij} < 0, \partial R/\partial C^\alpha < 0 \qquad (4-51)$$

由（4-51）式可知，为了提高自己的收益 R，"守门人"可以提高预付费 F、降低亲自治疗的成本 C_{ij}、转诊的成本 C'_{ij} 和其他成本 C^α、减少患者的就诊次数 j。但是由于 F 是预付的，"守门人"无法随意提高，所以要提高 R 只能通过其他几种途径，相应的"守门人"可以采取的措施有：

第一，提高自己的效率，在保证治疗质量时减少自己治疗时的成本 C_{ij} 和其他成本 C^α；

第二，通过对更高一级医院的有效选择和监督来减少转诊费用 C'_{ij}；

第三，由于疾病预防的成本远远低于治疗成本（当然这些疾病的预防是有效的），所以医生可以通过加强预防措施来降低患者得病的次数；

第四，通过降低对患者的服务质量（包括尽可能地不转诊）来降低 C_{ij}、C'_{ij} 和 C^α 等医疗费用支出。

以上前三种措施都是对患者和社会有利的措施，既满足了"守门人"自身的激励相容约束，也达到了社会所追求的目的。那么，"守门人"在什么情况下才不采取第四种措施？

下面我们以重复博弈原理来分析其中的激励相容机制和监督机制。

假设"守门人"和患者之间是重复博弈[①]，重复博弈的顺序如下：

第一步："守门人"和患者进行第一期的博弈。

第二步：在观测到第一期的结果后，患者决定下次看病时是否再到此社区"守门人"处看病，我们假定患者的战略是"触发战略"[②]，也就是说只要此社区"守门人"在第一期的博弈中违规，患者就再也不去找他看病，博弈结束。如果社区"守门人"在第一期没有违规，患者有 $p(0 < p < 1)$（p 值随着博弈的次数变化肯定会有所变化，为了简化分析，假设每一期的 p 不变）的概率再次看病；依此类推。

首先，考虑博弈只有两期的情况，假设"守门人"在这两次诊治中的正常收入分别为 $R(T_1^*)$ 和 $R(T_2^*)$，违规收入为 $R(T_1^V)$ 和 $R(T_2^V)$，不考虑资金的时间价值。如果"守门人"在第一期就违规，那么其两期的总收入为：

$$R_1^T = R(T_1^V) \qquad (4-52)$$

如果第一期不违规，那么其两期的总收入为：

$$R_2^T = R(T_1^*) + pR(T_2^V) \qquad (4-53)$$

只要 $R_2^T > R_1^T$，那么，理性的"守门人"就会选择第一期不违规。令：

$$\triangle R^T = R_2^T - R_1^T = R(T_1^*) + pR(T_2^V) - R(T_1^V) \qquad (4-54)$$

只要 $\triangle R^T > 0$，"守门人"就不会在第一期违规。但是要 $\triangle R^T > 0$ 成立，其中蕴涵着两个条件：第一，$R(T_1^V)$ 和 $R(T_2^V)$ 要有可比性，否则如果 $R(T_1^V)$ 远远大于 $R(T_2^V)$，那么 $\triangle R^T$ 可能会小于零；第二，p 值要充分大，否则 $\triangle R^T$ 也可能小于零。

在"守门人"制度安排下，由于"守门人"能诊治的疾病将仅仅

---

① 这种假设是符合守门人制度机制的。因为，初级医疗需求的患者在注册期内的每次首诊都必须在守门人处就诊，可多次与守门人接触，对其医疗服务质量比较了解。从而形成多次重复博弈。

② 参见张维迎：《博弈论与信息经济学》，上海三联书店，上海人民出版社 2004 年版，第 126 页；谢识予：《经济博弈论》，复旦大学出版社 2002 年版，第 203 页。

限定在常见病方面，所以 $R（T_1^V）$ 几乎不可能远远大于 $R（T_2^V）$。同时只要"守门人"不违规，那么患者在下期来继续看病的概率 $p=1$，那么"守门人"第一期不违规的期望收入就会比较大，$\triangle R^T > 0$ 就相对比较容易满足，所以"守门人"为了长期收入的最大化，将在第一期中不违规。如果博弈是无限次重复博弈，那么"守门人"将永远不会违规，因为理性的"守门人"仅仅会在最后一次博弈中违规。

同时，在"守门人"制度下，"守门人"的服务对象一般是某个或某几个社区的人群，而且服务对象的最大数目在某个时期内是由注册总人数所预先决定的，从而"守门人"的收入就和患者的数目有了直接的联系，每丧失一个患者，其所服务的患者总数目将减少，从而"守门人"的潜在收入就会减少。而且由于"守门人"所服务的对象是一个或几个特定社区，那么有关其服务的信息在社区中传播的速度就会比较快，如果"守门人"违规，那么，不但此患者会不再来看病，更重要的是他会将信息传递给其他人，影响其他患者是否选择此医生的决策，"守门人"对一个患者违规可能造成患者极大流失，因此，声誉对"守门人"更加重要。为了维护自己的声誉，"守门人"会主动减少违规行为。

2. 医疗服务"守门人"制度的作用与社会性管制

从上述分析中，我们可以概括全科医生和医疗服务"守门人"制度的具体作用如下：

第一，导医及长期预防保健的作用。在"守门人"制度下，由于患者每次都必须先到"守门人"处初诊，对患者行为可形成合理约束，减少其自由就医带来的"囚徒困境"，而且可减少患者每次选择医疗机构的盲目性和困难性。"守门人"可以利用自己的丰富经验和信息帮助患者挑选最适合自己的治疗。初级保健可以就地治疗，直至痊愈；无法治疗的重病、大病可转到相应治疗效果最好的医疗机构进行诊治，后期的康复可以转回"守门人"处，这样既能减少浪费，又能给患者最合适的治疗并且还给患者提供了极大的方便。

此外，由于"守门人"为病人长期服务，他能比较清楚地知道病人的健康状况，及时采取预防和保健措施来减少病人的发病可能性；即使发病，"守门人"根据病人的身体状况档案能迅速地排查病情，让病人减少误诊的可能性、赢得治疗时机①。

第二，引导医疗资源的配置，减少浪费。在"守门人"制度下，"守门人"会从技术和经济两方面来确定最优的治疗方案，会根据病人的实际情况来选择不同的医院进行转诊。经过"守门人"有针对性的转诊，一方面可以避免患者自由就医、盲目选择大医院或高技术医院的倾向，使患者在不同类型和级别的医院之间形成合理分流；另一方面也必将引导医疗资源在不同等级医院之间的重新配置，促成各级别和各类型的医院重新进行功能性定位，对医院形成硬性约束。医院的数目和功能定位将逐渐符合疾病的发病规律，而不是人为造成的"倒三角"形资源配置。各级各类医疗机构可以将精力放在自己的核心能力的培养和不断创新上，而不必盲目地采用各种手段来争夺病源。

第三，提高医生的自觉行为约束，改善医患关系。医患之间关系的恶化和医生的违规行为有着直接联系，而医生和患者之间服务关系的短期性又是医生违规行为产生的一个重要原因。在医生和患者的服务关系是一次性时，医生主要关心当期收入，所以医生当期违规的动机就比较大。而"守门人"和患者之间的服务关系是长期的，"守门人"不仅要关心当期收入，更要关注长期收入。而为了获得长期收入，"守门人"必须赢得良好的声誉，自觉提高行为约束，不去违规。这就为医患关系的根本好转奠定了坚实的基础。

同时，因为常见病的发生概率比较大，而且"守门人"完全可以对其进行有效治疗，所以，患者就不需要经常去拥挤的高一级医院看病，患者在得到有效治疗的同时既减少了支出又节省了时间，因此患

---

① 黄丞等：《社区"看门人"制度能有效促成我国大中型城市"三医"良性联动》。载《中国卫生经济》2005 年第 5 期，第 48—51 页。

者的满意度就会提高，医患关系就会变得更为融洽。

第四，给医生提供正向激励。由于"守门人"制度大都采取预付制，那么"守门人"的总收入将是固定的，而支出则是不固定的。如果"守门人"不提高自己的运作效率，那么成本的增加则意味着其最终净收入的相应减少，因此不管是给患者开"大处方"，还是和药商合谋通过售高价药来获取回扣，最终的成本都落到自己的头上，这样，"守门人"通过损害患者的利益来获取自身利益的扭曲激励将被打破，提高自身效率的正向激励相应产生。

第五，变外行监督为内行监督。"守门人"的利益和所转诊的医院利益是不一致的。"守门人"为提高身利益，必然会去监督自己的注册患者所转诊到的那些医院的富翁行为。对一个称职的"守门人"来讲，虽然它可能不知道疑难杂症的具体治疗措施，但是它的知识和经验必然让医院的违规可能和强度大大降低。这样，原来患者对医疗机构的外行监督就变成了"守门人"的内行监督①。

由此可见，医疗服务"守门人"制度，在一定程度上起着消除医患信息不对称、合理公平地分流医疗资源、控制医疗费用不合理增长，并对医院和医生形成激励约束，促进医疗市场竞争等积极作用。是社会性管制不可缺少的制度机制。

3. 医疗服务"守门人"制度的实现途径

根据国外（英国和美国）实践经验，本书认为，要形成完善的医疗服务守门人制度，必须在制度机制建设上做好以下工作或具备以下条件：

第一，守门人准入制度。医疗服务守门人制度的市场准入首先必须根据区域人口状况、现有基层医疗组织（社区医院或诊所）的情况和现有全科医生的数量，进行统一规划和安排。同时选择和培养全科医生、切实设立具有守门人特点的医疗机构。

---

① Alexander. S. , 2000, *The Economics of Private Participation in Health Care: New in sights from Institutional Economics*, World Bank.

第二，合理的医疗服务守门人医疗付费机制，比如，按人头预付制度。

第三，自愿注册制度和全科医生首诊制度。按照社区就近原则和个人意愿，每个人可以在某一社区"守门人"处自愿注册。注册期的长短和数额不限。注册期内原则上不能更换"守门人"，但是在注册期结束后个人有权利重新选择"守门人"。注册了社区"守门人"的患者在得病后一般必须首先到"守门人"处进行初诊（当然有些特殊情况可以采取相应的应急措施），由"守门人"根据具体的病情进行相应的治疗或转诊。

第四，明确的"守门人"的功能定位。对"守门人"所提供的医疗服务要进行标准化、规范化和科学化管理。建立健全社区"守门人"的基本标准、基本服务规范和管理办法，完善各种规章制度。制定社区"守门人"使用转诊服务的标准，形成完善的转诊制度。

第五，健全的信息公开制度和完善的监督和激励机制。由于"守门人"会有动力通过降低服务质量、尽量不转诊等违规行为来获取自己的利益，因此，必须配合其他管制机制的构建而建立针对"守门人"的有效信息公开制度和监督机制。

4.4 小结："管制—竞争"模式的管制制度体系

在本章，本书运用信息经济学、制度经济学和机制设计理论的原理与方法，从制度设计角度，研究了直接经济管制放松后的间接经济管制和社会性管制的机制选择问题。展现了医疗管制制度体系所应具备主要制度要素和基本架构。现在，我们不妨将分析的过程和基本结论概括为以下几个方面：

第一，运用一个契约模型分析了医疗价格与费用契约机制及其作用特点和构成条件。得出的基本结论认为，医疗价格与费用控制机制发挥作用的决定性因素是委托人（患者、保险机构或政府）与代理人（医疗机构）之间的信息对称程度和付费机制的激励强度。由此，本书得出的启示是：医疗保险组织和医疗付费方式在价格与费用控制中的应发挥重要作用，医保机构与医疗机构之间的价格与费用合约可以是医疗价格间接管制的参照依据。在比较分析现有各种医疗价格与费用支付机制的基础上，结合上文得出的启示，进而得出结论认为，按疾病诊断分类定额预付制度（DRGs-PPS）是医疗付费机制的最佳选择。

第二，基于标尺竞争原理，设计了一个基于标尺竞争模型的间接价格管制机制。这个间接价格机制的形成过程可以概括性地表述为：首先，各医疗保险机构可以根据标尺竞争原理设计医疗价格或医疗费用支付合约，并选择其中相对最优的价格与费用水平与各医疗机构签约；然后，管制机构再根据标尺竞争原理，在保险机构与医疗机构所签订的各种价格与费用支付合约中，选择相对最优的价格与费用支付合约作为价格或费用管制标尺；最后再以此价格或费用管制标尺为依据，对医疗市场实施间接价格管制或费用管制。

第三，建立了一个简单的数学模型，探讨了如何确立医疗市场间接准入管制机制的基本准则。得出的演绎性结论是：价格弹性较小的医疗服务需要较高的间接准入管制水平；价格弹性较高的医疗服务产品需要较低的间接准入管制水平；价格弹性相对适中的医疗服务产品需要适度的间接准入管制水平。而在事实上，大部分医疗服务产品的价格弹性比较低。所以，对于医疗市场应当设计和适用较高水平的间接准入管制，需要制订较高水平的服务质量标准、执业资格标准和技术与设备准入标准等间接准入管制机制。

第四，对社会性医疗管制机制进行了选择与设计。本书首先运用一个混合策略博弈模型分析和探讨了实施医疗服务质量监督管理的必要性及医疗质量监督机制的构成条件。通过比较分析各种医疗质量评估和监测方法的优缺点，确立了以顾客满意度为核心内容的医疗质量评价指数模型；探讨了合理的医疗服务质量监督机制所应具备的组织体系与制度机制，认为医疗质量的评价与监督，不仅需要采取按病种分类法形成以顾客满意度为核心内容的医疗质量评价指标体系，而且更为重要的是要形成行业自律和外部监督管理的组织体系。其次，在分析医疗信息披露与传递机制的作用机理及其作用方式的基础上，阐述了医疗信息披露与传递机制的局限性；分析了强制性医疗信息公开机制的必要性，探讨了完善的医疗信息强制性公开机制所应具有的制度内容。最后，在分别分析医疗保险制度与疾病风险分担机制、医疗救助制度和医疗服务守门人制度等制度机制的作用机理的基础上，分别探讨这些制度机制所应具备的主要内容及其实现途径。

通过上述几个方面的分析，可以认为，直接经济管制放松后，医疗管制的间接经济管制机制和社会性管制机制应主要由以下制度机制构成：

①基于标尺竞争模型的医疗价格间接管制机制；

②按疾病诊断分类定额预付（DRGs-PPS）的医疗付费机制；

③包括医疗技术、医疗设备与设施利用标准、执业资格标准、执业规则和行为规范等在内的较高水平的间接准入管制机制；

④按疾病诊断分类质量评价方法形成的以顾客满意度指数模型为核心的医疗质量评估与监督机制；

⑤医疗信息强制性公开机制；

⑥完善的医疗保险制度和疾病风险分担机制；

⑦完善的医疗救助制度；

⑧完善的医疗服务"守门人"制度等。

⑨其他管制机制，如针对医疗市场行为的反垄断和反不正当竞争法律。

这些制度机制有机组合、互相配合，共同构成了"管制—竞争"型医疗管制模式下的管制制度体系（见图4-8）。

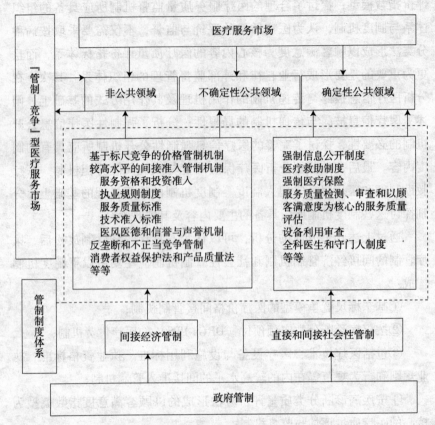

图4-8 "管制—竞争"型医疗管制模式的制度体系

5　医疗管制模式重构：典型国家的实证分析

根据政府医疗管制方式的组合形式，世界各国医疗管制的最初模式基本上可分为政府主导型（英国、加拿大等国为代表）、市场主导型（美国为代表）和政府与市场结合型（德国、新加坡等为代表）三种。各种模式各有其优势和不足，并先后进行了一系列改革。认真分析和概括这些国家医疗管制改革的经验与教训，探索各国医疗管制改革的特点和共同取向，发现医疗管制改革与发展的一般趋势，对于进一步完善医疗管制改革理论，形成更为科学的医疗管制改革路径，都具有重要的理论和实践意义。在本章，本书主要以英国、美国、德国三个典型国家的医疗管制改革为例，分析和说明目前世界各国医疗管制改革与重构的特点和共同发展态势，为本书的基本理论主张提供实证基础，为探索中国医疗管制改革的具体路径和目标模式提供经验参照。

5.1　英国的医疗管制模式重构

5.1.1　NHS 框架下的政府主导型医疗管制模式

英国是世界上第一个实现工业化和社会福利化的国家，医疗卫生服务在整个社会政策框架中占据主导地位。英国又是一个传统法制的国家。1832 年颁布了《贫困法》；1875 年颁布了《公共卫生法》；1911 年颁布了《全国保险法》，建立了健康保险体制（当时只限于地位低微的产业工人），并确立了全科医师（GP）财政和管理体制；1919 年成立英国卫生和社会保障部；1942 年国家健康保险扩大到全体工人、职员及其家属；1948 年，英国政府正式颁布《国家卫生服务法》，宣布建立国家卫生服务制度（National Health Service，简称 NHS），取代了国家健康保险体制，由国家统一管理医疗卫生保健事业。同时医疗机构实行国有化，医疗及护理人员成为国家工作人员。1964 年通过的《国家保健法案》，又以法律的形式正式规定对全体居民提供免费医疗服务，医疗保健普及到每一个居民；国家卫生经费大部分从国家税收中支出，享受者不付或很少付费。这是世界上第一个建立在普及和免费原则基础上的国家卫生保健服务制度①。

NHS 由初级医疗服务、社会服务和医院服务三部分组成。初级医疗服务和社会服务主要在社区进行，故又叫社区保健。所以，英国的国家医疗服务体系实际上分为两级：初级医疗保健（或社区保健）服务和医院服务。初级医疗职能由全科医生（GD）承担。全科医生就是开业医生，也称家庭医生，是私人营业者。他们通过全科医生协会与地方卫生部门签订医疗服务提供合同，可以单人也可以多人集体联合开设诊所，通常是结成小团体共同开业，为某一特定地区的居民服务。当某一地区具有一定人口规模但没有相应的医疗服务时，政府要出面招募全科医生，并与其签订合同，为该地区提供医疗服务。居民选择自己所喜欢的，但通常是最近的全科医生那里登记。需要获得医疗服务的时候，居民不可以直接去医院，原则上必须首先到自己登记的医生那里。只有在全科医生判断需要接受医院治疗的情况下，才把患者送到地区内指定的医院。二级医疗服务则由地区医院内的各种专科医师承担。医院归国家所有。医院里的医生虽然可以在一定范围内以私人身份接纳患者就诊，但这些医生属于公务员，领取工资。国家做出医疗费预算，并根据每个地区的医疗需要按比例进行分配。具体地说，

① 王小万：《英国国家卫生服务制度改革》，载国卫生部国际合作司编：《国外卫生考察报告专集（第一卷）》，人民卫生出版社 1997 年版，第 62 页。

考虑不同性别年龄的人口、死亡率、患者的变动、医学教育经费、物价等因素把医疗费分配到地方政府，再由地方政府分配到各医院。医院的医疗费受到预算的严格控制，并规定了支出的限定额①。

在传统 NHS 体系中，政府既是卫生服务的提供者，又是卫生服务的购买者和管理者。医院是公有的，受当地卫生局的直接管辖，没有自主权。政府不但通过举办国有医院，直接向国民提供免费医疗服务，而且还把医院医生纳入国家公务员系列，直接控制医疗服务的市场准入；与此同时，医院的投资、财务会计、服务价格、医院医师聘用及其工资和医疗服务行为等，都是政府直接管制的对象，都被纳入到了政府计划管理之下。

卫生和社会保障部是最高卫生行政机构，下设大区卫生局、地区卫生局、特殊卫生管理局、家庭卫生服务局和 NHS 派出机构等。卫生和社会保障部负责资源控制与分配，大区卫生局的主要职能是计划和管理，地区卫生局则是提供卫生服务的执行机构，特殊卫生局主要是管理教学医院，家庭卫生服务局主要是负责家庭医疗保健。此外，还有其他管理机构，如家庭医生委员会，负责管理全科医生工作。

可见，英国 NHS 体系下的传统医疗管制模式是一种政府主导型的严格行政性管制模式，是一种与中国计划经济时期的严格行政性医疗管制极为相似的管制模式。

5.1.2 英国医疗管制面临的问题及改革成因

从表面上看，政府主导型医疗管制模式最能保证医疗服务的公平性和可及性。但是，这种模式本身存在着严重的局限性，并在实施过程中还带来了一系列问题。这些问题主要是：

第一，医疗卫生资源短缺，服务供给量不足。由于所有医疗卫生

---

① 国家信息中心：《CEI 中国行业发展报告（医疗服务业）》，中国经济出版社 2005 年版，第 22 页。

服务都必须有足够的政府财政支持才能正常运转，而 NHS 不论作为一个整体还是作为政府的一个部门，其资金却一直不足。自 20 世纪 80 年代初的财政危机开始，英国全国卫生预算持续减少，从占 GDP 的 7.9% 下降到 80 年代后期的 5.6%。导致了医疗资源减少和服务供给下降。服务设施、设备也比较陈旧[①]。

第二，医疗卫生资源配置不合理。在 NHS 建立之初，卫生资源的配置主要是依据历史性数据，即前一年的基数再加上国家认可的对其发展部分的投资。到 20 世纪 70 年代后期，主要取决于服务的人口数量，这两个阶段的资金配置模式使各地区卫生资源存在着严重地不公平现象。而且这一问题一直未能得到很好的解决。

第三，医疗需求不断膨胀、费用失控，政府财政压力越来越大。由于卫生保障福利是一种公民权利，因此其福利水准提高呈不断上升之势，越来越与需求，尤其是与必要的需求相脱离，与实际提供能力也相脱节。使得医疗服务费用增长失控，完全超过了经济增长所提供的能力。卫生保健费用越来越多地从政府公共部门获得，依赖性越来越强。自 1985 年以来，英国医疗费用大幅度上升，政府财政压力越来越大。卫生支出占英国政府支出的比重从 1990—1991 年度 10.34% 上升为 1993—1994 年度的 12.25%，比原定的占 GDP 的 6% 要高出很多[②]。

第四，管理部门效率低。由于集中管理体制力求统一，结果是医疗卫生服务模式单一，不能体现地方特点和居民社会经济状况，遭到社会舆论的反对。同时，尽管有着严格的集中管理，却几乎没有确立明确的管理目标，而且管理部门在实际工作中也缺乏有效的指标体系来进行监督与评价，对卫生保健的投入—产出的测量很少，某些实验

---

① 王小万：《英国国家卫生服务制度改革》，收于国卫生部国际合作司编：《国外卫生考察报告专集（第一卷）》，人民卫生出版社 1997 年版，第 63 页。

② 王小万：《英国国家卫生服务制度改革》，收于国卫生部国际合作司编：《国外卫生考察报告专集（第一卷）》，人民卫生出版社 1997 年版，第 63 页。

的临床评价虽然不落俗套，但缺乏经济评价。另外，官僚主义的惰性与专业性垄断结合在一起，产生了一种对居民卫生保健需要反应迟钝的结构。NHS 在整体上已失去了有效的管理与控制。

第五，医疗机构服务效率低。从卫生服务方面来看，由于医生拿固定工资没有与工作态度和工作数量及质量挂钩，导致积极性不高，不愿意主动提供医疗保健服务。由此出现了住院难、看病难、手术难等一系列的社会问题。另一方面，医学科学技术的发展以及诊断、手术和药物治疗等方面新技术的应用，虽能提高医疗服务效率，但是由于需要付出更多的人力和财力，导致一些先进的技术设备以及新的、简化了的治疗方法难以应用于医疗服务过程。

综上所述，英国政府主导型医疗管制模式并非完美无缺。医疗卫生领域存在的上述问题，使得广大民众并没有从中得到满意的实惠，而且还引起了社会各界的强烈不满（Carol Propper，1996）[①]。这些问题使得人们对政府过多的直接干预产生了怀疑。另外，卫生和社会服务政策的变化、人口结构的变化、疾病流行与控制情况的变化、公众对医疗服务的期望值日益增高等因素也对 NHS 提出了严峻的挑战，它们共同构成了英国医疗管制改革的直接动因。

5.1.3　英国医疗管制模式重构的具体路径

中央集权式的计划管理，没有在 NHS 权力结构及其资源配置方面带来显著性的进展。英国政府与议会越来越关心 NHS 内部提供服务的低效率与医疗费用不断上涨等问题。为此，自 20 世纪 80 年代以来，英国先后于 1989 年、1997 年和 2000 年对其医疗管制模式进行了重大改革。改革的核心内容主要是尝试将原有模式中提供者和购买者角色重合的结构进行分离，引入竞争机制，所采取的步骤是引入内部市场

①　转自张录法、黄丞：《国外医疗卫生体系改革的四种模式》，载《国际医药卫生导报》2005 年第 11 期，第 18 页。

或公共合同①。具体措施如下：

第一，放松投资准入管制，引入私人资本。私人筹资计划（Private Financing Initiative，PFI）就是其中的重要方面。它是由私立机构投资建造公立医院，医院建筑物产权在一定期限内归私人投资方所有。在期限内投资方还需负责建筑的维修保养和提供医院后勤辅助服务。同时医院每年向投资方支付一定的费用，直至期限满后建筑物产权归属医院。一般的期限为 20—30 年，具体投资数额和年支付能力由投资方、医院和政府三方协商确定。通过私人投资介入，可将投资方和医院的利益捆绑，在公立医院中引入竞争机制和先进的管理运作模式，进而提高公立医院的经营效率、推动医院转变机制，增强经营意识和经营文化，实现政府、医院和投资方的"三赢"②。

第二，建立自我管理的医院联合体（托拉斯），放松对医院内经营管理的直接管制。在 NHS 改革前，医院的固定资产全部由国家投入，医疗单位不记成本免费使用，这就产生了不利于效率提高的激励机制。改革后，国家允许公有制医院退出卫生管理部门的控制，独立组建具有自我管理与发展能力的医院联合体。医院联合体是以 250 张病床以上的综合医院为主体，教学医院和专科医院除外。其特点是：医院可独立预算，保留财务节余并建立现金保存账户，自行发展自己的管理体系与机构。其中与医院工作人员建立起雇用关系，包括决定工资水平和工作条件等③。

第三，分离 NHS 的管理机构与服务机构，改变政府直接管制方式

---

① 张录法、黄丞：《国外医疗卫生体系改革的四种模式》，载《国际医药卫生导报》2005 年第 11 期，第 18 页。

② 陈建平：《英国医院私人筹资计划解析》，载《中国卫生资源》2002 年第 5 期，第 232—234 页；龚向光、胡善联：《英国医院体制改革》，载《卫生经济研究》2002 年第 3 期，第 19—20 页。

③ 参见龚向光、胡善联：《英国医院体制改革》，载《卫生经济研究》2002 年第 3 期，第 19—20 页；张录法、黄丞：《国外医疗卫生体系改革的四种模式》，载《国际医药卫生导报》2006》，第 18—20 页；梁小威等：《英国医院的市场化体制改革实践》，载《医院管理论坛》2003 年第 3 期，第 37—39 页。

为间接管制方式。NHS 改革的一个重要内容就是使卫生部门从身兼提供者和购买者的双重身份转变成购买者和行业监管者。卫生部门不仅不再直接组织医院提供医疗服务，而且也不再直接向医院提供服务资金。改革后，地区卫生局在职能上转变成为集团购买者①，并从购买者的角度来制订本地区的医疗服务计划与组织实施措施。根据本地区人口与医疗卫生状况并参照国家医疗卫生发展总目标向中央政府提出年度预算计划方案，其资金来源于与中央政府商定的年度须算计划，并负责代表居民用固定的预算为其所管辖范围内的居民购买卫生保健服务；同时，向中央政府提供有关本地区卫生服务的有关信息情况并接受其监督与评价。改革后的新 NHS 体系中包含了三种需方机构：地区卫生局、家庭卫生服务局和全科医生资金持有者；三种供方机构：公有制医院的独立管理联合体、卫生管理部门直接管理的单位（教学医院）和私立卫生机构及全科医生②。

第四，在提供者与购买者分离的基础上，以公共合同将购买者与提供者联系起来，形成"内部市场"。在新 NHS 运行体系中，最常见的管理方式是采取合同制形式将购买者与提供者有机的联系在一起。合同类型有三种；综合性合同、数量与成本合同和病种费用合同。合同的标准分为一般质量标准（政府颁布的病人宪章）、特殊质量标准和数据质量标准（计算机管理的病人资料）③。这种购买医疗服务形式的转变，给医院形成了硬的外部约束④，提高了医院之间相互竞争的动

---

① 英国在 1994 年将大区卫生局从原来的 17 个缩减为 8 个，然后将地区卫生局和家庭卫生服务局合并，组建成为更强大的地方购买集团。这一方案在 1996 年已得到法律的确认。参见王小万：《英国国家卫生服务制度改革》，载国卫生部国际合作司编：《国外卫生考察报告专集（第一卷）》，人民卫生出版社 1997 年版，第 69 页。

② 程晓明：《英国国家卫生服务制度沿革与评价》，载卫生部国际合作司编：《国外卫生考察报告专集（第一卷）》，人民卫生出版社 1997 年版，第 76—80 页。

③ 张录法、黄丞：《国外医疗卫生体系改革的四种模式》，载《国际医药卫生导报》2005 年第 11 期，第 18—20 页。

④ 宋文舸、赵郁馨：《英国卫生改革与医院组织的重建（上）》，载《卫生软科学》1996 年第 5 期。

力，形成了内部市场。

第五，实施中央与地方分权，建立有管理的预算。改革后，中央政府把卫生服务的计划与组织的责任下放给地区卫生局和卫生服务部门，鼓励社会各部门参与卫生服务。中央政府只负责制订国家卫生发展战略和审查年度预算以及监督其运行状况。同时建立有管理的预算：基于各地区人口数并参照人口结构、老年人口数和疾病模式及某些地理、社会因素进行卫生服务资源的计划与配置。医院资金来源于与地区卫生局商定合同的全额预算，而地方卫生局的资金则来源于与中央政府商定的预算计划。年度预算计划和年度合同的实施均受到中央政府和地区卫生局的监督与评价。

第六，创建全科医生资金持有者制度，进一步完善了医疗服务"守门人"制度。全科医生资金持有者制度是在 NHS 改革中建立起来的一项重要制度。在这一制度中，地方卫生局对全科医生资金持有者实行独立预算。全科医生的报酬由基本工资，按人头支付部分和按服务项目支付部分等构成。其中，按人头支付部分是根据不同年龄居民的登记数量而变化，从原来大约占全科医生报酬的 40% 提升到了 60%。全科医生可以拥有一定经费来为其服务人群购买服务，且被允许保留其剩余经费①。这样，注册病人多少既构成了对全科医生服务行为的约束，也形成了对其经济利益的有效激励。从而也使全科医生真正成为医疗服务的"守门人"。可以在促进医院竞争、引导医疗资源合理流动、提高医院服务质量方面发挥重要作用。

第七，建立卫生服务信息系统和临床医疗技术评估制度，强化医疗服务信息与质量监管。从 20 世纪 80 年代后期开始，NHS 逐步建立和完善了全国卫生服务信息系统，并开始了有效的监督与评价。在 NHS 内建立了临床医疗技术成本与质量的经济学评估制度和相应的研究机构，开始对临床医疗技术和药物治疗活动进行系统监测与评估。

---

① 宋文舸、赵郁馨：《英国卫生改革与医院组织的重建（上）》，载《卫生软科学》1996年第 5 期。

为 NHS 决策者和管理者及医疗卫生保健购买者（消费者）提供广泛而全面的医疗技术信息，为调控与指导医疗技术的合理运用，提高管理效率和控制不合理医疗费用的增长奠定了技术基础和制度保障。

第八，重构管制机构，改革监管体制，提高管制效率。长期以来，英国医疗服务管制一直存在部门众多、职能交叉、权力分散等问题。例如，一家 NHS 机构除了接受卫生部和地方卫生局的管制以外，大概还面对着 16 家不同的管制机构（见图 5 – 1①）。这些问题影响了 NHS 机构的有效运转和实际管制效果。

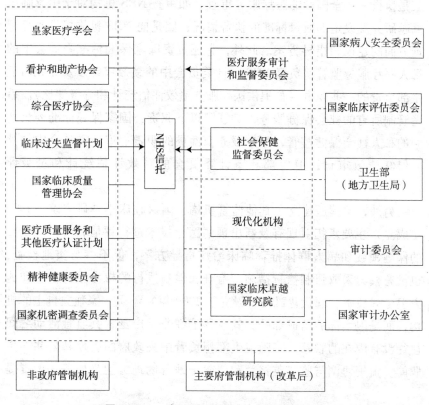

图 5 – 1　一家 NHS 要面对的主要管制机构

---

①　该图转自陈伟、徐兰飞：《英国医疗服务监管体系简介》，载《卫生经济研究》2006年1期，第23页。

为此，2002 年 4 月，英国卫生部宣布了一个全面的管制体制改革方案，即将医疗服务管制和社会保健管制适当分离，重新建立了两家新的超级管制机构：一个是医疗服务审计和监督委员会，另一个是社会保健监督委员会。与此同时，健康促进委员会、国家保健标准委员会、医疗服务督察员都被撤销了，审计委员会的规模和管辖范围也大幅度削减，它主要负责财务审计和地方政府的绩效审计。前者的主要职责：一是对 NHS 机构进行医疗管理质量方面的审查，每四年进行一次；二是在部长要求下，对 NHS 服务中存在的严重问题进行深入调查；三是执行一些全国性的医疗服务审查，如审查 NHS 机构对于国家临床卓越研究院设定的质量标准的执行情况；四是向 NHS 机构提供医疗管理方面的建议和指导方案。此外，它还负责国家保健标准委员会中的私人医疗服务监管，负责 NHS 审计委员会中的绩效审计以及原先由卫生部负责的一些职责（如提供医疗服务绩效评估统计和等级评比）。后者管制所有的社会保健服务，接管了以下职责：国家保健标准委员会中的私人社会保健监管；医疗服务督察员的职责；审计委员会中的社会保健绩效审计；卫生部和审计委员会的绩效评估统计和星级评比等①。

另外，英国还建立了其他监管机构：国家临床卓越研究院（1999 年成立）主要承担对现有及新出现的医疗技术进行评估和对一些重要的保健领域和病人群体推荐临床治疗指导方案，但不参与实地检查，也没有权力采取强制执行措施；检查和强制执行的权力由卫生部和地方卫生局负责。现代化机构（设立于 2001 年）不是一家独立自主的机构，而是卫生部的组成部分，其事权范围非常广泛，其监管活动之间往往没有内在的联系。英国卫生部担负着中央政府的医疗和公共卫生职能。负责协调与监督英格兰和威尔士地区的地方卫生服务；负责提

---

① 陈伟、徐兰飞：《英国医疗服务监管体系简介》，载《卫生经济研究》2006 年 1 期，第 23—24 页。

高国民的健康水平，为 NHS 和社会护理服务组织提供战略性指导①。

除了法定的政府监管机构，在英国还有一些非政府组织监管着NHS 机构（见图 5 - 1）。目前，非政府性质的医疗服务监管组织主要包括英国皇家医疗学会、医疗过失监督计划、国家外部质量保证计划等。这些非政府性质的监管机构没有正式的法定权力去监管 NHS 机构，也没有权力要求 NHS 机构配合其调查和符合其要求，但它们拥有一定的非正式权力。例如，如果皇家医疗学会收回医疗培训认证，NHS 机构将不能招募初级医师，这样，医疗服务的提供就会出现问题。

5.1.4　英国医疗管制模式重构评价

英国医疗管制改革的最大特点就是，在强调转变政府职能，放松政府对医院的直接经济管制的同时，通过实施供求分离、管办分离，鼓励建立购买者集团和供给者集团，以公共合同的方式引入市场机制；通过实施全科医生基金持有制度，完善医疗服务"守门人"制度等，激励医院和全科医生提高服务质量和服务效率，最终形成所谓的"内部市场"。从 NHS 的整体改革方向来看，它是试图将市场机制引入中央计划管理中去。将政府管制的优势与市场机制的优势结合在一起，建立一种混合的"有管制的市场"新模式。这对于那些长期以来一直以政府为主导，直接举办公立医院提供医疗服务的大多数国家来说，无论在经济理论上，还是在改革实践上都是一种发展和贡献。

由于 NHS 的改革仍然在进行之中，目前对于其效果还没有一个一致性的评价。本书认为，从积极意义上讲，英国的内部市场化改革取得了很多值得借鉴的经验：

一是通过放松直接经济管制，扩大了医院的经营自主权，转变了政府管制的方式。一方面可以大大提高医院和医生的积极性和服务效

---

① 陈伟、徐兰飞：《英国医疗服务监管体系简介》，载《卫生经济研究》2006 年 1 期，第 23—24 页。

率。另一方面，可以使政府把其主要精力集中在市场环境的治理、医疗服务的分布、医疗服务的公平性和可及性等问题上。

二是通过实施公共合同引入内部市场，一方面可以促进医疗服务提供者之间的竞争，合理配置医疗资源；另一方面也可以发挥政府作为集团购买者的优势，控制医疗费用的不合理上升。从某种意义上讲，政府作为一个集体消费者比普通居民个人更了解市场情况，政府可以雇用许多内行专家监督与评价医疗服务提供者的行为与服务方式。政府的作用是提供物质刺激、鼓励提供者提供更优质的医疗服务，避免医疗服务市场中的某些缺陷和诱导需求，从需求的方向引导医疗服务的健康发展。

三是全科医生制度和社区卫生服务制度，为政府的社会性管制的制度机制提供了重要基础。全科医生基金持有制度不仅可以促进开业医生和医院之间的竞争，而且还可以进一步激励开业医生提高医疗服务质量，控制医疗费用，实现医疗需求的合理分流和资源的公平有效利用。可以说它是世界上最为成功的医疗服务"守门人"制度。也为其他国家更好地实施社会性管制提供了样板。

四是在转变管制方式的同时，注重法律制度和管制机制的建设。医疗管制改革的核心问题不是要不要政府管制的问题，也不是是否应该引入市场机制的问题，而是如何把政府管制与市场竞争有机结合的问题。而把二者有机结合的关键就在于建立完善的管制法律和和科学的制度机制。英国政府在医疗改革中，一方面通过社会立法，把医疗服务纳入到经济体制内，使其具有制度上的合法性；另一方面使医疗服务制度成为医疗管制的基本制度机制。如公共合同制度、全科医生资金持有者制度、医疗技术评估机制等，都是制度机制设计的典型例证。

五是坚持把管制体制改革与发挥市场机制的作用紧密结合在一起，强调卫生服务效率与社会公平的内在统一。卫生服务的"内部市场"就是一种集计划体制和市场体制优势的混合模式。它强调由国家对卫生服务进行有限的管制，竞争只限于提供者之间而不引入医患关系中；服务提供者所提供的服务可以根据需求者的需要即供求关系的变化自主决定。它既可在一定程度上克服传统市场机制的缺点，又可在一定程度上避免完全由国家管制医疗服务的弊端。

六是改革过程中，注重中央与地方的分权管理和管制机构的重构，注重社会中介机构和行业自律组织在医疗服务管制中的作用。

改革后的英国医疗服务监管体制具有以下特点：第一，将医疗服务的立法者与执法者分开，中央政府负责制订和颁布医疗卫生服务的法律与法规，并依法监督卫生服务的实施。而卫生服务活动的计划与组织则由地方卫生部门负责实施；第二，监管机构相对于卫生部的独立性进一步增强。医疗服务审计和监督委员会和社会保健监督委员会的主要负责人不再由卫生部任命；而是由 NHS 任命委员会负责。在委员会资金来源中有相当一部分由被监管机构来支付。更为重要的是，这两家新监管机构将直接向国会报告他们的工作，这将削弱卫生部对它们的控制力。第三，管制机构管制职能进一步明确化和集中化。所有这些都有利于提高管制效率。

英国的医疗管制还有许多值得进一步完善的地方：

一是准入管制放松不够，市场竞争不充分。竞争仅仅表现在有限的全科医生资金持有者之间，医院之间除伦敦地区外，其他地区因为只有一个二级或三级医院并形成地域性垄断机构，因而竞争不明显[①]。因此，如何实现真正的市场竞争仍然是英国医疗改革所面对的重要问题。

二是由于服务的实际购买者仍然是政府，人们又很难保证政府不是一个自身效用最大化者和信息有限者，加上竞争不充分，因而如何防止提供者的道德风险行为仍然是英国医疗管制改革值得研究的问题。

三是内部市场由医院、全科医生、消费者和政府机构与监管机构

---

① 王小万：《英国国家卫生服务制度改革》，载自卫生部国际合作司编：《国外卫生考察报告专集（第一卷）》，人民卫生出版社 1997 年版，第 69 页。

组成。其中的委托代理关系十分复杂。内部市场中的全科医生权利被放大，虽然可以激励他们之间的竞争意识和竞争努力，但他们很难与大医院竞争。更为重要的是，即使地区卫生局在某种层次上是消费者的公正代表，但对于全科医生资金持有者来说就不一定了，他们有可能向患者实施"撇奶油"的道德风险行为（即采取不接受那些风险高的人的策略）。因此需要设计更为科学的管制机制来约束提供者的行为。

另外，医疗服务基本上由政府通过合同购买，实际上并没有改变政府包揽，基本免费供给的情况。这虽然能够保证公平，但对于如何缓解政府财政压力，同时又能够保证足够的医疗供给，并满足消费者多样化需求，恐怕也是英国医疗改革不得不继续考虑的老问题。

5.2 美国的医疗管制模式重构

5.2.1 美国的市场主导型医疗管制模式

在美国，相对完整的，即有明确的医生、医院和其他医疗保健机构组成的医疗服务体系，是在二战以后发展起来的[①]。美国人把医疗服务和卫生保健视为私人产业来发展。在 20 世纪以前，医疗服务领域基本上是一个自由市场。既没有执业准入和质量标准管制，也没有政府组织的医疗服务供给和价格管制，更没有政府组织的医疗保障计划。19 世纪中叶，一些自律性行业协会才开始出现[②]。而政府通过法律和医疗救助等制度对医疗服务市场所进行的管制，则只是 20 世纪初，特

---

① 王元昆：《美国医疗卫生体制的变迁》，载《中华医院管理杂志》2003 年第 6 期，第 376 页。

② 1846 年，一些年轻的、有改革意识的医生建立了美国医学会（American Medical Association，AMA）。AMA 早期的目标是建立医生的伦理准则和医学院的标准，实施自律。参见 Joseph A. Snoe, 1998, *American Health Care Delivery System*, West Group, St. Paul, MINI.

别是 20 世纪 60 年代以后的事情①。

1. 市场化医疗服务体系

美国的医疗服务是由一个结构松散的系统来提供的，包括各种医院、诊所、持续护理生活区、家庭护理公司、老年病医院、临终关怀医院等医疗保健组织，以及少数政府为现役和退伍军人、少数民族、精神疾病患者以及残疾人举办的医院。医院可分为三种类型：非营利性医院（宗教团体和慈善机构开办）、营利性医院（私人企业或组织开办）和公立医院。医院大多数是非营利性的法人②，董事会是其最高决策机构。医院的院长几乎都不是医疗专家，而是管理型专家，主要负责医院的运营管理。

医生基本上是开业医师，不被医院雇用，而是和医院签订合约。当自己治疗的患者有必要住院时则安排其入住相应的医院。在获得院内其他医生和护士等帮助的同时，治疗自己的患者。医生成立自己的组织，对医院的人事和医院的医疗内容进行管理。医疗费由患者和保险公司分别向医院和医生支付。

独立的医生、医院、诊所和保险公司及各种健康维护组织构成了美国医疗市场的主体，他们在医疗市场上自主经营，相互竞争，自负盈亏。

美国公众主要是通过医疗保险，特别是商业医疗保险来购买医疗服务和分散疾病风险的。医疗保险也是以市场化运行机制为核心的，主要依赖雇主为其雇员及其家属提供健康保险。而政府只为 65 岁以上的老年人、残疾人及一部分穷人提供健康保险。

美国医疗保险类型包括：（1）私人医疗保险。每个地区非营利性的健康保险机构有蓝十字（Blue Cross）和蓝盾（Blue shield）。蓝十字

---

① 在美国，20 世纪初，反垄断和反不正当竞争的法律——反托拉斯法，开始适用用于医疗服务领域；1966 年开始实施老年人健康保险计划。

② 1995 年，非营利性私立医院已经占到美国医院总数的 56%，公立医院占医院总数的 19%，营利性医院占医院总数的 25% 参见［美］保罗·J. 费尔德斯坦：《卫生保健经济学（第四版）》，经济科学出版社 1998 年版，第 23 页。

对支付给医院的医疗费进行保险，而蓝盾对支付给医生的医疗费进行保险。两者可以被作为一体运营，被称为 Bluos。加入营利性保险和加入 Bluos 的人数大致相同。大约74％的美国人是由其本人或通过其雇主向私人保险公司购买保险。在取得保险以后、受保人患病就医时，只要缴纳少量共付费用，其他费用均由保险公司支付。（2）公办保险，包括老年健康保险和穷人救济保险。老年健康保险是由联邦政府统筹资金，统一管理，为60岁以上的老年人及残疾人提供的医疗保健保障计划，大约覆盖全国人口的13％。但由于该计划不包括长期家庭护理服务以及门诊药品费用等，因而多数享受者还到私人保险市场购买补充保险。穷人救济保险。这是由联邦政府和州政府共同筹资与管理的，对部分符合救济标准的穷人提供免费医疗的保障计划，大约覆盖全国人口的l3％。（3）健康维护组织（HMO）。健康维护组织是集一种筹资与医疗保健服务于一体的新的预付保健组织形式。其成员只需按月或年缴纳一笔固定的费用，就可以免费得到门诊、住院和预防等综合性卫生保健服务。目前在全美大约有600多个 HMO，覆盖人口4000万以上，已经成为美国医疗保健制度的一个重要组成部分，美国政府在政策导向上也鼓励 HMO 这类所谓有管理的保健组织的发展与完善。（4）选择提供者组织（PPO：Preferred Provider Organization）。这是为对抗健康维护组织发展而生产的一种折扣性连锁机构。保险公司作为组织者与医生签订合约，入保者到签约医生处看病时按照折扣交医疗费①。

2. 市场主导型医疗管制模式

美国目前的医疗管制模式是全球最具市场导向性的管制模式，医疗卫生的供给和需求由市场决定。政府除了提供公共卫生服务，负责为穷人、老人提供医疗保险之外，其主要的管制职能包括两个方面：一是依照基本法律对医疗市场实施较为严格的间接管制，如运用反托

---

① 国家信息中心/中国经济信息网主编：《CEI 中国行业发展报告（医疗服务业）》，中国经济出版社 2005 年版，第14—17页。

拉斯法等经济法律来规范医疗服务行为、给医院颁发营业或执业许可证等；二是在公共卫生和公共保险（如老年人和穷人医疗保险计划）领域实施与公共费用补偿有关的直接监督，如投资和设备审查、公共保险计划中的支付系统和费用补偿的监督等等。政府一般不对涉及公共资金以外的医疗服务价格、服务数量、医院和医师的投资与财务会计、市场准入等进行直接经济管制。对于涉及医疗服务执业规则、技术规范、信息发布和质量保证等方面的间接准入管制和社会性管制问题，政府也是通过相应的法律制度规范以间接方式进行管制，而且在这一过程中，中介机构和行业自律组织却始终发挥着至关重要作用①。

从管制体制上看，在整个卫生保健领域中，美国政府管制的重心侧重于公共卫生领域和社会性问题。美国的医疗卫生管制机构分为联邦、州（市）及县三级，联邦一级的职能较弱，而地方部门权力较大。在联邦政府中，卫生和人类服务部主要的管制机构（下设五个分支机构，见图5-2），主要职责是：通过卫生监督执法，确保药品、食品的安全卫生，预防疾病的发生，保护人民健康；在全国范围内的调配资源及人力，通过经济刺激等手段，促使卫生资源流向比较贫困的地区或服务不足地区，为老年人及残疾人和部分穷人的健康保险筹资；另外还有疾病控制中心、国家卫生研究院（NIH）负责进行医学科学研究。医疗卫生管理的主要权力集中在州，各州都有卫生立法权、政策制定权、机构审批权和具体工作管理权。各州与联邦卫生和人类服务部是协作关系，负责本州居民的基本卫生、安全和福利事务。州政府均有如下基本职能：（1）制定标准，颁发医生行医执照，医院开业执照等，（2）负责实施实际的预防工作；（3）通过司法和立法，管理私人保险公司及健康维护组织；（4）负责穷人救济医疗保险的部分筹资，

---

① 如1971年根据法律建立起来的职业标准审查组织（PSRO）、1984年建立并取代 PH-SO 的同组审查机构（PRO）和1952年成立的卫生保健认证联合委员会等，都是非政府组织。前者主要职能就是监督医疗质量和医院的利用情况。后者是私人非营利性组织，致力于为患者安全和医疗质量制定标准。参见［美］舍曼·富德兰，艾伦·C. 古德曼，迈伦·斯坦诺：《卫生经济学》，中国人民大学出版社2004年版，第435—436页。

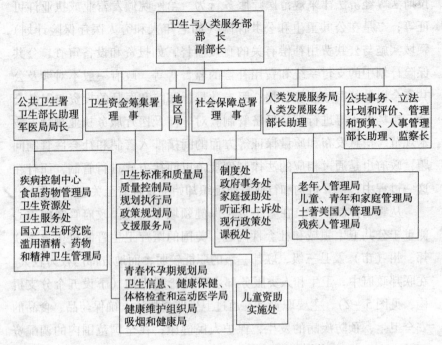

图 5 - 2 美国卫生与人类服务部组织结构

资料来源：张肖敏：《美国的卫生管理与保险制度（上）》，载《卫生经济研究》2000 年第 7 期，第 8 页。

并具体实行；（5）负责审核医院的建造、改建、购买大型设备，即需求实施证明书制度①。

5.2.2 美国医疗管制面临的问题及改革成因

美国的管制模式也许是世界上争议最大的模式，有人认为它发挥了市场的作用，让美国人享受了世界一流的服务与技术。但与此同时，对其批评也从来没有停止过，而且在 20 世纪末达到高潮。20 世纪 80

---

① 卫生部国际合作司编：《国外卫生考察报告（第一卷）》，人民卫生出版社 1997 年版，第 3 页。

年代以来，几乎每任美国总统都提出要改革医疗保健体制。其根本原因就在于该管制模式过分强调了市场的作用，一些领域中的管制缺位，一些管制机制不完善，难以治理市场中的公共领域。具体来说，美国的医疗管制面临的主要问题和改革的成因体现在以下几个方面。

第一，直接社会性管制制度不完善，公平和可及性较差。美国人过度依赖商业保险和第三方支付制度，致使保险中的道德风险和逆向选择行为严重，加上保险公司以营利为目的，导致医疗费用基本上遵循了"二八律"原则：20%的人口花费了80%的医疗费。另外，有占其总人口14.7%，约3500万美国人没有任何保险．其中包括950万儿童。这在健康被认为是人权的基本内容之一的其他西方发达国家是绝无仅有的。其他发达国家，如加拿大、丹麦、日本、英国、希腊等国都是全民医疗保险，法国和德国没有保险者的比例也均在1%以下①。因而，提高医疗保险覆盖，强化社会性管制，使全体民众人人享有医疗保健，是当前美国医疗管制改革的主要任务之一。

第二，医疗费用控制机制不完善，卫生费用上涨过快。1960年，美国对医疗的投入仅占其GDP的5.2%。1970年国防和教育在GDP中所占的比例尚大于卫生保健所占的比例。然而，近二十年来，美国的卫生总费用一直以GDP两倍的速度在增长，到了1990年，卫生保健费用已等于国防和教育在GDP中所占的比例之和。1997年美国的卫生总费用已经突破1万亿美元，占GDP的比重高达14%。而同期英国和加拿大的卫生总费用占GDP的比重则分别5.6%和9.3%。到了2004年，美国的这个数字已增加到占GDP的16%②。卫生开支占国家财政支出比重上升之快由此可见一斑。卫生费用的急剧上涨消耗了过多的国民

---

① 卫生部国际合作司编：《国外卫生考察报告（第一卷）》，人民卫生出版社1997年版，第5页。

② 2004年的数据参见［美］P. 克鲁格曼、R. 韦尔斯著，新晴摘译：《美国医疗卫生的困境》，载《国外社会科学》2006年第3期，第83页。其他数据参见［美］舍曼·富德兰、艾伦·C. 古德曼、迈伦·斯坦诺：《卫生经济学》，中国人民大学出版社2004年版，第6页。

财富，影响并制约着国民经济其他部门的发展，而且削弱了美国产品在国际市场的竞争力，成为制约美国经济发展的一个沉重包袱。医疗费用上升的原因可以从医疗技术进步、医疗保健制度效率低下、人口老龄化和美国人不健康的生活方式等方面得到解释[①]，但缺乏社会性医疗保险制度和科学合理的费用支付机制，加上公众谈判能力的薄弱却是更为根本的原因。

第三，医疗服务的质量不平衡。尽管总体说来，美国拥有训练良好的医生和最先进的医疗技术、设备，其卫生服务的水平是一流的。但由于初级卫生保健和预防服务未得到应有的重视，初级卫生保健医师只占医师总数的30%，结果造成医疗质量的不平衡，不少农村地区和老城区医生、医院和诊所缺乏，导致部分人群得不到必要的医疗保健服务。

第四，医疗卫生投资成本效益比低下。美国人均医疗保健费用大大超出其他发达资本主义国家，美国一国就消费了全世界卫生保健总开支的40%以上。但是、其健康指标却相对靠后，美国的婴儿死亡率之低只居世界第19位，男人期望寿命居世界第21位[②]。

5.2.3　美国医疗管制模式重构的具体路径

以上分析表明，美国的市场化医疗管制模式也面临着严峻的挑战。卫生保健的公平性问题以及卫生费用的急剧上升问题是医疗管制模式改革与重构的直接动因。因而、自20世纪90年代克林顿政府以来，美国医疗管制改革总的取向就是：一是强化以医疗保障为主要内容的社会性管制，促进和保证医疗服务的公平性；二是改革医疗服务体系的组织结构和医疗费用支付机制，控制医疗费用增长。最终向"有管

---

① ［美］P. 克鲁格曼、R. 韦尔斯著，新晴摘译：《美国医疗卫生的困境》，载《国外社会科学》2006年第3期，第84页。

② 卫生部国际合作司编：《国外卫生考察报告专集（第一卷）》，人民卫生出版社1997年版，第5页。

理的竞争"模式转变。

克林顿时期的改革方案体现了美国医疗改革的总体发展方向。从内容上看，其改革的主要内容和措施包括以下几个方面：

第一，鼓励建立医疗服务购买联盟，提高需求方谈判能力，约束医疗服务提供者和医疗保险机构的市场行为。克林顿时期的改革方案规定，各州必须建立一个以上地区健康联盟。联盟作为患者的代理人可以与医院、医生和保险公司进行谈判和签约。联盟的结构将由州政府决定：可以是非营利性的企业或政府职能部门。联盟的大小根据地区人口多少确定。联盟主要完成以下职能：（1）保证所有合法公民都参与医疗保险；并且筹集医疗保险金，确定本地区平均保险金及浮动范围，并保证医疗服务收费不超过国家卫生委员会所确定的上限。（2）与符合要求的服务提供机构签订服务提供协议，向参加联盟的医疗服务消费者提供3种可供选择的医疗服务计划：HMO、按项目付费服务和两者结合的混合提供计划。病人一旦选择某种医疗服务计划后，不能随意改变服务提供组织，也不得拒绝公众的选择。（3）为保证质量，联盟将收集并公布医疗服务机构提供服务的信息，帮助消费者比较和选择。另外，拥5000人以上的大企业有权建立自己的企业医疗联盟，但必须保证所选的保险能够涵盖法律规定的医疗服务项目，并且保留消费者选择的权利，如果企业人数下降到4800人以下，就必须加入地区医疗联盟。

第二，改革医疗保险制度，扩大医疗保险覆盖范围，强化社会性管制。一是完善医疗保险缴费比例。如改革方案根据企业大小和经营状况，规定了雇主和雇员各自应当承担的保险费用比例（雇主为主要承担者，承担80%）。二是完善医疗保险补助制度，使医疗保险带有了一定程度的强制性，以扩大参保范围。政府根据一定的标准，为低收入个人和小企业提供医疗保险补助，原有的老人保险计划将继续运行，"穷人救济保险"计划将并入医疗联盟中。个体生产者将被要求必须购买医疗保险，并支付全部费用，购买保险的费用可以全部免税。原则上，每个公民都应当通过新设的地区健康联盟或企业保险联盟，加入联邦政府规定的、具有综合内容与标准给付的医疗保险。全民持有医疗保障卡。三是统一医疗保险给付的服务项目和服务内容，简化给付申请手续。标准给付项目包括医生诊治、住院治疗、急救、济贫院、家庭医疗、医药品、定期检查诊断、预防接种、妊娠相关医疗、精神医疗①。

第三，改革医疗费用支付办法，完善间接价格管制机制，控制医疗费用增长。一是美国于1983年10月起对老年医疗保险计划实行按病种诊断分类定额支付制度（DRG），由实报实销改为定额预先支付系统。DRG实施以来，基本控制了住院服务需求的上升，老人保险基金也避免了赤字。二是为防止医院过度发展医疗设备和服务，改革措施要求实施需求证明书（CON）审批制度，通过设备利用审查，控制医院成本。三是改革支付医生报酬的方式，实行按资源投入为基准的相对价值费用计算法（RHRVS）。该办法对临床各科人员的培训成本、工作强度及相对服务成本进行计算，从而制定出在全国通用的有限制条件的标准费用规定。实施证明，RBRVS标准明显低于现行的其他方式付费价格，有利于合理收费，限制了医疗费用的进一步增长②。

此外，改革方案还提出其他一些措施，如对缺医少药地区的医生和护士提供信贷和补助，增加通科医生的培养，烟草加价以筹集资金支持医疗卫生服务等等。

5.2.4 美国医疗管制模式重构评价

第一，医疗管制改革的目标是"有管理的竞争"。从上述改革方案不难看出，美国医疗改革方向是针对的现存主要问题，希望通过改革

---

① 美国医疗保险制度改革的具体内容，参见刘明新、汪宏：《美国的医疗卫生改革》，载《中国卫生经济》1994年第4期，第61—62页。

② 徐芬、李国鸿：《国外医疗服务体系研究》，载《国外医学（卫生经济分册）》2005年第4期，第147页。

来提高医疗服务的公平程度，降低医疗费用。改革的核心和最大的特点是完善"有管理的竞争"，即对相对无序且处于非均衡状态的医疗市场施加必要的政府管制，建立规范的竞争秩序，使医疗服务系统成为市场竞争与政府管制有机结合的混合体。

第二，改革的目的是平衡供需双方的力量。从上述改革方案还可以看出，美国医疗改革的思路是基于这样一种认识，医疗市场供需双方力量处于不均衡状态。提供者处于主导地位，消费者处于不利地位。因此市场机制难以充分发挥其作用，只有加强需方力量，才能使供需双方力量重新回到均衡状态，市场机制才能充分发挥作用。因此，美国的改革是试图通过建立服务同盟来把消费者以及雇主组织起来，形成强有力的需方，从而能够同各种各样的保险组织和医疗服务提供者进行谈判，取得有利于消费者的条件。

第三，改革的措施是强化社会性管制和间接经济管制。在具体措施上，主要采取的是设计一些经济激励机制，鼓励消费者参加医疗保险。并通过法律或和制度建设（规范医疗服务和医疗保险合同）促使医生、医院、保险机构和消费者联合成为服务与消费密切联系的网络。通过改革付费机制，增强消费者费用意识，通过对费用总额和某些价格的间接控制以及质量监督，推动服务提供者在竞争中降低成本、保证质量，同时也间接地对商业性保险公司加以必要的限制。

这种强化了的政府管制并不是政府的直接经济管制，而是间接性管制和社会性管制。它不是要削弱市场竞争的程度，而是要进一步规范竞争秩序，提高竞争的公平程度，改变竞争格局。它将使市场机制能够更好地发挥作用。在供给一方，各种各样的保险组织和医疗服务提供者为了争取消费者，就必须在质量、服务以及价格上进行竞争，这样竞争的结果无疑有益于消费者。在需求一方，作为医疗服务购买者集团，即消费者与医疗服务提供者之间的中介组织，地区同盟，为了吸引消费者以及雇主加入自己的组织，也必须相互竞争。但竞争的力量将相对平衡，消费者分散、被动的地位将有所改变。

第四，从改革的效果上看，虽然克林顿方案于 1994 年被废止，但美国医疗体制中"有管理的竞争"有所发展。具体表现在：一是 HMOs 等创新型组织应运而生并且在新模式中充当了重要的角色。二是按病种付费制度（DRGs）等预先付费机制的实施，改变了医院以住院天数和实际消耗付费来计价的传统做法，激发了医院的自身改革动力，降低了医疗服务体系的整体成本。三是医院兼并向集团化、专业化和规模化发展。这有利于医疗资源得到充分利用，高精尖医疗仪器实现共用和信息共享，减少了不必要的支出经费，降低了医疗成本。而且在一个医院集团内可以承担多种医疗保险，有利于吸引保险公司投保，增加了集团的盈利①。近年来，美国医疗服务费用的增幅有所减缓，人们对医疗服务体系的抱怨程度也有所降低。正如美国一些卫生经济学者所指出的，"虽然加拿大人和德国人对他们自己的卫生系统感到满意，但是目前有更多的加拿大人和德国人改变了其观点，开始批评自己国家的卫生系统存在的问题。相比之下，美国公众对本国的卫生系统则变得更为认同了"②。这说明其改革的基本方向是正确的。

5.3　德国的医疗管制模式重构

5.3.1　德国的医疗服务体系和医疗市场

德国的医疗卫生服务体系大致分为两个大的部分。一是公共卫生体系；二是一般医疗服务体系。公共卫生体系由其三级政府（联邦、州和县）卫生主管部门构成，有自下而上的信息传递体系及反应和处理体系。公共卫生服务由各级卫生部门直接承担，相关资金也全部来

---

① 储振华：《美国非营利性医院与营利性医院比较研究》，载《国外医学（卫生经济分册）》2001 年第 3 期。

② ［美］舍曼·富德兰、艾伦·C. 古德曼、迈伦·斯坦诺：《卫生经济学》，中国人民大学出版社 2004 年版，第 578 页。

自政府财政预算，各级政府根据各自的职能及需要分担投入①。

德国的医疗服务体系大致分为四个部分：一是私人诊所，主要负责一般门诊检查、咨询等；二是医院，负责各种形式的住院治疗；三是康复机构，负责经医院治疗后的康复；四是护理机构，负责老年以及残疾者的护理。可见德国医疗机构的业务范围和执业分工十分明确。

私人诊所由开业医生自己筹资建立，其中大部分为全科医生，主要通过提供相关服务获得收入。此外还有一些进行专门手术或专门检查的专科私人诊所。

德国的医院有三种形式：公立医院、非营利医院和私营医院。公立医院由政府投资举办并接受政府直接管理或由大学代管；非营利医院通常由教会或慈善机构举办和管理；德国的私营医院也是由政府投资兴建的，然后委托给私人机构（如私人股东、私营保险机构等）经营。从数量看，公立医院占主导地位，其次是非营利医院。按照德国官方统计，2003年在全国2197家医院中，公立医院占53.7%，非营利医院占36.3%，私营医院占10%②。德国的康复机构与护理机构的情况与医院类似，以公立和非营利为主。德国医院补偿机制主要采用"双重补偿"方法，即医院的投入成本和运营成本各有其补偿来源。医院（包括私营医院）、康复机构、护理机构的基本建设、设备等则都是由政府投入。有关投入责任主要由州政府负责。医疗机构的运营成本主要靠提供相应的服务得到补偿。

在医疗需求方面，德国公民主要是通过医疗保险来购买医疗服务。对于每一个参加了保险的人，只要发生疾病，就可以到有关诊所、医院以及康复机构等进行就诊、治疗，所发生费用由所投保的法定保险机构或私人保险机构支付。在德国，医疗保险是强制性的。除了符合

---

① 公共卫生体系主要指传染病监测与控制体系，未包括环境卫生和职业卫生等方面的内容。参见葛延风：《德国的医疗卫生体制及对中国改革的启示》，载《科学决策月刊》2006年第8期，第34页。

② 按床位数量计算。参见葛延风：《德国的医疗卫生体制及对中国改革的启示》，载《科学决策月刊》2006年第8期，第34页。

法定条件者外，不同职业的居民按照法律必须加入相应的医疗保险组织。目前，强制性社会保险所覆盖人群大约占全国人口的75%左右。未参加社会保险的主要是高收入者及其家庭成员。医疗保险组织为政府批准成立的非营利性法定保险机构。1992年后，特定法定机构只针对特定人群服务的限制被取消，个人可以自由选择。目前，德国共有262家法定保险机构。不同保险机构的保费稍有差异，但不大。所提供的保障水平基本没有差异。私人保险由营利性私人保险机构承办。保费及保障范围、水平由投保人自行选择①。

这样，德国的医疗服务市场是由私人诊所、各类医院、患者及其医疗保险机构组成。其中的提供者和购买者分离比较清晰。医疗保险机构作为患者的代理人与医院之间是合同关系。医疗保险机构根据医院的服务质量和服务水平，确定合理的支付方式为患者选择医院，购买医疗服务，既可以促进医院之间的竞争，也可以在一定程度上改变患者的被动地位。民众和企业则根据保险机构的保费及其所选择医院的情况选择保险机构，也在一定程度上促进了保险机构之间的竞争。

5.3.2　政府与市场结合型医疗管制模式

德国是一个法制化国家，是世界上最早制定和实施医疗保险法律的国家。在医疗服务领域，德国具有较为完备的法律制度。早在1883年，普鲁士政府就制定并颁布了《疾病社会保险法》，正式建立疾病和工伤保险制度，规定疾病保险费由雇员和雇主各负责一半。1911年，德国政府颁布《帝国保险法》和《雇员保险法》，将医疗保险扩大到普通居民。目前，德国在此方面有3部重要的法令：第一为《社会健康保险法》，主要涉及医疗服务提供者与购买者在合作过程中的利益分配和调节，以及医疗质量保证等方面的内容；其二为《医院筹资法》，

---

① 参见葛延风：《德国的医疗卫生体制及对中国改革的启示》，载《科学决策月刊》2006年第8期，第34页。

主要解决医院投入成本及其补偿方面的问题；第三为《全国医院价格条例》，主要解决医院运营成本及其补偿方面的问题。政府主要是通过法律制度以间接的方式来规范和约束医疗服务活动。医疗市场竞争也是在法律制度的基础上得以进行。具体来说，德国目前的医疗管制制度主要包括以下几个方面：

1. 较为严格的设施与设备投资和执业准入制度

在德国，医院的设立必须符合政府区域卫生规划，由政府根据人口、地理等条件等确定建设地点并对基本建设、设备等进行直接投资。全国的每一城区和农村都建立四级医院服务体系。在每一个城区医院服务体系中有一所最高服务级医院、两所中心服务级医院、18—21所跨社区服务级医院和5—10所社区服务级医院。医院的规模、服务范围和执业资格有着明确的规定，符合规定者才可以开业。对于私人诊所，政府虽然不承担投资责任，但要根据人口、地理等条件等来确定地区开业数量及基本资质标准，达到资质标准的医护人员才可以申请独立开业。另外，按照法律规定，医院服务和门诊服务也是界限分明的，私人诊所的服务范围与提供住院服务的医院之间也有明确的界定，甚至后两者间的分离比任何国家都严格。

2. 规范的医院分级别管理制度

医院等级由政府依法根据服务需要、医院规模、设备条件、技术力量统一安排划定[①]：社区服务级医院（一级）：病床数在200—250张，服务人口约有4万—6万。跨社区服务级医院（二级）：床位在400张以上，服务人口约为9万—11万。中心服务级医院（三级）：床位在900—1300张，服务人口约为40万—50万。最高服务级医院（四级）：主要是大学附属医院，病床数在1640—2000张，服务人口为120万—150万人。这一级医院的诊断、治疗水平必须达到国际先进水平。除医疗工作外还要承担教学、科研任务。

---

① 徐芬、李国鸿：《国外医疗服务体系研究》，载《国外医学（卫生经济分册）》2005年第3期，第100页。

3. 包括医疗保险制度在内的，较为完善的社会性管制制度

德国的医疗保险法律不但具有法定强制性，而且明确界定了医疗保险的保障项目范围，参保对象、资金来源，参保者分担比例，付费方式等内容，是国际上较为完善的社会医疗保险制度。按照法律规定，所有工薪劳动者中收入低于一定数额者都有义务参加医疗保险①。个人和雇主各承担保费的一半。退休、失业和无收入者等也必须参加保险②。军人和从事社会公益活动者的保险由政府购买。只要参加保险，家属自动享受保险待遇。国家公务员及家属发生的医疗费用由政府承担 50%；另外 50% 可选择私人或法定保险等方式解决。自雇用人员（包括企业家）以及收入高于法定数额的职工也可自由选择保险形式，也可不参加任何保险。

4. 间接的价格管制机制和严格的费用控制机制

在德国，按照《医院筹资法》和《全国医院价格条例》的规定，医疗保险机构要与医院通过合同的方式购买医疗服务。法律对医疗服务费用的结算方式、支付机制和定价机制做出了明确的规定。法定保险机构对开业医生、医院和康复、护理机构的费用结算方式明显不同。对开业医生采用点数法计算的总额预付制③。对医院的费用给付，过去采取的是按日付费方式，目前已经全面改为按病种付费方式。共定义了 900 多种病例，每一种病例又分成了若干等级，并都有明确的费用给付标准。医院从保险机构获得的收入基本就是根据所治疗的病例计算出来的。对康复及护理机构的费用给付是按病员的住院天数及所确

---

① 目前规定为 3999 欧元/月。

② 其中，退休人员的保费由个人和养老保险公司分担；能够领取失业保险金的失业人员保费由个人（在失业保险金中按固定数额提前扣除）和政府分担；无收入者的保费全部由政府缴纳。

③ 通常，保险机构对一个地区的所有开业医生按其所服务的参保人数总量、参考价格等相关因素，通过谈判确定一个费用总额。每个医生的不同服务均计为不同点数，年终，费用总额除以所有医生的所有点数可得到每个点数的货币价值，每个医生的收入也就因此而确定。提供的服务过多，每个点的价值就自然降低。另外，对开业医生每人每年的最高点数也有限制。

定的日服务价格计算的。为了避免患者可能出现的过度需求问题，一方面是通过医生控制，同时，也引入了个人少量付费的机制。比如，在医院住院，每天每人要自付 10 欧元；门诊也定期收取少量处方费。无论是开业医生还是医院及康复、护理机构，收入只来自诊疗服务收入，与药品无关。所有药品费用，都是由保险机构与药店直接结算。在控制药品费用方面，主要有两方面手段：一是控制药品目录，尤其是控制新药进入目录；二是限制医生处方的价值量。

5. 有效的转诊制度

每一个参加保险的人，都可以自由选择一家开业医生提供基本诊疗服务，并且可以转换。个人选择了医生后，开业医生要为其服务对象建立专门健康档案。一般情况下，患者需要医疗服务时，首先要到所选择的开业诊所获得服务。需要到医院治疗的，由开业医生负责向医院进行转诊，在这一过程中，个人也可以挑选医院。需要进入更高级医院的，由先前的医院负责转诊。整个过程中的病例及治疗资料由包括开业诊所在内的各个服务机构共享。

6. 间接而严格的医院服务质量管制

在德国，政府不直接对医疗服务质量实施监管，而是通过保险基金会来依法进行管制。基金会依照政府法律制度要求医院采取管理措施保证医疗服务的质量。如果医院不合作，对医院的补偿就会相应减少。同时，还成立了质量监督委员会，对医院的临床诊断和治疗过程进行评价，要求这些服务必须经济而且有效。在社会保险基金会和医院之间发生纠纷时，首先通过由双方共同组成的一个联合委员会进行谈判以解决问题。如果问题没有解决，则要请求仲裁机构进行仲裁。如果某一方不能接受仲裁的结果，则最终要诉诸法律，由法院进行判决。

7. 合理分工，适度分权、公私合作的管制体制

德国将医疗服务和公共卫生分成两大体系分别实施不同的管制模式：对于公共卫生系统实行严格的行政性管制；对医疗服务体系实行

"有管制的竞争"模式。在管制体制上实行联邦、州、区三级管理，联邦和州均设有卫生部，根据各自分管的工作享有立法权，区一级设立卫生处。联邦政府和州政府在管理上合理分工、实行分权决策。联邦政府制定有关政策和法案；州政府负责医院规划、管理州医院，以及监督保险机构和医生协会组织等；地方政府负责区医院规划和公共健康项目①。

与英国、北欧等福利国家相比，德国的各种自律性组织在医疗服务监管中的作用更为突出。在德国，涉及医疗服务各层面的自治管理机构很多，比如有代表保险机构的法定保险机构联盟（AOK）、代表医院的医院联盟（GMA）、代表医生的医生联盟（DKG）以及代表公众的工会组织等。有关机构不仅是相关群体或组织的利益代表者，也是行业管理和行为规范的组织与实施者。比如，行医资格标准、医院管理规范等都分别是由医生联盟和医院联盟确定并监督实施。除这些专业性社会组织外，还有协调彼此间关系的、同样是作为自治管理机构的联邦共同委员会。政府和各种自治性组织分工、协作有多重意义：一是可以避免政府组织管理责任过多可能带来的效率低下问题；二是可以更好地发挥专业组织的专门知识能力，减少信息不对称可能带来的弊端；三是重大决策可以通过自治组织之间充分协商，平衡利益关系。

5.3.3　德国医疗管制模式重构的成因和具体路径

德国的上述医疗管制模式是长期以来医疗体系改革的结果。改革的直接动因可以归结为一点，那就是医疗费用增长过快。在德国，二战以来，医疗费用曾经在两个时期呈现快速增长的趋势。一是20世纪60年代到70年代初，医疗费用以年均14.4%的速度增长。二是在20

---

① 参见葛延风：《德国的医疗卫生体制及对中国改革的启示》，载《科学决策月刊》2006年第8期，第35页。

世纪 90 年代至今，医疗总费用占 GDP 的比重平均在 10% 以上①。这个数字虽然低于美国，但高于其他发达国家。费用的增长和医疗服务筹资不足并存，医疗费用难以满足日益增长的医疗服务需要始终是德国所要面对的改革难题。

与其他发达国家一样，医疗费用增长与人口老龄化加剧和失业率上升、与医疗技术进步以及新药和新的治疗手段不断得到应用而导致的医疗成本增加固然有关。但是，较为严格的投资准入管制和政府较大比例的直接供给，致使医疗市场虽有竞争但十分有限。在更多情况下，服务供给缺乏足够的竞争、筹资渠道狭窄且形式单一，特别是费用支付机制不完善却是造成医疗费用快速增长的更深层原因②。因此，德国医疗管制改革的核心问题，一直都是如何降低医疗成本，控制医疗费用增长问题。

德国政府从 20 世纪 70 年代末至今一直在不断改革其医疗服务体系，探索医疗付费的最佳机制。1977 年的《费用控制法规》引进了固定预算用于医疗保险基金支付医生协会、这一措施本质上与美国的预先支付制度很相似。然而这一条例将医院排除在外，所以 1981—1986 年又实行了一系列附加法令，从而使医疗保险机构和医院之间开始按预先支付制度结算。1989 年德国通过了《卫生保健改革法案》，该法案通过提高费用分担比例、缩小医院规模、减少住院天数以及降低医院成本支出等措施来控制医疗费用增长。1993 年出台的《卫生保健改革法案》，允许参保者自由选择不同的保险机构，并进一步改革了对医院的支付机制，采用了一种类似于按病种付费的支付方式③。

近十五年来，德国医疗改革的重点是通过改革合同关系和费用支

---

① ［美］舍曼·富德兰、艾伦·C. 古德曼、迈伦·斯坦诺：《卫生经济学》，中国人民大学出版社 2004 年版，第 577 页。

② 前文所述德国的间接价格管制机制和严格的费用控制机制是目前正在实行的管制机制，也是经过几次改革和调整之后形成的。

③ ［美］舍曼·富德兰、艾伦·C. 古德曼、迈伦·斯坦诺：《卫生经济学》，中国人民大学出版社 2004 年版，第 578 页。

付机制，将购买者的角色由被动的支付者变为寻找成本有效服务的主动谈判者，提高供给者之间的竞争程度和患者对服务提供者的约束能力，加强医疗成本控制。改革的具体取向如下：

第一，门急诊服务和住院服务的逐步合作。德国的门急诊服务和住院服务传统上是严格分开的，但这造成了医疗费用的浪费和医疗资源配置的低效率。因此在最近几年的改革中，德国政府逐步将门急诊服务和住院服务进行合作，如允许部分开业医师利用医院手术室和允许部分医院工作人员在业余时间看门急诊。

第二，增加病人和医院或医生的责任等措施来控制医疗费用。医院的收入主要通过政府投资和为疾病基金委员会提供服务取得，但随着政府投资的减少，医院的收入更多地依赖于其服务收入，这往往导致了医疗费用的上涨。同时，由于传统的德国强制性健康保险中只强调第三方的职责，更加剧了医疗费用的上涨，因此德国政府在 20 世纪 90 年代后期出台了一系列改革措施，比如引进 DRGs 付款方式、推进门诊治疗来削减住院天数等来增加病人和医院或医生的责任，更好地控制医疗费用的开支①。

第三，强调非政府机构社团在医疗卫生体系中的作用。成立了包括疾病基金会协会、医生协会、医院协会等各种社团，来分别代表各自的利益及加强对本行业的监控。而政府只要通过加强立法和对社团行为的监控即能有效地管理卫生系统。

第四，适当鼓励营利性医院的发展，对其采取灵活的管理政策。从当前德国不同类型医院的发展趋势看，公立医院处于规模缩减中，而营利性医院不断扩张。显而易见，营利性医院的发展不但可以吸引社会资本投资于医疗卫生领域，在总体上保证社会有足够的医疗服务能力满足居民的卫生服务需求，而且也减轻了政府的负担。

通过以上以医疗费用支付机制和费用控制方式为主要内容的多次

---

① 龚向光等：《德国医院体制改革》，载《卫生经济研究》2002 年第 7 期。

改革，德国出台了一系列体现医疗管制改革的法规。其中包括《卫生保健改革法案》、《医院筹资法》和《全国医院价格条例》等。形成了前文所述的较为完善的政府与市场结合型医疗管制模式。

5.3.4 德国医疗管制模式重构的评价

德国的政府与市场结合型医疗管制模式一直处在不断的改革与完善过程之中。从总体上讲，其医疗管制改革有以下特点：

第一，将整个医疗卫生服务系统划分为公共卫生和医疗服务两个体系，分别实行不同的管制模式。对于公共卫生服务实行公共所有和政府直接供给，采取严格的行政性直接管制；对于医疗服务则实行政府与市场结合型管制模式，并通过不断改革与重构，努力实现政府管制与市场机制的有机结合。这是德国医疗管制的突出特点。

第二，在政府与市场结合型医疗管制模式中，政府管制的作用大于市场竞争的作用。政府虽然不直接提供医疗服务，也不对医疗服务进行直接定价，但政府对医疗市场的投资和市场准入，对医疗保险机构与医院之间的价格合约、结算方式和费用支付机制有着严格而规范的限制。

第三，以良好的法律制度和激励约束机制为基础实施间接管制。医疗市场能否健康有效运行，关键的问题不在于政府是否进行了直接供给和严格控制，而是在于是否更好地规范了医、患、保三者之间的利益关系，是否形成了不同利益主体之间的有效相互制约和稳定的市场交易秩序。从德国的情况来看，他们较好地做到了这一点。比如，通过对开业诊所的总额预付、对医院的按项目或病种付费等制度安排，较好地实现了对供方可能出现的过度服务问题的约束。同时，通过给患者和保险机构以选择权力，并通过政府及社会各界对医疗服务机构服务质量、财务收支等多方面的严格监督，也控制了医疗服务机构可能出现的服务行为不端问题。需要指出的是，这些约束机制都是以严格的法律、法规为基础的。德国涉及医疗卫生筹资、服务、质量等各个方面的法律法规可以说非常完备，而且执法严格。当然，德国现行的医疗管制模式以及相关法律法规制度并非是从一开始就通过明确规划形成的，而是在发展过程中通过不断调整、完善形成的。

第四，严格的社会性管制制度和准入管制机制，保证了医疗服务的可及性和公平性。比如，强制性医疗保险、严格的医疗服务质量评价制度和医院分级制度、有效的转诊制度和医疗服务规划制度等，都能够保证市场的公平性和可及性。再如，如前所述，开业诊所及医院的举办，无论是地域布局还是设备、技术水平的确定，都要严格执行政府规划。所以，不仅是服务的可及性得到了较好的保证，医疗卫生资源在城乡之间、地区之间的差异也很小。

从改革的具体效果上看，德国的医疗管制模式，可以说是目前世界上相对比较好的模式。它既能较好地实现了医疗服务领域中的相对公平，同时也保证了德国民众对于高质量和高水平医疗服务的享受。在德国，所有参加社会保险的人，在出现疾病问题后，不论其在哪一个法定保险机构投保，也不论费率及实际缴费额的高低，所享受到的医疗待遇水平是基本一致的。未参加社会医疗保险的人，因绝大部分都是高收入群体，所参加私人保险的保障水平也普遍较高。另外，即使有人没有购买私人保险，且发生医疗费用后自己无力承担，医疗服务机构也必须为其提供应有的服务，最终费用责任由政府的社会局承担。德国的医疗保障及服务水平非常高。从服务体系的情况看，其各级、各类医疗服务机构的技术及设备水平在所有发达国家中都堪称一流。从居民就诊所获得的服务情况看，也是高水准的。只要病情需要，医疗服务机构所能够提供的任何医疗手段都可以使用，也不存在英国的排队等待问题。但是，其医疗管制模式在医疗费用控制方面仍然面临着严峻挑战。因为，高保障水平依靠的是高投入支撑。例如，2003年，德国卫生费用占 GDP 的比重为 11.3%[①]，位于美国、瑞士之后，

① 葛延风：《德国的医疗卫生体制及对中国改革的启示》，载《科学决策月刊》2006 年 8 月，第 36 页。

列全球第三位。因此，在德国，支付制度和价格管制机制改革仍然是医疗管制改革的重头戏。

5.4 实证分析的结论与启示

通过分析上述三个典型国家的医疗管制改革历程及其特点，可以明显地看出，尽管各国国情互不相同，改革所面临的主要问题各有侧重，其医疗服务体系和政府管制的初始模式也存在差异。但是，它们的医疗管制改革都具有一个共同的发展趋势，那就是都试图通过管制的改革与重构来有效地融合"有形之手"和"无形之手"的力量，将政府管制机制和市场竞争机制更有机地结合起来，构建一种"有管制的竞争"模式。

具体来说，在实行政府主导型管制模式的英国，其医疗管制改革与重构的轨迹是：从最初政府主导的全面经济和行政管制向逐渐扩大市场机制的作用转变。而在实行市场主导型的美国，其医疗管制改革与重构的轨迹则似乎与英国相反：是从最初的完全发挥市场机制作用向扩大政府干预范围和增强购买方力量转变。德国的医疗管制原本就是政府与市场结合型模式，但政府的作用大于市场，医疗服务领域虽然有市场竞争但竞争的作用十分有限。因而，其改革的轨迹是逐步扩大市场机制的作用，进一步平衡政府与市场的关系。

典型国家医疗管制模式重构的共同趋势和改革取向给我们的启示是：

第一，没有市场竞争机制的医疗服务体系是不可持续的。政府完全替代市场的作用而实施全面经济管制和直接供给，虽然能够在相当程度上保证医疗资源的公平分配和医疗服务的普遍可及性，但难以保证医疗服务的有效供给和医疗服务行业的有效率发展。英国原来那种的高度集中的计划式管制模式（政府直接供给和全面的计划管制）就表明，它虽然能够保证医疗资源的公平分配，也能在一定程度上能够控制医疗费用的不合理增长，但该模式不能有效解决医疗服务领域中存在的严重效率低下、财政负担过重，以及服务供给不足和排队等候等问题。德国的均衡投资规划制度和严格的市场准入管制虽然也能保证其医疗服务的公平性，但它同样也面临着筹资不足和财政负担过重的压力。英德两国都通过政府直接投资或大量的政府保险补贴，使本国国民享有着世界一流的医疗技术和服务水平，享有着较高的医疗保障水平。但是，高水平的医疗服务是靠高水平的资金投入来支撑的。英德两国之所以都面临着筹资不足和财政负担重问题，其原因不能说与政府直接供给和包揽过多无关。随着医学模式的变化，医疗技术的进步和人口老龄化趋势加剧，医疗服务需求和服务成本的上升是必然趋势。如果政府在医疗服务领域继续实行直接供给，大包大揽，那么，财政吃紧的问题就永远难以解决，医疗服务拥挤和供给不足的问题也会进一步加剧，加上政府支出所带来的挤出效应，甚至会严重影响整个经济的正常运行。这表明，政府直接供给和大包大揽的做法是行不通的。对于经济比较发达的英德两国是如此，对于经济比较落后的发展中国家更是如此。

第二，缺乏政府有效管制的医疗市场也是难以为继的。在目前世界各国中，完全市场化的医疗服务体系是不存在的。美国的医疗管制模式虽然是市场主导型的，其医疗服务体系也是国际上市场化程度最高的，但是，正如前文指出的那样，美国的医疗服务领域中并不是没有政府管制。政府除了为穷人和老人提供保健服务外，主要是通过间接方式进行经济管制；借助行业协会及其他中介组织的作用来实现社会性管制。美国的医疗服务价格和服务费用之所以居高不下，医疗资源分配公平性之所以较低，主要原因在于其社会性管制缺位（主要是医疗保障覆盖率低），一些管制机制（如价格管制和医疗付费机制）不完善。近年来，美国为此采取了一系列相应改革，并取得了明显成效。这表明，医疗市场的有序竞争与健康发展离不开有效的政府管制。

第三，间接管制方式及其相应的管制机制是规范医疗市场行为，控制医疗费用不合理上升的合理选择。从典型国家医疗管制改革的具体措施来看，他们进行改革的一个突出特点和共同取向就是：他们都在积极地探索和运用间接管制方式，采用间接管制机制来规范医疗市场行为和市场秩序，而且取得了良好效果。比如在英国，政府不再对医疗服务价格和医院经营活动实施直接的经济管制，而是尝试将提供者和购买者分离，利用全科医生基金持有制度和公共合同等具有经济激励性的间接管制措施来代替原来的行政关系。通过扩大购买者集团的选择自由，以公共合同的方式来约束服务提供者的经营行为，实现了供给与需求的力量均衡。同时，政府还要求保险机构转变医疗服务付费方式（由后付制转为预付制），采用具有激励性的支付机制（按病种付费，DGS）。从而较为有效地抑制了医疗保险费用的上升。再如在美国，政府本来就没有对医疗服务价格实施过直接定价管制，即使是在老年医疗保险计划和穷人救济保险计划中，政府也只是通过保险组织与医疗机构之间的服务合同和相应的付费机制来间接地约束医疗价格和服务费用。在实施改革之后，政府仍然沿用这种间接的管制方式。但与以往所不同的是，政府是以法律的形式鼓励消费者通过组建地区健康保险联盟或通过改造和创新管理保健的组织形式等，来壮大需求方力量，鼓励民众通过规范的合同来控制和约束服务提供者的市场行为。从而进一步规范了市场秩序，拟制了医疗费用高速增长的趋势。德国的医疗管制改革也是如此，其改革的特点是在原有公共合同和费用支付机制的基础上，设计激励相容的合同，将购买者的角色由被动的支付者变为寻找成本有效服务的主动谈判者。也是通过一种间接机制，加强了医疗成本的控制，降低了医疗费用支出。因此，间接管制方式及其相应管制机制是对政府直接经济管制方式的替代，是规范医疗市场行为，控制医疗费用不合理增长的合理选择。

但是在这里，需要强调指出的是，本书所考察的这三个典型国家都是法制化国家，他们都有比较健全的市场经济法律制度。正是由于具有相对完备的市场法律制度，政府才更倾向于运用法律手段进行间接管制，而不是利用行政命令进行直接管制。也正是由于具有比较完善的市场经济法律制度，市场主体才有了公平竞争的平台，政府的间接管制才能做到有法可依，才能取得预期的效果。因此，有效的间接管制必须建立在健全完备的法律制度基础之上。

第四，有效的社会性管制制度及其相应的管制机制是实现医疗服务公平与可及性的重要保障。作为政府社会性管制的重要组成部分，英国的全民医疗保健制度和全科医生制度；德国的强制性医疗保险制度、有效的转诊制度和服务质量评价制度等，是这两个国家医疗服务领域具有较高的公平程度和普遍可及性的重要基础，也是居民避免和化解疾病风险，消除医疗市场不确定性的有力保障。尽管英国的政府保险制度存在弊端，德国原来的医疗保险付费机制存在缺陷，美国原本没有强制性医疗保险，但是，上述三个典型国家医疗管制改革的趋势表明，他们都在力图通过医疗保险组织结构的再造和保险支付机制的改革，来强化或优化（而不是弱化）社会性管制，从而使得其医疗保险制度和社会性管制比以往显得更为有效。这无疑为其他国家的医疗管制改革提供了可以借鉴的经验。

第五，医疗管制改革并不意味着要完全取消政府管制，也不意味着要以政府的全面管制和直接供给来代替市场机制的作用。而是意味着一些不合理的政策限制和僵硬的管制方式与管制机制的减少，意味着管制方式与管制机制的重新调整与优化重组。从英国医疗管制改革的趋势中我们可以看出，其改革的取向并非是完全取消其政府管制，而是尝试通过引入内部市场来增加竞争，发挥市场机制在配置资源方面的效率优势。从美国医疗管制改革的趋势中我们也可以明显地看到，其管制改革也不是要以政府的全面管制来代替市场竞争，而是通过医疗保险制度和医疗费用支付机制的改革来强化社会性管制和医疗费用的间接管制，进一步规范市场秩序，提高医疗服务的公平可及性。德国的医疗管制改革则主要是进一步完善其原有的间接管制机制，重新界定政府与市场的结合点。

　　可见，典型国家医疗管制改革的过程无疑都是一个管制方式与管制机制的重新调整与优化组合过程，是一个试图通过管制方式及管制机制的优化重组来尽力实现政府与市场有机结合，构建"有管制的竞争"模式的过程。这是典型国家医疗管制改革的基本趋势，也是本章实证研究的基本结论。

6 医疗管制模式重构：
中国的问题分析

新中国成立以来，中国的政府医疗管制实践经历了一个由严格行政性直接管制向放松与重构管制的演变过程。进入 21 世纪，中国医疗管制的模式重构与制度优化进程虽然已经开始，但理论界和实业界对于医疗服务市场是应当强化还是放松管制以及如何重构管制模式等问题，仍处在争论与探索之中。成熟的医疗管制模式及其制度体系无论是在理论上还是在实践中都尚未完全形成。因此，本章主要是通过分析中国医疗管制制度的改革历程，总结和概括中国医疗管制制度改革的经验与教训，分析现行医疗管制模式的问题及成因，为进一步探索中国医疗管制模式重构的路径奠定理论和实证基础。

6.1 中国医疗管制的历史演进及其特点

新中国成立以来，中国医疗管制制度的历史变革过程可以划分为三个时期：第一个时期是从 20 世纪 50 年代建国之初到 80 年代中期，这个时期是严格行政性医疗管制时期。第二时期是从改革开放以后，特别是从 80 年代中期至 90 年代中期，中国社会经济进入了一个转型期，这个时期是严格行政性医疗管制初步得以改革与放松的时期。第三个时期是从 20 世纪 90 年代末期至今，中国社会经济进入了全面构建现代市场经济体制的时期，医疗管制模式改革的进程也开始步入了重构与优化的新阶段。

6.1.1　计划经济时期的行政性医疗管制模式

从新中国成立到改革开放，我国实行高度集中的计划经济体制，同时建立了与这一经济体制相适应医疗管制模式和制度体系。

1. 计划经济时期的医疗管制模式和管制制度

（1）政府直接举办公立医院

新中国成立后的20多的时间里，中国政府将包括医疗服务在内的整个医疗卫生行业作为社会福利事业来对待，先后制定了一系列法律、行政法规，并通过政府统一规划、统一组织和大力投入，按照行政隶属关系和生产组织特点，分别按城乡建立了三级医疗服务机构[①]。其中包括隶属于各级政府的公立医院；隶属于国有或集体工矿企业和事业单位的职工医院、医务科室；隶属于县乡政府的农村卫生院、医务室等。形成了包括医疗、预防、保健、康复等在内的比较完整的医疗卫生体系。

（2）公费医疗制度

1952年，政务院发布的《关于全国人民政府、党派、团体及所属事业单位的国家工作人员实行公费医疗预防的指示》明确规定，国家机关、事业单位工作人员、革命伤残军人、高校学生为公费医疗对象。此后，卫生部、财政部等部门又先后颁布了《关于改进公费医疗管理问题的通知》等一系列行政法规，扩大了公费医疗制度覆盖的范围。公费医疗经费由各级政府财政预算拨款，一般按人均标准划拨到各单位包干使用。各级政府都建立了公费医疗管理委员会，并设立办事机构，负责管理辖区内的公费医疗事务。享受公费医疗人员在指定医疗机构就诊、住院（经批准转院），符合规定的医疗费用，从公费医疗经费中报销。

---

　　① 城市三级医疗机构是指，街道卫生院和保健站为初级；区级卫生院和职工医院等为二级；省市级综合医院、教学医院和各大企业的中心医院为三级。农村三级医疗机构是指，县级医院、乡镇卫生院和村（大队）卫生所（室）三级。参见《当代中国的卫生事业》编写组：《当代中国的卫生事业（下）》，人民卫生出版社1984年版，第31、41页。

（3）劳保医疗制度

1951年政务院颁布的《劳动保险条例》及之后劳动部颁布的《劳动保险条例实施细则修正草案》规定，全民所有制工矿企业等产业和部门的职工及其供养直系亲属均可享受劳保医疗制度。城镇集体所有制企业参照执行。劳保医疗经费按照企业职工工资总额的一定比例提取，在企业生产成本项目中列支，其中，在职职工从职工福利费中开支，离、退休人员从劳动保险费中开支，由企业自行管理。企业根据国家规定制定劳保医疗政策，并自行组织实施。享受劳保医疗的职工患病在本企业自办医疗机构或指定的社会医疗机构就医，可享受近乎免费的医疗待遇，其供养直系亲属可享受半费医疗待遇。

（4）合作医疗制度

建国伊始，为解决广大农村无医无药的问题，东北各省也曾积极提倡采用合作制和群众集资的办法举办基层医疗卫生组织。成为我国农村合作医疗的雏形。1968年，毛泽东批发了湖北省长阳县乐园公社办合作医疗的经验，在全国掀起了大办合作医疗的热潮。1978年合作医疗被列入了五届人大通过的《中华人民共和国宪法》；1979年，卫生部、农业部、财政部等部委下发了《农村合作医疗章程（试行草案)》，对合作医疗制度进行了规范；1980年全国农村约90%的行政村实行了合作医疗制度。"合作医疗"制度、合作社的"保健站"和"赤脚医生"队伍，成为解决中国广大农村缺医少药的三件法宝。

表6-1 计划经济时期的中国医疗保障制度

类别	享受对象	资金来源	报销范围
公费医疗 国家保障制	机关事业单位人员；残废军人；高校学生；等等	国家预算支出	基本免费医疗
劳保医疗 国家或集体保障	铁路、邮电、航运工矿企业工人及职工	企事业留成	基本免费 亲属也部分享受
合作医疗 公共资金和互助	主要是农民	集体和个人共同筹集、政府资助	视资金而定，减免报销范围比例不一

类别	享受对象	资金来源	报销范围
自费医疗 有公共资助因素	不享受公费、劳保和 合作医疗的居民	自筹	

资料来源：《当代中国的卫生事业》编写组：《当代中国的卫生事业（下）》，人民卫生出版社1984年，第67页。

（5）政府统一定价和医疗收费标准制度

从20世纪50年代开始到80年代初期，中国的医疗服务收费是由各级卫生行政管理和财政部门制定标准，由物价部门核定价格，并经政府批准在各自辖区内执行。医务人员的工资由人事部门按行政级别和统一标准核定。而且，在这期间，中国医疗服务收费和定价基本上都是一种低价政策，要求医疗收费逐年降低，医疗服务收费和医务人员工资低于成本，差额由政府补贴。以北京市为例，北京市从1958年到1966年曾三次降低收费标准，如挂号费取消医院等级收费差别，城近郊区医院一律1角，农村卫生院降为5分[1]。经过三次大降价，医院医疗服务收入大为下降，但国家财政对医院补贴并未相应增加，致使医院普遍出现经济困难，严重影响了医疗机构的发展。

（6）高度集中的计划管理体制

从新中国成立到20世纪80年代中期，中国政府按行政区划和隶属关系建立了垂直一体化和条块分割相结合的医疗管制体制。各级政府都设立了相应的卫生行政机构，负责医疗卫生资源规划与布局，负责各级各类医疗机构的设置、登记、直接业务活动的监督审查、医务人员配备及其执业管理工作。医疗机构的设立实施审批制、登记制；卫生行政部门有权对不符合条件和要求的医疗机构予以取缔或给予处罚[2]。医务人员被作为国家干部实行统一培养、统一分配；医疗设备和

---

[1] 王康久等主编：《北京市卫生史料：医疗篇（1949—1990）》，北京科学技术出版社1993年版，第113—114页。

[2] 参见1953年前后政务院、国务院批转的《医院诊所管理暂行条例》、《县卫生院暂行组织通则》、《县属区卫生所暂行组织通则》、《医师暂行条例》、《中医师暂行条例》等行政性文件。

医疗投资由政府机构统一审批和调拨，医疗机构的运转费用基本上由政府或集体单位承担。

2. 计划经济时期医疗管制的特点

从以上制度内容中不难看出，计划经济时期的医疗管制具有以下特点：

第一，在准入管制方面，对市场准入实施直接的严格行政性管制。如直接控制资本准入，禁止私人资本进入医疗服务领域；医疗机构基本都是由政府举办，医务人员如同国家干部，实行统一培养、统一分配工作，按照统一的标准发放工资。以政府行政计划进行医疗资源与要素配置。

第二，在价格管制方面，对医疗服务实施直接定价，并采取低价政策，提供低廉甚至免费医疗服务。同时，实行统收统支，收支平衡的费用控制政策，由政府财政或集体基金支付主要医疗费用，弥补医疗机构经营亏损。形成了"人人都是国家主人，生、老、病、死都是国家的事，职工从来也不考虑个人要承担什么责任，个人有事靠国家、靠单位"的局面。

第三，靠政策指导、道德劝诱和行政性的内部管理制度，来约束医院内部管理和医生行为，控制服务质量。

第四，建立了较为完备的社会性管制制度。即通过公费医疗制度、劳保医疗制度和合作医疗制度实施社会性医疗管制。保证了医疗资源分配的相对公平。

总之，这个时期的医疗管制模式是一种既包含直接经济性管制又包含直接社会性管制的严格行政性管制。

3. 计划经济时期医疗管制的绩效

计划经济时期的医疗保障和管制制度在保障城镇职工身体健康，维护社会稳定，恢复和促进经济建设方面发挥了积极的作用。至20世纪70年代末，公费、劳保医疗制度覆盖了全国75%以上的城镇职工及离、退休人员，享受劳保医疗的人群达到1.14亿人，享受公费医疗的人群达到 2300 万人。全国用于公费、劳保医疗开支的专项经费达到 28.3 亿元，占当时职工工资总额的 6.04%[①]。许多危害人民健康最严重的传染病、地方病和营养不良性疾病得到了有效控制；人口死亡率，尤其是婴儿死亡率持续下降，平均期望寿命显著提高[②]。中国医疗卫生事业在短时期内取得了巨大成就，被世界卫生组织称为"中国模式"。

但是，计划经济时期的严格行政管制并非目前有的学者所认为的完美"乌托邦"，它存在致命的先天不足，缺乏可持续发展的基础。主要表现在：一是医疗机构运行全部由政府财政、国有或集体企事业单位经费来支撑，用人单位对职工医疗费包揽过多，财政和企业不堪重负；二是对医患供方缺乏有效的制约机制，医疗服务质量低下、服务态度蛮横、费用增长过快、浪费严重；三是医疗服务的低价政策，使医院赔本经营，越办越穷，靠吃国有资产老本维持生存；四是医疗保障覆盖范围过窄，不能适应日益增长的多样化医疗需求；五是社会化管理程度低，城市医疗服务资源重复建设，医疗费用缺乏社会互济，企业承担着大量的社会职能等。特别是在农村，医疗服务缺乏必要的经济基础[③]；医务人员水平参差不齐，没有稳定可靠的后备人力资源[④]；

---

① 蔡仁华主编：《中国医疗保险制度改革大全》，中国人事出版社 1996 年版。

② 我国的人均期望寿命从 1949 年的 34 岁提高到 1996 年的 70.8 岁，人口死亡率从 1949 年的 20‰下降到 1995 年的 6.57‰。卫生部医政司：《中国农村初级卫生保健指导手册》，沈阳出版社 1992 年版，第 56—59 页。

③ 农村地区卫生保健的主要载体为农村合作医疗，由人民公社作为经济支撑，即主要由集体积累承担，辅之以少量的财政拨款和农民象征性的交费。但由于核算不严、管理不善、集体经济力量不足等原因，存在"春办秋黄"的现象。到 1986 年除少数地区外，各地农村合作医疗纷纷解体，全国农村合作医疗覆盖率不到 5%。参见：傅卫、陈迎春、姚岚等：《中国农村卫生改革与发展背景资料》，载《中国农村卫生改革与发展国际研讨会专辑》，人民卫生出版社 2000 年版，第 18—19 页。

④ 直至目前，在大部分农村地区乡镇卫生院的卫生技术人员中，中专学历的占 53%，未接受过专业培训的高中以及高中以下学历者占 36%。邹建锋：《构建农民医疗安全网——访国务院发展研究中心农村经济研究部部长韩俊》，载《中国经济时报》2003 年 5 月 27 日。

缺乏现代化的物质条件①。使医疗卫生服务的供给严重缺乏。

因此，改革开放前的医疗管制，是在整个国民经济不发达、经济高度集中统一、人民生活相当贫困的基础上，依靠超经济的行政手段建立起来的。这种医疗管制制度不仅只能使医疗服务处于低水平运行状态，而且必然难以持续存在和发展。

6.1.2 经济转型时期的医疗管制改革与放松

伴随着改革开放的稳步进行和中国社会经济进入转型期，医疗管制改革的步伐也逐步展开。

1. 经济转型期医疗管制改革的主要内容

第一，初步放松准入管制，开放医疗服务体系。政府在巩固和扩大国有公立医院和集体医院规模与数量的基础上，鼓励企业、部队的医疗机构对社会居民开放，鼓励社会办医、私人开业和中外合资合作兴办医疗机构，采取多渠道、多层次、多形式办医的方式，改变政府独家办医的局面，扩大医疗供给。形成了各种所有制医疗机构并存的局面。

第二，放松医院微观经济管制，在医院内部推行各种形式的承包责任制。根据国家关于卫生工作的方针和政策，医疗事业单位也可以与卫生行政主管部门签订定任务、定编制、定质量和经费包干合同。在确保按合同要求完成任务的前提下，单位自行管理、自主经营、自主支配财务收支，并决定本单位集体福利和奖励基金分配形式。在公立医院采取各种措施调动职工的积极性，包括发放奖金、按劳付酬和多劳多得，克服医院"大锅饭"、不核算的现象②。允许有条件的单位

---

① 这一时期农村缺医少药问题主要由"一根针、一把草"，实质上是通过采、种中草药方式来满足医疗需求，其安全性与有效性显然不能与现代化、规范化的药品生产、加工、使用相比。

② 国务院批转卫生部《关于卫生工作改革若干政策问题报告的通知》（1985 年 4 月 25 日）。载卫生部卫生政策法规司编：《中华人民共和国卫生法规汇编（1984—1985）》，法律出版社1986 年，第 1 页。

和医疗卫生人员在保质保量完成承包任务，确保医疗卫生服务质量，坚持把社会效益放在首位的前提下，从事有偿业余服务，获得相应收入①。

第三，改革公费医疗和劳保医疗制度，改变医疗服务收费和支付方式。采取的主要措施：一是改革支付方式，将经费按享受人数和定额标准包给医院，节支留用，超支分担，激励医院主动控制成本和费用开支；二是制定公费医疗用药报销目录，以控制药品费用的过多支出；三是加强公费医疗和劳保医疗的管理，即提供经费的政府、享受者所在单位和提供医疗服务的医疗机构，都要承担部分经济责任②。在这一期间还重点探索了推进离退休人员医疗费统筹，解决企业离退休人员医疗费苦乐不均和在职职工的大病风险的问题。一些地区还建立了大病统筹制度，即以地区和行业为单位，由各企业缴纳保险费，形成统筹基金，对发生大额医疗费用的患者给予补助。

第四，医疗机构实施不含工资的按成本收费制度，在一定范围内可以自行定价。

第五，完善医疗机构财务和会计管理制度。1988年《医院财务管理办法》和《会计制度（试行）》规定，医院财务管理实行"统一领导、分级负责、归口管理"原则，并实行总会计师责任制。医院是差额预算管理单位，国家对医院实行"全额管理，差额（定额、定项）补助，超支不补，结余留用"的预算管理办法。医院各项收支均纳入预算内管理。医院财务管理必须接受主管部门的领导和监督，并接受财政、审计等有关部门的指导和监督。医院各项会计事务应按照国家统一规定的医院会计制度办理③。《医院财务管理办法》还对医院财务

---

① 卫生部、财政部、劳动人事部：《关于业余医疗卫生服务收入提成的暂行规定》(1986年9月9日)。载卫生部卫生政策法规司编：《中华人民共和国卫生法规汇编（1986—1988）》，法律出版社1989年版，第959页。

② 卫生部：《公费医疗管理办法1989》。载卫生部卫生政策法规司编：《中华人民共和国卫生法规汇编（1989—1991）》，法律出版社1992年版，第2—3页。

③ 卫生部：《医院财务管理办法1988》。载卫生部卫生政策法规司编：《中华人民共和国卫生法规汇编（1986—1988）》，法律出版社1989年版，第1006—1010页。

管理机构及编制、人员配备、预算管理、收入管理、支出管理、物质资产和金融资产管理作出了具体规定；《会计制度》则对会计准则、账务组织和核算方法，包括设置会计账户、复式记账、会计凭证、登记账簿、财产清查、编制会计报表等做出了详细规定。构成了当时医疗管制中微观财务会计管制的主要内容。

第六，试行医疗机构分级管理的管制体制。1988年11月2日，国家机构编制委员会发布了卫生部"三定"方案①。要求各级卫生机构按照政事分开、政企分开的原则，对直属医疗事业单位由直接管理为主转变为间接管理。运用经济手段、法律手段和必要的行政手段，做好规划、指导、协调、监督、服务工作。把对医疗机构的直接管理权力按照属地原则下放给地方。根据职能转交的要求，重新界定了各级卫生部门的主要职责、机构设置和人员编制等。1989年的《医疗机构分级管理办法（试行）》②规定，对医疗机构要实行分级管理、建立医院评审制度。医疗机构不再根据行政隶属关系而划分行政等级，而是根据其功能、任务、设施条件、技术建设、医疗服务质量和科学管理的综合水平实行分级管理。建立分别由部、省和市三级卫生行政机构领导下的专业性医疗机构评审委员会，实施医疗机构评级工作。同时，强调要充分发挥学会、协会和专业防治机构的作用，把有关医疗服务项目和质量的论证、评审、技术鉴定和业务技术标准的制定等权力下放，委托或授权相应的学会、协会和专业机构承办。

2. 经济转型期医疗管制改革的成效与问题

第一，改革取得了一定成效。调动了医疗机构和医务人员的积极性，扩大了医疗服务供给。提高了医疗服务技术水平和医疗服务质量。一些医疗保障制度改革措施和办法使医疗保障的社会化程度有所提高，

① 国家机构编制委员会：《卫生部"三定"方案》。载卫生部卫生政策法规司编：《中华人民共和国卫生法规汇编（1986—1988）》，法律出版社1989年版，第1页。
② 卫生部：《医院分级管理办法（试行）》。载卫生部卫生政策法规司编：《中华人民共和国卫生法规汇编（1989—1991）》，法律出版社1992年版，第450页。

企业之间互助共济、分担医疗风险的能力有所增强，对控制医疗费用的过快增长、缓解财政经费紧张和企业之间医疗费用负担的畸轻畸重现象起到了一定的积极作用。

第二，医疗管制仍然带有浓厚的计划经济色彩。在"以计划为主、市场为辅"、"社会主义经济是公有制基础上的有计划的商品经济"、"医疗卫生是社会主义福利事业"等思想观念的指导下，医疗管理和医疗保障制度改革的首要目标只不过是为了改变计划经济时期所形成的医疗机构低效运行和医疗服务供给严重不足的局面。有些改革措施也只是为了消除"十年动乱"对医疗服务业所造成的严重不良后果，目的是为了恢复、完善和强化管理秩序。因此，这个时期，真正意义的管制放松并没有完全展开，医疗管制仍然带有明显的行政性特点。

第三，一些替代性管制制度和管制方式并没有建立。伴随着政府对医疗机构直接控制的放松和医院自主权的扩大，一些以控制医疗费用支出为目的的公费医疗和劳保医疗改革，虽然采取了一些积极措施，但由于这些措施并没有从根本上改变医疗机构的经营状况和医疗费用的负担基本上由政府包办的局面，新的制度机制并没有建立而使得一些改革措施的收效并不明显①。

6.1.3 市场经济时期的医疗管制重构

1. 市场经济时期医疗管制改革历程与政策

1992 年，党的十四届三中全会通过了《关于经济体制改革若干问题的决定》，进一步明确了构建市场经济体制的改革目标。中国社会经济进入了全面建设现代市场经济体制的新时期。医疗管制改革也进入

---

① 据统计，全国职工医疗费用从 1978 到 1997 年的 20 年间增长了 28 倍，从 27 亿元增长到 774 亿元，年递增约 19%，而同期财政收入只增长了 6.6 倍，年递增约 11%。职工医疗费用的增长速度超过了同期财政的增长速度，而享受公费、劳保医疗的人数也只达到 1 个亿。国家没有能力支撑这种全包下来的医疗保障制度。参见《中国改革丛书（1978—1991）：医疗卫生体制改革卷》，大连出版社 1992 年版，第 16—17 页。

了一个以医疗保险制度改革为主要内容的改革、优化与重构的新阶段。

1994年，国家体改委等部门共同制定了《关于职工医疗制度改革的试点意见》，经国务院批准开始在部分省进行改革试点。1996年，进行更大范围的试点。1997年，中共中央、国务院下发了《关于卫生改革与发展的决定》，确定了我国在新的历史时期医疗卫生服务领域改革与发展的大政方针。此后，政府出台了一系列重大改革举措及配套措施。其中最为重要的是1998年国务院颁发的《关于建立城镇职工基本医疗保险制度的决定》，其他为人熟知的有医保基金属地化管理、医保定点医院和定点药店管理、医疗机构分类管理、药品分类管理、药品价格管理，以及争议较大的医药分开核算和药品集中招标采购等政策措施。2000年2月，国务院办公厅转发了国务院体改办等部门《关于城镇医药卫生体制改革指导意见》，提出了实行卫生全行业管理、建立医疗机构分类管理制度、深化改革医院的运行机制、改革卫生事业单位人事制度和分配制度等14条指导意见，再次明确我国城镇医药卫生体制改革的主攻方向。随后在2001—2002年陆续出台713个配套政策文件，为医药卫生体制改革提供了实际操作规范。这些政策文件的出台，为我国医疗服务市场的发展提供了重要契机和广阔的空间。2004年，改革的步伐进一步加快，全国医疗卫生体制改革可谓风云涌动，并大体呈现出自下而上的态势。许多地方开始试行以公立医院产权制度改革为核心的医疗卫生体制改革。医疗改革开始进入了实际操作阶段。

2. 市场经济时期的医疗管制改革的任务与内容

（1）深化医疗管理体制改革

根据这次改革的政策要求，政府主管等相关部门不再直接参与医疗机构的内部管理，而是要转变职能，实行政事分开，管办分离，进行间接的宏观管理，进一步扩大公立医疗机构自主权；打破行政隶属关系和所有制界限，根据医疗机构的性质、功能及其承担的任务，将医疗机构划分为营利性机构和非营利性机构，在实行分级管理的基础上进一步实施分类管理，并针对不同级别、不同类型的医疗机构制定和实施不同的财税与价格政策，保证非营利性医疗机构在医疗服务体系中占主导地位，享受相应的税收优惠政策。卫生行政部门的主要职责是，积极实施区域医疗卫生规划，完善有关规章制度，健全医疗服务技术规范。在合理划分医疗卫生监督和医疗卫生技术服务职责的基础上，依法行使医疗卫生行政监督职责，禁止各种非法行医。建立和完善医疗机构、从业人员、医疗技术应用、大型医疗设备等医疗服务要素的准入制度等①。

（2）探索和建立合理分工的医疗服务体系

逐步建立社区服务组织、综合医院和专科医院为主体的医疗服务分工协作体系。社区卫生服务组织主要从事预防、保健、健康教育、计划生育和常见病、多发病、诊断明确的慢性病的治疗和康复；综合医院和专科医院主要从事疾病诊治，其中大型医院主要从事急危重症、疑难病症的诊疗，并结合临床开展教育、科研工作。要形成规范的社区卫生服务组织和综合医院、专科医院双向转诊制度。保障广大群众对医疗服务的选择权，职工可以选择基本医疗保险定点医疗机构就医、购药，也可持医生开具的处方选择基本医疗保险定点药店购药。位于城市的企业医疗机构要逐步移交地方政府统筹管理，纳入城镇医疗服务体系。

（3）转变公立医疗机构运行机制

主要是扩大公立医疗机构的运营自主权，实行公立医疗机构的自主管理，建立健全内部激励机制与约束机制。根据任职标准，采用公开竞争、择优聘任为主的多种形式任用医院院长，实行院长任期目标责任制。建立以岗位责任制为中心的各项内部规章制度，严格执行医疗技术服务标准，规范医疗行为。加强医疗机构的经济管理，进行成本核

---

①　参见国务院办公厅转发国务院体改办等部门：《关于城镇医药卫生体制改革指导意见》，国办发〔2000〕16号，2000年2月1日；卫生部等部门：《关于城镇医疗机构分类管理的实施意见》，卫医发〔2000〕233号，2000年7月18日。载中国药学会、药事管理专业委员会编：《中国医药卫生改革与发展相关文件汇编》，中国医药科技出版社，2001年，第24—27页。

算。实行医院后勤服务社会化。深化医疗机构人事制度和分配制度改革：按照精简、效能的原则定编定岗，公开岗位标准，鼓励员工竞争，实行双向选择，逐级聘用并签订合同。严格执行内部考核制度和患者反馈制度，员工收入要与技术水平、服务态度、劳动贡献等挂钩。

（4）对公立医疗机构进行产权制度改革

2000年，国务院办公厅转发了国务院体改办等部门《关于城镇医药卫生体制改革指导意见》以后，部分地区如江苏宿迁、浙江杭州、上海、河南等地，于2004年开始进行公立医疗机构的民营化、股份化改造，鼓励外资、民营资本收购公立医院，投资医疗服务；鼓励医疗机构之间的并购、联合，形成大的医疗服务业集团[①]。

（5）规范财政补助范围和方式

按照公共财政和分级财政体制的要求，对医疗机构以及其他卫生机构的补助项目主要包括卫生执法监督和预防保健等公共卫生服务、重要医学科研、基本医疗服务、符合区域卫生规划的基本建设和设备购置等。财政对大中型医疗机构以定项补助为主，主要包括事业单位养老保险制度改革前离退休人员的离退休费用、重点学科研究、医院发展建设支出和所提供的基本医疗服务项目等；对基层医疗机构以定额补助为主，主要包括其承担的社区卫生服务、预防保健等任务。疾病控制和妇幼保健机构的收入上缴财政专户，实行收支两条线管理，同级财政按照其承担的责任和提供公共卫生服务的数量和质量给予补助。卫生执法监督收入纳入财政预算管理，所需经费由财政预算安排[②]。

（6）改革医疗服务价格管理，调整医疗服务价格

主要内容包括：一是调整医疗服务价格管理形式，对非营利性医

---

① 有关公立医院改制的进展和案例，可参见杜乐勋等主编：《中国医疗卫生发展报告NO. 2》，社会科学文献出版社2006年版，第86—97页。

② 财政部、卫生部、国家计委：《关于卫生事业补助政策的意见》，财社［2000］17号，2000年7月10日；卫生部、财政部《医院药品收支两条线暂行管理办法》，卫规财发［2000］229号（2000年7月8日）。载中国药学会药事管理专业委员会编：《中国医药卫生改革与发展相关文件汇编》，中国医药科技出版社2001年版，第45—57页。

疗机构提供的医疗服务实行政府指导价，取消政府定价；营利性医疗
机构提供的医疗服务实行自主定价。二是下放医疗服务价格管理权限。
国家计委会同卫生部制定国家医疗服务价格的方针政策、作价原则；
规范医疗服务价格项目名称和服务内容；制定医疗服务成本测算办法。
省级价格主管部门会同同级卫生行政部门按照国家医疗服务价格的方
针政策、作价原则，制定和调整本辖区非营利性医疗机构的医疗服务
指导价格；省级价格主管部门会同同级卫生行政部门也可只制定和调
整主要医疗服务的指导价格，其他医疗服务的指导价格，由地、市级
价格主管部门会同卫生行政部门制定和调整。三是规范医疗服务价格
项目。全国实行统一的医疗服务价格项目名称和服务内容。四是改进
医疗服务价格管理方法。医疗服务指导价格的基准价和上下浮动幅度，
要依据医疗服务的社会平均成本，并结合市场供求状况及政府考虑的
其他因素制定和调整。在改革的过渡时期，可继续实行"总量控制，
结构调整"的办法，调整不合理的医疗服务价格，体现医务人员的技
术劳务价值。五是加强医疗服务价格监督检查。医疗机构要增加价格
透明度。按照有关规定在提供服务场所的显著位置公布主要服务项目
名称和价格。医疗机构在结算医药费用时，有义务以多种形式向患者
提供医疗服务价格情况的查询服务，自觉接受社会监督[1]。

（7）建立和完善城镇职工医疗保险制度与农村新型合作医疗制度

主要政策包括：一是明确强制性参保的人员范围。城镇所有的用
人单位及其职工和退休人员都必须参加；二是建立医疗保险费由用人
单位和个人共同缴纳的机制[2]。三是分别建立社会统筹医疗基金和个人

---

[1] 国家计委、卫生部：《关于改革医疗服务价格管理的意见》，计价格［2000］961号，
2000年7月20日。载中国药学会、药事管理专业委员会编：《中国医药卫生改革与发展相关
文件汇编》，中国医药科技出版社2001年版，第109—114页。

[2] 用人单位缴费水平按照当地工资总额的6%左右确定，个人缴费从本人工资的2%起
步。具体到各个统筹地区，则由当地政府根据各方面实际负担能力、经济发展水平和医疗消
费水平确定，今后逐步调整。参见国务院：《关于建立城镇职工基本医疗保险制度的决定》，
国发［1998］44号，1998年12月14日。载中国药学会、药事管理专业委员会编：《中国医药
卫生改革与发展相关文件汇编》，中国医药科技出版社2001年版，第18—24页。

医疗账户①。四是建立医疗费用分担机制②。五是明确基本医疗保险给予支付的药品、诊疗项目、住院标准等医疗服务范围。对提供医疗保险服务的医疗机构实行定点管理，患者可以在更大范围选择医院和医生。六是对部分人群实行照顾政策③。七是在农村实行新型合作医疗制度。主要政策措施是，在政府的组织和领导下，坚持民办公助和自愿参加的原则。以个人投入为主，集体扶持，政府适当支持的方式建立医疗基金。因地制宜地确定合作方式、筹资标准、报销比例，逐步提高保健水平，并逐步向社会医疗保险过渡④。

（8）积极探索社会医疗救助制度

如上海市对城镇居民中无生活来源、无劳动能力又无法定赡养、扶养人的人员和医保对象中的低收入人员，因患特殊大病重病、个人医疗费用负担过重且影响家庭基本生活的给予医疗救助。

3. 市场经济时期的医疗管制改革的特点与成效

（1）改革的特点

---

① 个人账户的资金来源于两部分：一部分是个人按本人工资的2%缴纳划入个人账户，另一部分是单位缴费的30%划入个人账户部分。退休人员个人不缴费，其账户的资金全部从单位缴费中划入，划入比例或资金总量要高于在职职工。单位缴费的其余部分用于建立社会统筹医疗基金。参见国务院：《关于建立城镇职工基本医疗保险制度的决定》，国发〔1998〕44号，1998年12月14日。

② 个人账户主要支付门诊（小额）医疗费用，统筹基金主要支付住院（大额）医疗费用，由社会医疗保险经办机构统筹调剂使用，按医疗费的一定比例支付。统筹基金设立起付标准（当地职工年平均工资的10%左右）和最高支付限额（当地职工年平均工资的4倍左右），超过最高支付限额以上的费用，通过实行职工大额医疗费用补助、公务员医疗补助、企业补充医疗保险和商业医疗保险等途径解决。参见国务院：《关于建立城镇职工基本医疗保险制度的决定》，国发〔1998〕44号，1998年12月14日。

③ 离休干部、老红军，二等乙级以上革命伤残军人的原待遇不变。退休人员参加基本医疗保险，并享受三方面的照顾：个人不缴费，个人账户资金比在职职工计入的多，统筹基金支付范围内个人自付比例比在职职工低。下岗职工与在职职工享受同样基本医疗保险待遇，医疗保险费包括单位缴费和个人缴费两部分以当地职工平均工资的60%为基数按当地缴费率由再就业服务中心代缴。参见国务院：《关于建立城镇职工基本医疗保险制度的决定》，国发〔1998〕44号，1998年12月14日。

④ 卫生部等五部门：《关于发展和完善农村合作医疗的若干意见1997》。载卫生部基层卫生与妇幼保健司：《农村卫生文件汇编（1951—2000）》，中国发展出版社2001年版。

从上述改革的任务和要求来看，这个时期的医疗管制制度改革有以下特点：一是进一步放松了直接性医疗价格管制和市场准入管制。二是改革医疗管制体制，下放管制权限，主张以间接管制为主。三是构建以社会医疗保险为核心的直接社会性管制体系。四是完善医疗监督体系，强化医疗市场监督，加大打击非法行医的力度。五是严格大型医疗设备准入管制；对医疗机构实施强制性信息公开制度。等等。

（2）改革的成效与评价

与经济转型期的上次医疗改革相比，开始于 20 世纪末期的这次医疗改革是中国医疗改革的第二次高潮，也是真正意义上的医疗管制放松和管制模式重构的开端。改革过程中，一些直接经济性医疗管制方式（如直接定价和限制准入的管制）得以放松的同时，一些替代性管制方式（如社会医疗保险）得以强化。仅仅就这个时期改革文件所规定的任务和内容而言，可以这样认为，这个时期医疗管制改革的基本取向已经初步明确，即要建立政府适度监管下的、能够充分发挥市场竞争机制的医疗卫生组织结构。但是，由于种种原因，特别是受"非典"影响，直到 2004 年，除了医疗保险制度的改革进展比较快以外，其他领域的改革实践并没有全面铺开，甚至仍处于试验阶段。特别是在 2005 年，伴随着改革而出现的一系列新问题和新矛盾，一些部门和重要人士开始对医疗改革及其政策目标提出质疑，认为医疗改革"从总体上来说是不成功的"①。于是，在 2005 年，医疗改革重新成为国人争论的焦点，医疗改革的目标和具体模式再次变得模糊不定。因此，到目前为止，实践中的中国医疗改革仍然处于试验阶段，完整的新型医疗管制模式无论是在理论上还是在实践中都没有最终形成。

---

① 国务院发展研究中心课题组：《对中国医疗卫生体制改革的评价与建议》，载《中国医院院长》2005 年第 16 期，第 1 页。

6.2　现行医疗管制模式的制度体系与体制架构

　　上述对中国医疗管制制度改革与演进的历史考察表明，中国的医疗管制模式经过两次大的改革，已经不同于传统计划经济下的直接行政性医疗管制模式。尽管改革仍处在试验和探索阶段，完善和成熟的医疗管制模式和体制框架还没有最终确立，但深入考察中国医疗管制改革实践及其发展过程不难看出，中国医疗管制模式的制度与体制框架已有一定的雏形：它以各种法律法规、部门规章、规范性文件、各种行业标准、技术规范等为管制的政策与法律依据；以市场准入制度、价格管制制度、执业规则制度、信息披露制度、质量管理制度、行政监督制度、司法救济制度等为管制的制度基础；以各种监督检查、标准审核、质量与技术评估以及相应的管制体制等为管制的执行机制和实施保障。构成了一个庞大而复杂的管制系统。本书主要从经济管制（包括市场准入制度与价格管制制度）和社会性管制及管制体制这三个方面分析和概括中国医疗管制的现状。

6.2.1　医疗市场准入制度

　　医疗市场准入管制主要是为了形成公平有序的市场竞争秩序，保证医疗服务供给，促进医疗技术进步和服务质量提高而实施的重要管制制度。目前，中国医疗市场准入管制主要包括投资准入制度、医疗机构和医务人员的设置与执业准入制度（包括执业规则制度）、医疗设施、设备与临床医疗技术的准入制度①。市场准入管制的主要管制机构和政策与法律制度依据见表6-1。

---

　　① 另外，与此有关的市场准入管制还涉及医疗保险机构、医药生产企业以及医药经营企业的市场准入管制，如医疗保险定点医疗机构和定点药店的市场准入管制。由本书的研究任务和范围所限，在此不作分析。

1. 投资准入制度

近年来，随着医疗体制改革的深入，国家已经改变过去仅由财政单一出资举办医疗机构的做法，在坚持政府为主要投资主体的前提下，鼓励通过多渠道筹资来发展医疗服务业；鼓励民间资本、外资以独资、合作、联营、参股、特许经营等方式进入医疗服务行业，在实行优惠政策的投资领域，其优惠政策对民间、外商投资同样适用。对民间和外资投资项目，政府主要从产业政策、城乡规划、环境保护、资源利用、土地使用和公共安全等方面进行审核，并改革行政审批制度，彻底改革现行不分投资主体、不分资金来源、不分项目性质，一律按投资规模大小分别由各级政府及有关部门审批的企业投资管理办法。对于企业不使用政府投资建设的项目，一律不再实行审批制，区别不同情况实行核准制和备案制。其中，政府仅对重大项目和限制类项目从维护社会公共利益角度进行核准，其他项目无论规模大小，均改为备案制。对于企业使用政府补助、转贷、贴息投资建设的项目，政府只审批资金申请报告[①]。

可见，政府对医疗服务投资准入的管制正在由直接审批管制方式向具有间接特点的备案、核准等方式转变。

2. 医疗机构设置和执业准入管制

目前，中国对医疗机构的设置管制主要是实行严格的审批制度，申请设置医疗机构的单位和个人，必须按照有关规定向相应级别的卫生行政部门提交设置申请书、可行性研究报告、选址报告、协议书、设置批准书或者备案书等文件。在报批程序方面，单位或个人设置医疗机构必须经县级以上卫生行政部门审查批准，其中属于政府部门和国家事业单位兴办的医疗机构，由县级以上卫生行政部门会同同级政府机构编制主管部门审查批准。对于医疗机构执业实行登记制，符合执业技术标准和登记条件的医疗机构予以登记，发放《医疗机构执业

---

① 国务院：《关于投资体制改革的决定》，2004 年 7 月。

许可证》。当医疗机构出现变更情况时，有关人员必须及时到原登记机关办理变更登记。《医疗机构批准书》设置了有效期，并定期进行校验。另外，2000年，卫生部等部门印发了《关于城镇医疗机构分类管理的实施意见》，开始对医疗机构实行分类管理，医疗机构可以根据自身性质、服务能力等申请登记为营利性医疗机构或非营利性医疗机构。可见，现行的医疗机构准入管制主要采取的是直接管制为主，间接管制为辅的管制方式。管制的主要依据是国务院颁发的《医疗机构管理条例》（国务院，1994年2月）①。

3. 医务人员及其执业准入制度

医务人员及其执业准入管制是由政府有关部门主持的对从业者基本资格的强制认定。目前，医务人员及其执业准入管制主要涉及医务人员的准入程序、准入标准（如医师、护士、技师、临床药师的技术资格和行为标准等）。个人必须通过医师执业资格考试和医师执业注册才能合法地直接从事相应的医疗服务工作。1998年6月，全国人大通过了《中华人民共和国执业医师法》，标志着中国医师执业准入进入了法制化的轨道，使处理包括执业医师准入在内的相关事务有法可依。目前，中国的医师执业资格考试制度、医师执业注册制度和医师考核与培训制度已经日趋成熟。

4. 医疗设施、设备和各类医疗技术的临床准入制度

医疗设施、设备的准入管制包括各类设施、设备的配备与许可程序、配备和许可的条件以及医用建筑设计的规范。各类技术的临床准入制度主要包括医疗技术的准入程序和条件。目前，中国对于大型医疗设备实行计划管理、行政审批和许可制度。1994年卫生部发布的《大型医用设备配置与应用管理暂行办法》对大型医疗设备的配备规划、报

---

① 需要指出的是，该《医疗机构管理条例》与2000年卫生部等部门印发的《关于城镇医疗机构分类管理的实施意见》和2004年《国务院关于投资体制改革的决定》在一定程度上存在矛盾。但到目前为止，该《医疗机构管理条例》却并没有修改或废止，仍然是有效的管制依据。

批程序、管理权限；大型医用设备应用安全、卫生防护、应用技术质量评审和应用质量管理标准等做出了明确规定，是中国大型医用设备的配置、应用和上岗人员管理的依据。卫生部下发的《医疗机构诊断治疗仪器设备应用规范》对医疗仪器设备的使用制定了统一的评价标准。大型设备使用操作人员必须经考核合格，取得相应的合格证书，并在省（直辖市、自治区）卫生行政部门登记注册后，方可上岗工作①。

5. 医疗执业规则制度

主要包括各种法律法规、行业标准、技术规范和操作规程、工作制度；大型设备使用规范；医疗护理操作规程；疾病诊断标准和治愈好转标准；诊疗技术规范和操作规程；临床药学规范；重要疾病的诊疗指南；医疗广告管理办法等。用于规范和控制医疗机构和医务人员的医疗业务行为，保证医疗服务质量。

6.2.2 医疗价格管制制度

医疗服务价格或收费管制，直接涉及医疗机构和广大患者的切身利益。按照中国现行有关法律和政策的规定，政府对医疗服务价格和收费实施管制被认为是为了保证医疗服务的公平性、可及性和公益性。其内容包括以下几个方面：

1. 价格水平的管制

对公立和非营利性医疗机构的医疗服务实行政府指导价、取消政府直接定价；对营利性医疗机构实行自主定价。各级各类非营利性医疗机构分别根据同级卫生行政部门制定的定价方针政策、作价原则、成本测算方法，政府指导价等，坚持非营利性原则，按照全国统一的医疗服务价格项目名称和服务内容进行定价；同一地区同一服务项目和服务内容实行同一定价。总体上，公立医疗机构的服务收费标准按扣除财政补助、扣减药品（含制剂）销售纯收入后的成本制定。医疗

---

① 卫生部：《大型医用设备配置与应用管理暂行办法》（1994 年）。

服务指导价格的基准价和上下浮动幅度，要依据医疗服务的社会平均成本，并结合市场供求状况及政府考虑的其他因素制定和调整。对目前医疗机构运行中普遍出现的亏损问题，按照"总量控制、结构调整"、"规范财政补助的范围和方式"、"适当提高医疗服务收费标准"等途径来弥补，以维持医疗机构的正常运转。

2. 价格结构管制和收费标准的调整政策

实行"总量控制，结构调整"的办法，调整不合理的医疗服务价格。调整医疗服务价格和收费标准的原则是：一是严格控制总水平。二是有升有降。重点是适当提高门诊、住院、手术、常规检查等收费标准，解决技术劳务收费偏低问题；适当降低偏高的大型医用设备检查治疗收费标准；抑制大型医用设备的盲目购置。三是分等定价。对不同医疗机构，根据其所提供的服务内容和服务质量适当拉开差价。四是规范医疗服务收费。在同一地区，要统一医疗服务项目名称、服务内容和服务收费，不得进行服务价格歧视，切实防止重复收费。五是引导特需服务。在保证基本医疗服务的前提下，有组织地开展特需医疗服务；严禁把特需服务变成强制服务。六是将合理调整收费标准与整顿乱收费相结合。对医疗机构的各种收费进行全面的清理，对过低的收费标准提出调价方案，适时调整；对于重复收费、分解收费、非法收费分别采取取消、合并、坚决取缔等措施。

3. 医疗服务收费的直接监管和监督检查

卫生行政机构有权督促医疗机构自觉执行国家的价格政策；各级物价监督检查机构有权对医疗服务收费进行监督检查，对擅自制定和提高医疗服务收费标准、分解服务内容以重复收费、降低服务质量以变相涨价、巧立名目以乱收费以及不按规定进行明码标价等行为从严查处。同时，实行医疗服务收费调整备案制度。如果要调整医疗服务收费标准，则必须在实施前20日以书面形式向国家发展与改革委员会备案。

4. 医疗服务价格、服务收费标准强制公开制度

医疗机构应将主要医疗服务名称和收费标准在显著位置于以公布，

以便于社会监督。

可见，近年来，政府对医疗服务的价格管制方式试图由政府直接定价转向间接定价。价格管制的管制机构和政策与法律制度依据见表6-2。

6.2.3 医疗保险和社会性医疗管制制度

社会性医疗管制主要包括社会医疗保险制度、患者权利保障和救济制度、信息披露制度和医疗质量管理制度。

1. 社会医疗保险制度

中国现行的城镇医疗保险模式是在传统国家保险模式（公费医疗和劳保医疗）的基础上通过改革而转变过来的，是一种社会医疗保险模式。其主要内容包括：（1）强制性保险，即城镇所有的用人单位及其职工和退休人员都必须参加；（2）医疗费用分担制，即医疗保险费由用人单位和个人共同缴纳；（3）社会统筹与个人账户相结合；（4）对部分人群实行照顾政策；（5）医疗保险费由政府行政部门统筹管理。中国现行的农村医疗保障制度是新型合作医疗制度。这种新型合作医疗制度是一种由各级政府和农民群众合作，由政府承担部分医疗费用的医疗保险模式，它的未来目标也是社会医疗保险模式。

医疗保险是医疗制度的重要组成部分，其主要目的应当是为了避免和防范疾病的外部性、医疗服务的不确定性等因素所带来的医疗风险。中国社会医疗保险模式的主要特点就是：政府直接规定参保人员的范围、规定费用分担比例和医疗付费的方式，而且医疗保险基金由政府直接管理和控制。因此，医疗保险制度，特别是中国的国家医疗保险制度和社会医疗保险制度，实际上是一种直接社会性管制。中国社会医疗保险的管制机构及其法律制度依据见表6-2。

2. 患者权利保障与救济制度

该制度主要是为了弥补患者在医疗服务过程中的弱者地位，政府利用立法、行政和司法手段对处于劣势地位的患者进行权利保障的救济制度。包括：一是患者权益保障制度。比如我国《宪法》、《民法》、《执业医师法》、《医疗机构管理条例》、《医疗事故处理条例》等法律法规中的规定：患者拥有获得医疗服务权、知情权、选择权、隐私权、平等对待权、监督权、投诉权和获得赔偿权等，并给予保障。二是医疗服务投诉制度。三是医疗纠纷或医疗事故的确认、调解、处理和仲裁制度。四是司法救济制度。患者可以通过民事诉讼获得救济，保障自己的合法权益。

3. 信息披露管制制度

主要是为了保障患者的知情同意权，减少医患之间信息的不对称状况，国家要求医疗机构和医生在执业过程中要向患者披露相关信息。比如要求行医主体按照法律要求主动提供相应的信息，如展示执业许可证、持证上岗，公开药品价格和医疗收费项目。在进行重大的检查与处理前要告知患者，尊重病人的知情权、选择权。由于医疗服务的复杂性和综合性，政府部门还通过主动的评估来发布医疗机构的相关信息。比如政府部门或其委托有关专业机构定期检测医疗机构执业情况，如医疗质量、费用、服务态度、投诉情况等，并向社会公布。为了避免医疗机构和医生向患者提供虚假信息。诱导和欺诈患者，侵犯患者的合法利益，或者利用信息发布进行不正当的竞争，政府还对医疗机构和医生向市场传递信息的行为进行管制，例如信息发布制度、对广告的监管。

4. 服务质量管理制度

为了保障医疗质量，政府建立了医疗质量管理体制。其内容包括：医疗质量监测、评估和控制体系，包括一些质量评估标准、评估办法与程序和评估机构；建立了医院评审制度和医疗质量认证制度；以及一些专门的针对某些环节的质量管理制度，比如医院感染管理制度、病案管理制度，等等。

6.2.4 现行医疗管制体制的基本架构

从总体上来讲，中国现行医疗管制体制是一种与中国现行行政管理体制相一致的管制体制。这种管制体制的最大特点是"分级、分类和多部门交叉垂直管理"。

1. 医疗机构分级管理

在医疗机构管理方面，按照《医院分级管理办法》（1989），中国的医院应当按照功能和任务分为三级：一级医院是直接向一定人口的社区提供医疗等卫生服务的基层医院、卫生院；二级医院是向多个地区提供综合医疗卫生服务并承担一定教学、科研任务的地区性医院；三级医院是向几个地区提供高水平专科性医疗卫生服务并执行高等教学、科研任务的区域性医院。各级医院经过评审，按照《医院分级管理标准》确定为甲、乙、丙三等，三级医院增设特等，共10等。

医院级别和等级由医院评审委员会评审，评审委员由医学专家等组成，也分为三个等级：三级评审委员会由卫生部组织和领导，负责评审三级特等医院，报由卫生部审批。二级评审委员会由省级卫生主管部门组织和领导，负责评审二、三级甲、乙、丙等医院，报由省级卫生厅（局）审批；一级评审委员会由地市级卫生主管部门组织和领导，负责评审一级甲、乙、丙等医院，报由地（市）卫生局审批①。

2. 医疗机构分类管理

2000年，中国开始实行医疗机构分类管理（见图6－1）。这种分类主要是按照医院性质将其区分为营利性医院和非营利性医院。按照《医疗机构管理条例》的规定，除了政府举办或企事业单位举办为本单位职工服务的医院以及社会捐资举办的医院一般应申请为非营利性医院外，其他医院可以自愿申请登记为营利性医院和非营利性医院②。这就意味着私立营利性医院也可分为三级10等。

但是，由于中国的大部分医院是由各级政府举办的公立医院，不同级别的地方政府所举办医院的规模和大小是不同的。一般来说，县

① 卫生部：《医院分级管理办法（试行）》，载卫生部卫生政策法规司编：《中华人民共和国卫生法规汇编（1989—1991）》，法律出版社1992年版，第450—453页。

② 卫生部：《关于城镇医疗机构分类管理的实施意见》，卫医发［2000］233号，2000年7月18日。载中国药学会药事管理专业委员会编：《中国医药卫生改革与发展相关文件汇编》，中国医药科技出版社2001年版，第41—43页。

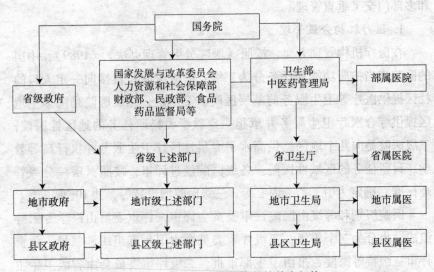

图 6 - 1　现行医疗管制体制的基本架构

乡政府举办的医院大都被评为一级医院；地区或市级政府举办的医院大都被评为二级或三级乙、丙等医院；少数是三级甲等医院；省部级政府举办的医院大都是三级医院；私立营利性医院规模一般都比较小，很少被评为二级甲等或三级医院。所以，实践中，政府对医疗机构的管理实际上仍然是由各级政府卫生部门按照行政级别并结合属地原则实行归口管理，或称为"条块结合，以块为主"垂直管理。分级分类管理的实质只是针对不同级别和不同性质的医院界定其不同的服务任务和服务内容及服务质量与数量标准，并实行不同的财政与价格政策。因此，实践中，各级卫生行政部门的纵向管理权限划分大致是：县级政府及其主管部门主要管理县属医院，大部分是一级医院；地区和市级政府及其主管部门主要管理地市属医院，大部分是二级医院和少数三级医院；省部级政府及其主管部门主要管理省部属医院，大部分是三级医院①。

---

　　① 三级医院中，每个级别的医院都包括综合性医院和专科医院、也包括营利性和非营利性医院。

3. 横向管理职能

在横向的管制职责和管制职能方面，各级卫生行政机构（包括中医药管理局）是医疗服务市场的主要管制机构。主要负责公立医院经营管理、医疗服务人员资格认定、医院等级审核、大型医疗设备购置和使用审核、医疗质量和医疗机构以及医务人员医疗服务行为的监督检查等。另外，各级财政部门和物价部门负责对医院财务和医疗服务价格的监督管理；各级人力资源和社会保障部门负责实施包括医疗保障基金的筹集、支付和管理等在内的社会性管制；各级发展与改革委员会主要负责医疗服务资源的规划；各级人事部门会同财政部门负责公立医院的人员安排及其工资标准的制定和分配等。总之，除了卫生行政部门以外，各级发展和改革委员会、各级财政与物价部门、各级人力资源和社会保障部门等，在医疗服务投资和市场准入、医疗资源配置和发展规划、医疗服务价格、医疗服务质量和数量、医疗市场秩序等方面，都具有实施管制的权限（具体见表 6-2）。

为了保证各种管制制度（包括执业规则制度、价格管制制度、信息披露制度和质量管制制度等）的有效实施，政府建立了行政监督制度，包括行政审查、行政确认、行政处罚、行政强制执行等制度。

表 6-2　中国现行医疗管制机构横向职能划分（中央级）

管制机构	医院类型	管制方式和机制	政策或法律制度依据
卫生部 中医药管理局 食品药品监管局 中编办 人力资源和社会保障部等	公立非营利	**准入管制：** 投资准入 医院设置准入 医院执业准入 医师执业准入 大型设备准入	《国务院关于投资体制改革的决定》 《政府核准的投资项目目录》 《外商投资产业指导目录》 《医疗机构管理条例》 《关于城镇医疗机构分类管理的实施意见》 《执业医师法》 《大型医用设备配置与应用管理暂行办法》，等等
卫生部 民政部	民办非营利		
卫生部 工商部门 税务部门等	营利性医院		

管制机构	医院类型	管制方式和机制	政策或法律制度依据
卫生部、人力资源和社会保障部 中医药管理局 食品药品监管局 发改委、财政部、物价部门等	公立非营利	**价格和收费管制：** 服务指导价格 收费标准制度 公立医院工资制 公共补贴制度 市场价格	《全国医疗服务价格项目规范（试行)》 《关于卫生事业补助政策的意见》 《关于改革医疗服务价格管理的意见》 《医疗服务项目成本分摊测算办法（试行)》 《关于医疗卫生机构有关税收政策的通知》 《价格法》 等等
卫生部 中医药管理局 食品药品监管局 人力资源和社会保障部 物价部门等	民办非营利		
财政、税务部门 工商、物价部门	营利性医院		
卫生部 中医药管理局 食品药品监管局 人力资源和社会保障部 工商部门等	所有医院	**社会性管制：** 社会医疗保险 服务质量监督 医疗信息管制	《建立城镇职工基本医疗保险制度的决定》 《城镇职工基本医疗保险定点医疗机构管理暂行办法》 《城镇医药卫生体制改革指导意见》 《城镇职工基本医疗保险定点医疗机构管理暂行办法》 《城镇职工基本医疗保险定点药店管理暂行办法》 《产品质量法》 《消费者权益保护法》 《保险法》《合同法》 等等
卫生部 工商部门	所有医院	医疗行为管制	《反不正当竞争法》 《医院管理条例》 《执业医师法》 等等

注：其他级别的管制机构与中央级管制机构的横向分工和职能划分大致相同。

6.3 中国现行医疗管制面临的主要问题

经过二十多年的改革，中国医疗事业的发展取得了有目共睹的成就：一是医疗机构和医疗人力资源数量大幅度增加，医疗供给量明显提高①；二是形成了多渠道投资，多层次、多样化办医，并能够基本满足多样化医疗需求的医疗服务体系；三是医疗机构经营形式多样化、医疗服务技术基本接近发达国家水平，服务态度和服务质量明显改善；四是初步建立了多层次的医疗保障体系②；五是医疗服务市场法制日臻完善；六是人民健康水平明显提高③。但是，改革并非一帆风顺。随着改革的进行，各种体制性和制度性弊端及其所导致的新矛盾和新问题也逐渐暴露出来。"看病难"、"看病贵"、"看不起病"的问题日趋严重，成为中国医疗管制改革必须面对且急需解决的重要问题。

---

① 据统计，1990 年我国各级各类医院（不包括乡镇卫生院）的总数为 13477 个，而 2006 年达 19246 个，增长约 43.8%。同期卫生技术人员总数从 389.79 万人增长到 462.42 万人，增加约 17%；2006 年末，每千人口卫生技术人员 3.59 人（其中：执业医师及执业助理医师 1.55 人、注册护士 1.11 人），比 1990 年增长约 14.3%。参见卫生部：《2006 年中国卫生事业发展情况统计公报》，见卫生部网站；《2007 年中国卫生统计年鉴》，中国统计出版社 2007 年版。

② 至 2004 年底全国参加医疗保险人数达 12386 万人，2005 年医疗保险基金总流量约 2000 亿元人民币。至 2004 年 10 月，310 个县（市）开展了新型农村合作医疗制度试点，覆盖农业人口 9504 万人，参合农民 6899 万人。2006 年，全国已有 1451 个县（市、区）开展了新型农村合作医疗，覆盖人口为 5.08 亿人，参合率为 80.7，而且政府资助的比重逐年增加。参见卫生部：《2006 年中国卫生事业发展情况统计公报》，见卫生部网站。

③ 我国新生儿死亡率由 1991 年的 33.1‰下降到 2001 年的 21.4‰，2005 年下降到 13.2‰；婴儿死亡率由 1991 年的 50.2‰下降到 2001 年的 30.0‰，到 2005 年下降到 19.0‰，5 岁以下儿童死亡率由 1991 年的 61.0‰下降到 2001 年的 35.9‰。2005 年下降到 22.5‰。人口死亡率从 1990 年的 6.67‰下降到 2001 年的 6.43‰。平均期望寿命由 1990 年的 68.55 岁提高到 2000 年的 71.40 岁。参见卫生部：《1997—2001 中国卫生事业发展情况简报》和《2006 年中国卫生事业发展情况统计公报》，见卫生部网站。

6.3.1 价格水平虚高、结构不合理与费用失控并存

目前，各国一般采用"卫生总费用"指标来统计政府、社会和居民为医疗卫生服务而支付的费用总和，即以货币价值表现的各项医疗卫生支出总和。医疗服务费用是卫生总费用的重要组成部分[①]，也称为医疗费用或医疗支出。它是医疗服务需求方接受各种医疗服务的总支出，一般由以下几个部分组成：门诊挂号费、住院费、手术费、检查费、化验费、治疗费、抢救费等[②]。从理论上讲，医疗费用＝医疗服务价格×医疗数量。所以，更确切地说，医疗服务价格可以用人均医疗费用（包括人均门诊费和人均住院费）来衡量。因此，本书也主要运用卫生总费用、人均医疗费用及其构成指标来分析医疗服务价格总体水平及其结构的变化。医疗服务价格的主要问题是：

1. 医疗服务价格不断升高，出现了"看病贵"的问题

20 世纪 90 年代以来，中国人均医疗费用逐年增长。其中，1990—2000 年间，是增幅最快的时期。从表 6 - 3 中可以看出，2000 年卫生部门综合医院门诊病人人均医疗费 85.8 元，是 1990 年的 7.9 倍；住院病人人均医疗费 3083.7 元，是 1990 年的 6.5 倍；1991—1995 年门诊病人医疗费用每年递增 26%，1996—2000 年每年递增 15%；1991—1995 年住院病

---

① 卫生费用的范畴。世界卫生组织规定：凡是维持、改善健康的一切活动，例如疾病、失能或精神障碍，以及与预防、诊断、治疗、护理、康复等照顾有关，由医疗卫生服务提供者所提供的服务与用品，家庭医疗费开支，以及政府有关的卫生政策与管理费用均列入卫生总费用。从支出主体上分，中国卫生总费用包括政府预算支出（其中又包括公共卫生支出和部分医疗服务（医疗改革之前主要是公费医疗）支出）、社会卫生支出和个人卫生支出。从服务产品分类上划分，包括公共卫生、公共预防、医疗服务支出等。参见胡善联主编：《卫生经济学》，复旦大学出版社 2003 年版，第 15 页。本书所说的医疗服务费用主要是指卫生总费用中只用于医疗服务的部分，不包括公共卫生、疾病预防等方面的支出。医疗服务费用同样也由政府支出、社会支出和个人支出三方面的支出构成。

② 当然，从等价交换的角度，医疗服务价格还可以以医疗服务供给成本进行计算，它是医疗服务供给方提供医疗服务的各项成本支出的总和。包括医疗人力成本、医疗物资成本、药品成本、管理成本和声誉成本支出等。但本书认为，需求方医疗费用支出更能反映消费者在接受医疗服务后所付出的成本，是医疗服务价格的最终体现。

人医疗费用每年递增24%，1996—2000年每年递增11%。2006年，卫生部门综合医院门诊病人人均医疗费128.7元，是2001年的1.37倍；住院病人人均医疗费4668.9元，是2001年的1.7倍；2001—2006年，医院门诊和住院病人医疗费用每年增长幅度基本在7%—9%左右（见表6-4），与20世纪90年代相比，增幅虽然明显下降，但医疗费用年年递增的趋势并没有改变。根据卫生部2003年第三次国家卫生服务调查，扣除物价上涨因素，1993—2003年间，城乡居民收入年均增长率为7.85%；1998—2003年均增长5.57%①。可见，居民医疗支出增长一直快于收入增长，医疗费用负担不断加重。另外，2001—2006年间，医疗保健服务价格指数年年高于同期居民消费价格指数和商品零售价格指数，说明医疗服务价格的增长仍然高于其他产品价格的增长幅度。突出地反映了在这一时期群众关心的"看病贵"问题。

表6-3　20世纪90年代以来卫生部门综合医院门诊和住院病人人均医疗费用与价格指数比较

年份	门诊病人人均医疗费（元）			住院病人人均医疗费（元）			价格指数		
	合计	药费	检查治疗费	合计	药费	检查治疗费	零售	消费	医疗保健服务
1990	10.9	7.4(67.9)	2.1(19.3)	473.3	260.6(55.1)	121.5(25.7)	102.1	101.3	
1995	39.9	25.6(64.2)	9.1(22.8)	1667.8	880.3(52.0)	507.3(30.4)	114.8	116.8	111.1
2000	85.8	50.3(58.6)	16.8(19.6)	3083.7	1421.9(46.1)	978.5(31/7)	98.5	100.8	111.1
2001	93.6	54.0(67.7)	18.8(20.1)	3245.5	1475.9(45.5)	1014.2(31.2)	99.2	100.7	110.5
2002	99.6	55.2(55.4)	27.9(28.0)	3597.7	1598.4(44.4)	1320.7(36.7)	98.7	99.0	108.2

① 卫生部统计信息中心：《第三次国家卫生服务调查分析报告》，中国协和医科大学出版社2004年版。

年份	门诊病人人均医疗费（元）			住院病人人均医疗费（元）			价格指数		
	合计	药费	检查治疗费	合计	药费	检查治疗费	零售	消费	医疗保健服务
2003	108.2	59.2 (54.7)	30.8 (28.4)	3910.7	1748.3 (44.7)	1411.6 (36.1)	99.9	101.2	108.9
2004	118.0	62.0 (52.5)	35.1 (29.8)	4284.8	1872.9 (43.7)	1566.3 (36.6)	102.8	103.9	105.2
2005	126.9	66.0 (52.1)	37.8 (29.8)	4661.5	2045.6 (43.9)	1678.1 (36.0)	100.8	101.8	105.2
2006	128.7	65.0 (50.5)	39.9 (30.1)	4668.9	1992.0 (42.7)	1691.3 (36.2)			

注：（1）本表系卫生部门综合医院数字；（2）按当年价格计算；（3）住院病人检查治疗费中含手术费；（4）括号中的数据是药费和检查费占该项目的比重。

资料来源：根据2005、2006、2007《中国卫生统计年鉴》和《1997—2001中国卫生事业发展简报》及2001—2006历年《中国卫生事业发展情况统计公报》中的数据整理。

表6-4 2001年以来卫生部门综合医院门诊和住院病人
人均医疗费用及涨幅情况

	2001	2002	2003	2004	2005	2006
门诊病人人均医疗费用（元）	93.6	99.6	108.2	118.0	126.9	128.7
其中：药费（%）	57.7	55.4	54.7	52.5	52.0	50.5
住院病人人均医疗费用（元）	3245.5	3597.7	3910.7	4284.8	4661.5	4668.9
其中：药费（%）	45.5	44.4	44.7	43.7	43.9	42.7
医疗费用上涨（%）（上年=100）						
门诊病人	9.1	6.4	8.6	9.1	7.5	1.4
住院病人	5.2	10.9	8.7	9.6	8.8	0.2

资料来源：《2006年中国卫生事业发展情况统计公报》。

2. 医疗服务价格结构不合理

中国现行的医疗服务收费标准是根据服务内容、服务项目、服务方式等来制定的。全国各地医疗服务收费标准不一，项目繁多，结构复杂且不合理。从表6-3可以看出，整个20世纪90年代，门诊病人人均药费占人均门诊费用的比重平均高达65%，检查治疗费占人均门诊费用的比重平均为20%；住院病人人均医疗费中，药费比重平均高达50%，而检查治疗费比重平均为30%。进入21世纪，门诊药费和住院药费比重虽然逐年下降，但人均门诊和住院药费的比重仍然保持在50%和40%以上。从成本与收费的比例来分析，20世纪90年代，医疗服务价格结构不合理的主要表现是：收费标准低于、等于、高于成本的情况均有，大型检查仪器和特需服务等的收费标准高于成本，化验等材料消耗性的收费标准则低于成本。技术价格偏高，劳务价格偏低，药品价格偏高，主要服务价格不高，辅助服务价格偏高，门诊服务价格不高，住院服务价格偏高等。同时，新业务、新技术的投入运用速度不断加快，而其收费标准相对滞后（见表6-5）。

表6-5 1998年山东省部分医疗服务代表项目价格背离成本的程度

单位：元

代表项目	收费P	成本C	C/P	代表项目	收费P	成本C	C/P
挂号（普通门诊）	1	5.09	5.1	全胸透视	2	26.86	13.4
床位	15	23.41	1.6	胃镜检查	120	92.37	0.8
白内障囊外切除术	700	700.14	1.0	纤维鼻烟镜检查	40	96.93	2.4
阑尾切除术	275	423.61	1.5	心电图	6	44.81	7.5
前列腺切除术	700	697.36	1.0	血常规	13	3.77	0.3
大便常规	10	1.24	0.1	血沉	3	4.61	1.5
静脉输液	3	13.87	4.6	一般封闭	4	8.76	2.2
脑电图	16	114.35	7.1	乙肝表面抗原测定	8	6.57	0.8
尿常规	5	6.37	1.3	拔恒牙：前牙	20	47.2	2.4

资料来源：孟庆跃：《医疗服务价格扭曲的测量及其分析》，载《卫生资源》2003第3期。

21 世纪初，政府为控制医疗服务价格上涨而出台了医疗服务价格结构调整政策。在"总量控制、结构调整"的方针指导下，全国各地在 2003 年前后对医疗服务价格结构进行了调整。但根据李林贵等人的研究，2004 年山东省的医疗服务价格调整并没有真正改善医疗服务价格结构，也没有能够有效控制医疗价格上涨趋势。价格调整前后相比，除了门诊药品收费少有降低，住院药费基本持平外，二级和三级医院的门诊收费和住院收费都在增长，反映医务人员劳务技术的收费如挂号费、治疗费、手术费都大幅度上调。大型医疗设备检查费有所下调，但 90 个项目平均下调的幅度（31.4%），明显低于其他70 个上调项目的平均上调幅度（89.13%）（见表 6－6A、表 6－6B）。

表 6－6A　医疗服务项目价格调整一览表（部分上调项目）

序号	项目名称	计价单位	现行价格（元）	上调价格（元）	上调幅度（%）
一般医疗服务					
1	专家门诊诊查费（主任医师）	次	7	20	185.7
2	体检费	次	15	25	66.67
3	院际会诊	次	100	150	50.00
一般检查治疗					
4	Ⅰ级护理	日	3	8	87.50
5	Ⅱ级护理	日	5	8	60.00
6	肌肉注射	次	1.2	1.5	25.00
7	静脉注射	次	2.3	2.5	8.70
8	心内注射	次	3.5	8	128.57
9	洗胃	次	36	40	11.11
10	灌肠	次	15	25	66.67

表 6-6B 医疗服务项目价格调整一览表（部分下调项目）

序号	项目名称	计价单位	现行价格（元）	下调价格（元）	下调幅度（%）
医技诊疗类（医学影像）					
1	透视	半小时	58	40	-31.03
2	C型臂术中透视	半小时	58	40	-31.03
3	磁共振平扫（1t）	每部位	650	400	-31.15
4	磁共振增强扫描	每部位	1345	900	-33.09
5	磁共振血管成像	每部位	1450	1000	-31.03
6	磁共振水成像	每部位	1450	1000	-31.03
7	CT平扫	每部位	250	200	-55.19
8	CT成像	每部位	550	400	-27.27
9	CT增强扫描	每部位	1176	500	-57.48

资料来源：李林贵等：《山东省医疗服务项目规范实施与价格调整评价研究》，中国卫生经济学会第六次招标课题，参见卫生部卫生经济研究所网站，2006年10月5日。

3. 医疗卫生总费用失控

改革开放以来，中国卫生总费用不断上升。卫生总费用占GDP的比重，从1980年的3.17%，上升到2003年的5.65%，增加了2.5个百分点。增幅比较快的是1990年到2000年。10年的时间内，卫生总费用占GDP的比重就增加了近2个百分点。在整个卫生总费用中，居民个人卫生支出的比重上升幅度高于政府支出和社会支出上升的幅度。2001年，个人卫生支出占整个卫生支出的比重达到最高峰（60%），接近于1980年的3倍（见表6-7）。1980—2005年，卫生总费用年平均增长速度为11.47%，而GDP年平均增长9.64%；卫生费用收入弹性系数平均为1.19。1980—2005年间，卫生费用收入弹性大于1.5的年份有6年，小于1的年份有6年。特别是1995—2000年，卫生费用收入弹性连续4年大于 1.5①。说明卫生总费用增长过快，超越国民经济承受能力，因此，群众反映看病难是不足为奇的。

表 6 - 7　改革开放以来中国卫生总费用、构成及占 GDP 的比重

年份	1980	1990	1995	2000	2001	2002	2003	2004	2005
卫生总费用（亿元）	143.2	747.4	2155.1	4586.6	5025.9	5684.6	6623.3	7590.3	8659.9
政府预算支出	51.9	187.3	387.3	709.5	800.6	864.5	1137.8	1293.6	1552.5
社会卫生支出	61.0	293.1	767.8	1171.9	1211.4	1503.6	1808.4	2225.4	2586.4
个人卫生支出	30.3	267.0	1000.0	2705.2	3013.9	3316.5	3677.0	4071.4	4521.0
总费用构成（%）	100.0	100.0	100.0	100.0	100.0	100.0	100.0	100.0	100.0
政府卫生支出	36.2	25.1	18.0	15.5	15.9	15.2	17.2	17.1	17.9
社会卫生支出	42.6	39.2	35.6	25.5	24.1	26.5	27.3	29.3	29.9
个人卫生支出	21.2	35.7	46.4	59.0	60.0	58.3	55.5	53.6	52.2
总费用占 GDP 比重（%）	3.17	4.03	3.69	5.13	5.16	5.42	5.65	4.75	4.73
人均总费用（元）	14.51	65.4	177.9	361.9	393.8	442.6	512.5	583.9	662.3
城市		158.8	401.3	828.6	839.1	932.9	1108.9	1261.9	1122.8
农村	…	38.8	112.9	209.4	245.6	268.6	274.7	301.4	318.5

注：（1）卫生总费用为测算数；（2）本表按当年价格计算。

资料来源：卫生部卫生信息统计中心：《2005 年中国卫生事业发展情况统计公报》和《2006 年中国卫生事业发展情况统计公报》。

6.3.2　医疗供给规模膨胀与有效需求不足并存

改革开放以来，除了卫生院、疗养院总量及其床位规模有所下降外，医院（包括综合医院、中医医院和专科医院）及其病床总量、医疗机构卫生技术人员的总量都呈现总体上升态势（见表 6 - 7 和图6 - 2、图 6 - 3、图 6 - 4）。

---

① 杜乐勋等主编：《中国医疗卫生发展报告》，社会科学文献出版社 2006 年版，第 21 页。

表6-8 全国卫生机构、床位数和卫生技术人员

	1980	1990	2000	2001	2002	2003	2004	2005	2006
医疗机构总计（个）	180553	208734	324771	330348	306038	291323	296492	298997	308969
医院	9902	14377	16318	16197	17844	17764	18396	18703	19246
综合医院	7859	10424	11872	11834	12716	12599	12900	12982	13120
中医医院	678	2080	2591	2617	2492	2518	2611	2620	2665
专科医院	694	1362	1543	1576	2237	2271	2492	2682	3022
卫生院	55413	47749	49777	48643	46014	45204	42471	41694	40791
疗养院（所）	470	650	471	461	365	305	292	274	264
门诊部（所）	102474	129332	240934	248061	219907	204468	208794	207457	212243
床位总计（万张）	218.44	292.54	317.70	320.12	313.6	316.4	326.84	336.75	351.18
医院	198.22	262.41	216.67	218.82	222.17	226.95	236.43	224.50	256.04
综合医院	94.11	136.9	164.09	164.77	168.38	171.34	177.78	183.47	190.29
中医医院	4.99	17.56	25.92	26.75	24.67	2602	27.50	28.77	30.32
专科医院	12.87	21.95	25.08	26.86	26.21	26.71	28.29	29.22	32.05
卫生院	77.54	72.29	74.12	74.65	68.54	68.56	68.24	32.05	71.03
技术人员合计（万人）	279.82	389.79	449.08	450.77	426.98	430.65	439.00	446.02	462.41

资料来源：根据2001—2007年历年《中国卫生统计年鉴》中的数据重新整理。

　　这说明中国医疗供给总量在不断增长。2006年医院总量为19246家，接近于1980的2倍，是1990年的1.3倍；2006年医院床位总量为256.04万张，是1980年的1.3倍。其中，2006年综合医院、中医医院和专科医院的床位数分别是1980年的2倍、6倍和2.5倍。卫生技术人员的数量也由1980年的近280万人增加为2000年的450万人和2006年的460多万人。从图6-2和图6-3可以看出，医院数量增长最快的时期是整个80年代和90年代，医院床位数量增长最快的时期是80年代。90年代床位医院数量开始回落，但从2001年开始，医院床位数量稳中有升，其膨胀幅度与20世纪80年代、90年代相比大大降低，基本保持在450万张左右。医疗机构卫生技术人员增长最快的时期也是在20世纪八九十年代（见图6-4），2000年和2001年达到顶峰，2002年以来医疗机构卫生技术人员稳中有升，到2006年，其总量基本上与2000年持平。

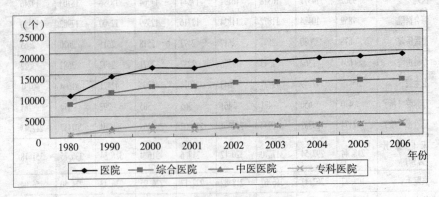

图6-2 医院数量变化趋势

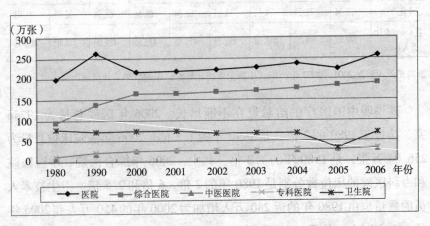

图6-3 医院床位变化趋势

与此同时，中国的大型医院数量不断增多，其床位数量和高科技大型医疗设备数量也在不断增加，呈现出规模不断膨胀的趋势。从表6-9

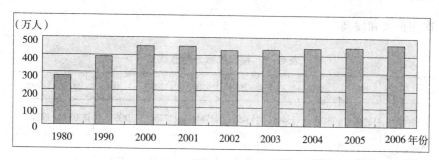

图6-4 中国医疗机构卫生技术人员数量变化趋势图

可以看出，规模在200—499张床位和规模在500—699张床位的医院占医院总量的比重分别从1985年的16.74%和2.18%上升到2001年的18.09%和4.29%。而这期间，800张以上床位规模的医院占医院总量的比重直到2000年才只有0.9%。之后，前两组医院占医院总量的比重有下降的趋势。而规模在800张床位以上的大型医院占医院总量的比重却从2000年开始一直在上升，2006年达到占医院总量的1.72%。这说明，扣除医院总量的增长因素后，中国大型医院的比重在不断增加，医院的规模越来越大。

　　从医院拥有的医用医疗设备数量的变化来看，20世纪90年代，一些大型医用设备，如彩超机、800mA以下X光机、800mA及以上X光机、CT机和磁共振仪等的拥有率在不断上升（见表6-10），万元以上大型医疗设备的数量也在逐年增加（见表6-11）。2001年全国医院几种大型设备普及率分别为：800MA以上X光机14.9%，CT30.6%，彩超32.8%，核磁共振仪4.8%，肾透析仪14.7%。1996年以来，医院大型和一般医用设备台数增加，普及率提高；CT、彩超、核磁共振仪和肾透析仪数量成倍增加。目前，省、部属大型综合医院基本配备了1000MA以上X光机、CT、彩超、核磁共振仪和肾透析仪等超大型设备。90%以上医院配备了800mA以下X光机、心电图机和B超等常规设备，半数以上医院配备了激光治疗仪和电动牙科椅。这一方面说明中国医院的医疗技术在不断提高，但另一方面也表明中国医院的规模和档次在扩大和提高。

表 6 - 9　按床位数分组医院数

	1985	1990	2000	2001	2002	2003	2004	2005	2006
医院合计	11497	13489	15446	15451	17844	17764	18396	18703	19246
200—499张床位的医院	1925	2389	2762	2796	2860	2793	2759	2777	2832
占医院总数比重（%）	16.74	17.71	17.88	18.09	16.03	15.72	14.50	14.85	14.71
500—799张床位的医院	250	441	661	664	654	664	715	740	764
占医院总数比重（%）	2.18	3.27	4.28	4.29	3.67	3.74	3.89	3.96	3.97
≥800 张床位的医院	—		149	157	180	206	243	284	331
占医院总数比重（%）			0.96	1.02	1.01	1.12	1.32	1.52	1.72

资料来源：根据 2001—2007 年历年《中国卫生统计年鉴》中的数据整理。

表 6 - 10　医院主要医用设备拥有率

	1996	2000	2001	2004		1996	2000	2001	2004
心电图	88.1	92.8	93.7		核磁共振仪	2.5	4.0	4.8	7.2
超声心动图机	9.2	9.9	9.6		心脏监护仪	39.3	48.2	49.8	
B 超机	87.1	91.8	92.7	83.0	肾透析仪	9.1	13.9	14.7	14.9
彩超机	15.4	29.0	32.8	35.7	激光治疗仪	47.0	51.7	51.7	
800mA 以下 X 光机	90.6	92.1	92.1		手术显微镜	25.7	32.0	33.6	
800mA 及以上 X 光机	11.4	13.6	14.9	11.2	电动牙科椅	46.7	55.6	57.9	

	1996	2000	2001	2004		1996	2000	2001	2004
X 线计算机断层扫描装置 CT 机	17.8	27.7	30.6	29.2	产程监护仪	16.2	22.1	24.0	

注：1996—2001 年的数据统计范围是 14000 余家医院；2004 年的统计范围是 13902 个医院。

资料来源：根据 2002 和 2007 年《中国卫生统计年鉴》中数据整理。

表 6 – 11   医院万元以上医疗设备数量

	合计	50 万元以下	50—100 万元	100 万元以上
2003	103.18	97.29	3.91	1.98
2004	106.86	100.48	4.11	2.27
2005	125.97	118.68	4.63	2.66

资料来源：根据 2004、2005 和 2006《中国卫生统计年鉴》整理。

然而，值得进一步指出的是，尽管中国医疗服务规模在不断扩张，但有效需求不足的情况也同时存在，"看不起病"的问题十分严重。2003 年我国城乡居民两周患病率为 14.3%，比 1998 年降低了 0.6 个百分点；而两周就诊率则从 1998 年的 16.4 降低到 2003 年的 13.4%，降低了 3 个百分点；住院率与 5 年前持平，为 3.6%。虽然患病的人少了，但看病的人减少的幅度更大。同时，城乡两周患病未及时就诊的比例也近五成，达到 48.9%。其比例在城市和农村中分别为 57% 和 45.8%（见表 6 – 12）。据调查，在这些人中，有相当一部分是因为经济困难，可支付能力不足造成的。据对出院者出院原因调查表明，有 43.3% 的人是自己要求出院，其中有 63.9% 是因为经济困难[①]。

---

① 李林贵等：《山东省医疗服务项目规范实施与价格调整评价研究》，中国卫生经济学会第六次招标课题，参见卫生部卫生经济研究所网站，2006 年 10 月 5 日。

表 6 - 12　居民两周就诊情况

	合计		城市		农村	
	1998	2003	1998	2003	1998	2003
两周患病率%	14.9	14.3	18.7	15.3	13.7	13.9
两周就诊率%	16.4	13.4	16.2	11.8	16.5	13.9
两周未就诊率%	38.5	48.9	49.9	57.0	33.2	45.8
自我医疗病人%	28.5	35.7	43.6	47.2	21.5	31.4
住院率	3.5	3.6	4.8	4.2	4.0	3.3
平均住院天数	16.0	12.6	22.7	18.1	12.6	10.2

资料来源：根据《2007 年中国卫生统计年鉴》中的数据整理。

6.3.3　医疗资源闲置与医疗市场低效率运行并存

医院医生人均负担日诊疗人次、人均负担住院床日和病床利用率是衡量医疗服务资源配置效率的重要指标。目前，中国医院医生的工作负荷较低，病床利用率较低。除了大中城市中的一些高级别医院外，在1997—2001 年间，卫生部门综合医院医生每人日均负担诊疗人次只基本稳定在 4.6 人次；人均每天担负住院床日也只有 1.4 床日[①]。2000 年之后逐年有所增加[②]，但仍然处于较低负荷水平。另外，不同级别医院医生的工作负荷水平差别很大，医院级别越高，医生工作负荷越大。部属医院医生工作量几乎是县医院医生的 2 倍。表明大型医院处于门庭若市、拥挤不堪的状态，而中小医院则处于门庭冷落，资源闲置状态。由表 6 - 13 可以看出，1985—2000 年，卫生部门医院和卫生院平均病床使用率呈逐年下降的趋势。2005 年到 2006 年虽然有所回升，医院病床使用率接近 80%，但乡镇卫生院的床位使用率则不到 40%。这与国内医

[①] 参见卫生部《1997—2001 中国卫生事业发展情况统计简报》，见卫生部网站。
[②] 例如，2006 年卫生部门综合医院医生人均每天担负诊疗人次为 5.5 次，比上年增加0.2 次；医生人均每天担负住院床日为 1.7 日，比上年增加 0.1 日。参见《2006 年中国卫生事业发展情况统计公报》，卫生部网站。

院管理著作及卫生部医院评审标准中要求的医院床位使用率在84%—93%之间相差甚远。表明中国医疗供给资源在规模扩张与闲置的同时，医疗服务资源的配置效率低下，医疗市场处于低效率运行状态。

表6-13　卫生部门医院、卫生院病床使用率　　　单位:%

	1985	1990	1995	2000	2005	2006
医院	87.9	85.6	70.2	64.5	75.3	77.9
卫生院	46.0	43.4	40.3	33.1	37.8	39.6

资料来源：根据《2007年中国卫生统计年鉴》中的数据整理。

6.3.4　医疗服务的公平性和可及性下降

目前，中国城乡之间、地区之间、不同工作岗位和不同收入人群之间享有医疗服务资源数量和接受医疗服务的负担能力出现明显的差距，使得医疗服务的公平性和服务可及性降低。

表6-14　每千人口医院和卫生院床位数和卫生技术人员数

年份	合计		市		县		每千农业人口乡镇卫生院床位
	张/千人	人/千人	张/千人	人/千人	张/千人	人/千人	
1980	2.02	2.85	4.70	8.03	1.48	1.81	0.95
1990	2.32	3.45	4.18	6.59	1.55	2.15	0.81 (0.99)
2000	2.38	3.63	3.49	5.17	1.50	2.41	0.80 (1.28)
2003	2.34	3.42	3.42	4.84	1.41	2.19	0.76
2005	2.45	3.49	3.59	4.99	1.43	2.15	0.78 (1.16)
2006	2.54		3.69		1.50		0.81 (1.16)

资料来源：根据2004—2007《中国卫生统计年鉴》中的相关数据整理（最后一列括号内的数据为每千农业人口乡镇卫生院卫生技术人员数）。

从城乡差异看，中国的医疗服务资源包括高新技术、先进设备和优秀人才等主要都集中在大城市、大医院。由表6-14可计算出，直到

2005 年，大城市人均拥有床位量分别是县人口和乡镇农业人口人均拥有床位量的 2.5 倍和 4.6 倍；大城市人均拥有的卫生技术人员数量分别是城镇和农村人口人均拥有卫生技术人员数量的 2.3 倍和 4.3 倍。农村人口人均拥有的医疗资源只不过是大城市人均医疗资源的四分之一，并且农村乡镇卫生院数量相对不足，条件差、设备少、水平低，农村地区的卫生资源质量和就医条件比大城市差得更远。城乡卫生资源的这种差距，在很大程度上造成了城乡居民在医疗服务利用问题上的非公平性，也从根本上影响着农村居民健康水平的提高。

表 6－15　2006 年各地区医院、卫生院床位数量和卫生技术人员数

地区	医院和卫生院床位（万张）			卫生技术人员（万人）			
	合计	每千人口	合计	（助理）医师		注册护士	
				合计	每千人口	合计	每千人口
东部	139.89	2.91	204.5	86.83	1.81	66.09	1.38
中部	100.98	2.32	144.1	60.64	1.39	43.04	0.99
西部	86.20	2.33	113.7	52.01	1.40	33.50	0.90

资料来源：根据《2007 年中国卫生统计年鉴》中的数据整理。

从地区差距看（见表 6－15），截止到 2006 年，东部地区人均医院和卫生院床位数、人均拥有医疗技术人员数量均大于中部地区和西部地区，西部地区人均医疗资源拥有量最低。从不同人群接受医疗服务的负担能力来看，如果按收入水平将城乡人群分成 5 组（见表 6－16），从中可以看出，尽管近年来中国城乡之间收入差距有所缩小，但城乡不同人群之间医疗服务利用能力差异十分明显。无论是在城市还是在农村，1993—2003 年，未就诊率和未住院率都随收入水平的提高而降低，随着时间的推移而呈现上升的趋势。同时，1993 年低收入者与高收入者的未就诊率和未住院率相比差距不大，但是到了 2003 年，低收入者的未就诊率和未住院率却远远高于高收入者。说明不同收入人群在接受医疗服务能力的差距上有扩大的趋势。

表6-16　不同收入居民未就诊和未住院情况

	城市					农村				
	低收入	中低收入	中等收入	中高收入	高收入	低收入	中低收入	中等收入	中高收入	高收入
未就诊率（%）										
1993	37.5	42.7	40.2	39.4	35.9	35.4	34.2	33.5	30.3	29.4
1998	49.1	46.1	44.1	45.5	39.9	30.7	31.0	29.5	29.0	28.6
2003	60.2	57.7	54.2	51.2	45.2	46.0	43.8	44.7	44.5	42.9
未住院率（%）										
1993	31.7	23.8	22.4	21.0	16.9	44.2	39.5	35.4	26.2	25.3
1998	46.8	42.6	33.0	29.0	27.4	51.4	48.3	43.8	39.2	29.9
2003	41.6	32.3	22.7	26.2	17.2	41.0	33.8	31.3	26.4	19.5

资料来源：卫生部统计信息中心：《第三次国家卫生服务调查分析报告》，中国协和医科大学出版社2004年版。

6.4　中国医疗管制问题的成因分析

中国医疗管制改革面临的上述问题，引起了人民群众的不满和社会各界的普遍关注。许多专家和学者从不同角度初步探讨了这些问题产生的根源，得出了许多值得进一步思考的结论。其中最有影响的莫过于国务院发展研究中心课题组的研究结论：认为问题的原因就是"市场化"①。而在本书看来，这种结论有点简单化和绝对化。正如前文已经指出的那样，尽管20世纪末到21世纪初以来的第二次医疗改革在很大程度上具有市场化改革的总体取向，但由于种种原因，改革仍处于试验阶段，真正意义上的市场化医疗改革从未在实践中大规模展开过。本书

---

①　国务院发展研究中心课题组：《对中国医疗卫生体制改革的评价与建议》，载《中国医院院长》2005年第16期，第1页。

认为，市场化改革的方向并没有错，它是符合现代市场经济发展基本要求的，但问题关键在于改革过程中是否正确地处理了政府管制与市场竞争之间的关系，是否把政府管制机制与市场竞争机制有机地结合了起来。医疗服务领域中的种种问题与其说是市场化改革的结果，倒不如说是没有正确处理政府与市场之关系的结果；与其说是"过度市场化"的结果，倒不如说是由于管制对象和管制范围不明确、管制方式选择不合理、管制机制设计不科学、管制体制没理顺的结果。不到位的市场化改革和"越位"、"错位"与"缺位"的政府管制并存，才是问题的症结所在。

6.4.1 直接经济管制"越位"和"错位"

本书第 3 章的分析表明，医疗服务是一种私人产品，医疗服务市场首先应当是一种私人领域。私人领域的存在是市场机制有效发挥作用的基础。在医疗服务领域进行市场化改革、引入竞争机制，有利于促进医疗机构之间的竞争，提高医疗服务质量和服务水平，也有利于医患之间信息的传递并抑制医疗服务交易过程中的逆向选择和道德风险行为。而以直接举办公立医院并实施严格准入和价格管制为主要内容的政府直接经济管制（或严格行政性管制），不仅不利于市场竞争和医疗机构运行效率的提高，而且其中的低价管制政策还有可能强化医疗服务中的逆向选择和道德风险行为，导致医疗资源配置不合理和医疗费用上升。但是，在中国，人们一直把医疗服务看成是与公共卫生一样的公共产品，把医疗服务业视为社会福利事业，即使在改革开放 20 多年后的今天，许多人仍然认为市场机制在医疗服务领域中的作用有限，甚至难以发挥作用，而政府应当对医疗服务承担主要责任，起主导作用。因此，虽然改革持续时间很长，但收到的效果却不明显。直接经济管制放松不到位或者说直接经济管制"越位"与"错位"现象仍然存在。

1. 直接准入管制越位，进入壁垒过高，造成公立医院垄断

仔细分析中国 20 多年的医疗管制改革历程，不难发现，中国政府

对医疗市场的直接准入管制的确在逐步放松，原来那种由政府独家举办和经营医疗服务的局面，基本得到改变。但是，公立医院产权改革滞后，政府与公立医院之间仍然存在千丝万缕的联系。"政医合一"、"公私不分"，使得政府对公立医院的支持仍然很多，一些政策性和制度性进入壁垒仍然很高。致使公立医院，特别是大型公立医院垄断医疗市场的局面并没有改变，真正意义上的公平竞争格局并没有完全形成。

非公平竞争不仅存在于公立医院与非公立医院之间，而且还存在于同一地区的公立医院之间。从公立医院与非公立医院之间的竞争来看，目前中国医疗市场中90%以上的医院仍然是公立医院（按病床和门诊量的比例)[1]。名义上，政府对公立医院实行的是分级、分类管理，而在事实上，他们大都原来是由政府投资、部门所有、条块分割、管办合一的政府附属物。因而他们一直垄断着中国绝大部分最先进的医疗设施和最高水平技术人员，控制着医疗服务市场的绝大部分市场需求份额。他们几乎享受100%的政府财政补贴和政府医疗卫生支出，在各方面享受着政府的支持和保护，是医疗市场中名副其实的行政垄断者。公立医院的这种行政垄断地位以及由此而形成的垄断势力，无疑在无形中构成了民营和股份制医院进入医疗市场的较高进入壁垒。而对于民营或股份制营利性医疗机构来说，由于其正处于发展的起步阶段，不仅规模小、数量少，而且他们在市场准入和政府市场监管方面（包括财政税收、医保定点、职业医师注册、行为监管等）仍然面对着许多不公平待遇[2]，面临较多和较高的进入门槛。他们很难在市场竞争中与行政垄断保护下的公立医疗机构相抗衡。从公立医院之间的竞争关系来看，长期以来，由于不同级别的公立医院分别是由不同级别的政府部门举办，并隶属于相应级别的政府部门，那么，一个既成且难以改变的事实就是：政府部

---

① 杜乐勋等主编：《中国医疗卫生发展报告》，社会科学文献出版社2006年版，第72页。

② 比如，中国现行的《医疗机构分类管理办法》规定，对公立医院继续实行财政支持和免税政策，而对营利性医院不仅不予以财政支持，而且还对其服务行为进行征税。

门级别越高，其举办的公立医院的规模越大、实力越强，评价的级别也就越高。尽管在目前实行分级管理制度的情况下，这种公立医院的等级不再是按照行政隶属关系来评价，而是按照其规模与功能来评价。但是，公立医院之间事实上已经形成的初始规模差异，以及他们与所属政府部门难以分割的血肉联系，加上长期以来政府倾向于对大城市中的大医院进行投资的财政投资政策，使得级别越高的医院规模越来越大，实力越来越强。其结果则是在同一个地区，一级医院难以与二级医院相抗衡，二级医院难以与三级医院抗衡、一级医院更难以与三级相抗衡；医院之间的非公平竞争和公立医院垄断越来越严重。

公立医院，特别是大型公立医院垄断的不良后果表现在很多方面：一是导致医疗市场竞争不充分，进而导致信息传递不畅通、医疗资源配置不合理和医疗市场运行效率低下。二是构成了扭曲性价格形成机制的一个重要根源。公立医院服务价格高于民营医院，医疗价格出现不合理上升；营利性医院不盈利，而非营利医院却盈利[1]。三是近年来医疗总供给增长缓慢，不能满足日益增长的医疗服务需求[2]。四是导致"医管"合谋、"医药"合谋以及医生诱导需求行为泛滥。五是公立医院垄断医疗人力需求市场，导致医疗技术人员就业困难。等等。这些后果在总体上就表现为人们平常所说的"看病贵"、"看病难"问题。

2. 直接价格管制越位，补偿机制不合理，造成扭曲性价格形成机制

在过去很长的一段时期中，中国政府对公立医院实行的是一种低于平均成本的政府直接定价和财政补偿政策。近年来，政府名义上放松了这种低价管制政策，并开始实行政府指导价格。但是，政府仍然通过制

---

① 杜乐勋等主编：《中国医疗卫生发展报告》，社会科学文献出版社2006年版，第322页。

② 参见本章的图6-4。该图表明，2001年以来，医疗供给规模的增长明显低于20世纪八九十年代，难以满足日益增长的医疗服务需求。特别是随着中国人均收入水平的提高和人口老龄化的发展，这种供不应求的局面将进一步加剧。究其原因，我们不能不说这是与公立医院垄断，民营资本难以进入医疗服务市场有关。

定各种严格的收费标准来直接控制公立医院的医疗收费。也就是说，政府实际上并没有真正放松对医疗服务的直接价格管制。特别是在面对当前医疗价格上涨和医疗费用失控的不良状况时，政府部门和一些秉承传统管制理论的人士，又将这种价格上涨与费用上升的原因仅仅归结为市场中存在的医患之间信息不对称和医院或医生垄断定价行为，认为只有通过政府直接定价才能消除市场垄断，避免医院或医生的道德风险行为。所以，近年来，政府对医疗服务价格的直接管制有进一步强化的趋势，并试图重新回到以往政府直接定价的老路上去。

本书认为，医疗价格上涨显然与市场垄断和信息不对称有很大关系，当然也与医疗技术进步与普及、人口增长和老龄化人口增多等因素带来的医疗需求增长有关。因技术进步和需求增长而带来的医疗价格与费用上升属于正常现象，有其合理性[1]。但对于因信息不对称和医生或医院垄断行为带来的价格上涨和费用上升则不能一概而论，需要具体问题具体分析，需要在认真考察医生或医院价格行为的性质之后才能做出结论。在中国，由于公立医院是政府举办的医院，政府在任何情况下都不得不对其经营状况负责；与此同时，政府又认为自己是公共利益的代表，在公立医院垄断医疗供给的情况下，政府为使广大群众获得低廉医疗服务，又必须对医疗服务价格进行管制。一方面政府要尽量按照低于或等于平均成本的原则来确定医疗服务价格；另一方面又要对医院经营亏损进行补助以维持其运转。由于目前中国公立医院补偿有三大渠道，即财政补助、药品差价、医疗服务收费。而改革开放以来，财政部门又一直坚持对医疗服务实行"给政策，不给钱"的做法，致使财政补助逐年降低（见表6-6），从而使得公立医院只有通过提高药品差价和医疗服务收费维持运转。于是，在政府对医院实行药品收入加成制度、承包经营制度和目标责任制的情况下，公立医院成为内部人控制，再加上政府监管不严或监管不力，以及医院或医师趋利动机的驱使，使得供给

---

[1] 在很多情况下，医疗行业中的技术进步和技术普及并不像其他行业中那样能够带来医疗服务成本的降低，反而会增加医疗服务成本，导致医疗费用和医疗价格上升。

诱导需求等道德风险行为泛滥。中国医疗服务的价格形成机制不可避免地成为一种"以药养医、以设备养医"的扭曲性机制。这种扭曲性价格形成机制不是医疗市场竞争和供求均衡的结果，也不是某些医疗机构凭借其竞争优势而自行定价的结果，而主要是政府或更为确切地说是作为政府附属物的公立医院凭借政府价格政策和补偿机制而自行垄断定价的结果①。因此，医疗服务价格不合理上涨与费用不合理上升的最主要根源在于政府的价格管制政策及其对医院的补偿机制。在于公立医院内部形成的这种"以药养医、以设备养医"的定价机制。如果说在中国医疗市场中存在所谓垄断定价的话，那么，这种垄断定价恰恰是一种行政性垄断定价。是行政性垄断定价导致了医疗价格和费用的不合理上涨。

6.4.2　间接性管制和社会性管制"缺位"

市场化改革与管制放松并非取消政府管制，而是管制方式与方法的重新选择和优化组合。由于直接经济性管制具有抑制市场竞争的特点，它还有可能使医疗市场中的逆向选择和道德风险行为进一步强化，导致权力寻租和社会福利损失。所以，医疗服务市场化改革与管制放松在实质上应当是在改革与放松直接经济管制的同时，选择一些可替代性管制方式并对其进行优化组合，形成新的管制制度体系。这种新的管制制度体系不仅能够克服直接经济管制的弊端，而且能够保证医疗市场实现有效竞争，还能够使医疗市场中的各种公共领域和市场失灵得以有效治理。这种新的管制体系无疑就是由间接经济管制和社会管制相互协调配合而成的有机整体②。然而，在中国医疗市场化改革的过程中，管制的改革与放松往往和管制的优化与重构相脱节，即在放松直接经济管制

---

① 有学者将我国医疗价格上涨和费用失控的原因归结为公立医院内部人控制和医生权利寻租，应该说是有道理的。参见马维胜：《医疗改革的核心问题与未来出路》，载《中国工业经济》2006 年第 4 期，第 17 页。

② 参见本书 3.2 节的详细分析。

时，忽视其他管制方式选择与优化，使得间接经济管制和社会管制缺位。从而陷入了一种"一管就死，一放就乱"的恶性循环之中。

1. 间接管制"缺位"，医疗行为不规范，导致市场秩序混乱

本书第 3 章的分析表明，医疗市场不仅存在私人领域，而且还存在不确定性公共领域。这种不确定性公共领域是医疗市场无法正常运行的根源，也是政府间接管制的现实根据。

不确定性公共领域是由多种因素造成的。诸如公立医院行政性垄断行为、医生滥用信息优势而进行的诱导需求行为（包括多开药、开高价进口药；进行不必要的医疗检查；巧立名目，乱收费等等）；信息不完全和医生失职带来的各种医患纠纷、侵害患者利益行为；"医管"合谋、"医药"合谋行为；价格欺诈、欺骗性的医疗广告与服务促销、假冒名医、非法行医、以医行骗等。目前，中国医疗市场中不确定性公共领域显然与公立医院行政垄断有很大直接关系。这种行政性垄断不仅形成了较高的市场进入壁垒，阻止了其他类型医院的自由进入，限制了市场竞争，而且造成了大型医院拥挤不堪、送"红包"现象严重的局面。更为重要的是，它为公立医院及其医生进行"医管"合谋、"医药"合谋以及医生诱导需求提供了温床。

面对医疗市场中的各种不规范性行为，中国政府在医疗改革中也采取了一些对策，但效果并不十分明显①。更为重要的是，中国的管制机构已经习惯于使用传统的直接行政性管制方式，间接管制的重要作用没有得到应有的重视。因而配套性的间接管制方式和管制机制也就没有完全确立，管制改革也就始终只是表现为对直接经济管制的修修补补。事实上，如果直接经济管制没有得到彻底放松，那么，间接经济

---

① 需要指出的是，针对行政垄断下的"医管"合谋、"医药"合谋以及由此而产生的医生诱导需求行为，中国政府在医疗改革过程中也采取了一系列对策，诸如"管办分离"、"公立医院产权改革"、"医疗机构分类管理"、"医药分家"等。但由于其中一些改革措施并没有在实践中真正得到落实，或相关改革并没有全面展开（比如"管办分离"、"公立医院产权改革"等，这实际上是直接经济管制放松不到位），还有一些改革措施本身还缺乏科学性（比如"医药分家"、"医疗机构分类管理"等），从而使得改革的效果并不明显。

管制也就很难得以建立并发挥作用。对于中国医疗市场来说，也正是由于间接管制缺位，所以，管制机构在面对因行政垄断、滥用市场势力和滥用信息优势等因素带来的不确定性公共领域时，往往显得力不从心、束手无策。除了回归传统直接管制方式外，就很难再找到别的更好办法。这就是所谓"管不好，就放；放不好，就再管"。如此反复，恶性循环。

从管制内容和管制制度体系的角度讲，间接管制"缺位"主要表现在①：

（1）管制立法滞后，一些间接管制的法律制度和管制机制还没有建立

间接管制是靠法律制度而不是政府的直接行政手段来约束市场主体的行为的，它具有竞争促进和竞争保护性特征，是市场有序运行的法律制度基础。但是在中国，由于市场化改革缓慢，致使相应的法律制度建设滞后，一些必要的可操作性医疗管制机制并没有完全确立。例如，在医疗服务定价方面，医疗服务价格改革虽然正在探索所谓的政府指导价（类似于最高限价制），但科学合理的间接价格管制机制及其具体形式还没有完全确立。实践中，政府对医疗服务的价格管制不得不继续沿用直接定价方法（政府定工资、政府定收费标准等）。再如，在市场行为管制方面，虽然已经颁布了许多一般性经济法律法规②，但有些法律法规所针对的主要是企业市场行为，在很多情况下不适用于医疗服务这种复杂而特殊的行为。还有一些规章和条例虽然在内容上涉及医疗机构及其人员的医疗服务行为，但所要解决的主要问题却与规范医疗市场行为关系不大。比如，《医疗机构组织条例》主要针对的是医院内部组织管理结构问题，《执业医师法》主要是一种医师准入注册制度，重心放在了打击非法行医问题上。总之，到目前为止，中国还没有一部适用于医

---

① 另外，从管制体制和管制执法的角度来看，中国的医疗管制，无论直接管制还是间接管制，还存在一个管制乏力的问题。对此本书将在后续的分析中涉及。

② 其中包括《反不正当竞争法》、《产品质量法》、《消费者权益保护法》，等等。

疗市场的基本法律；在市场行为监管方面，还缺乏大量的技术规范和标准。在患者的权益保障和救济方面，中国的患者权益保障和救济制度更不完善，患者经常处于孤立无援的境地。所以，在认定医疗活动性质、打击各种非法行医和侵害患者合法权益和财产权益行为等方面越来越力不从心。在放松直接经济和行政性管制的情况下，管制机构也就很难有效地规范或打击滥用市场势力和不正当竞争行为，有效地制裁和谴责虚假广告、诱导需求等道德风险行为。

另外，在放松直接经济管制的情况下，中国医疗市场中还没有建立针对医疗机构和医务人员的激励约束机制，医疗机构和医务人员还没有真正成为契约机制约束下的代理人；医疗信息交易市场和信誉传递机制还没有完全形成；医疗服务"守门人"制度和切实可行的医疗服务转诊制度还没有最终确立；针对公立医院垄断的不对称管制措施也没有制定。所有这些都是间接管制缺位的重要表现。

（2）现行间接管制制度和管制机制存在局限性

一是大部分指向间接管制的改革政策都是以规范性文件和部门规章的形式出现，立法层次低，效力不高。二是已有的相关政策和法律法规相互之间存在矛盾与冲突，影响了其法律效力和管制改革的进程。三是一些间接管制的法律制度比较简单，缺乏具体针对性和可操作性。如，在行业准入方面，还停留在机构一般准入方面，未细化到具体业务准入和技术服务项目（如开展肾透析、颅脑手术、心导管技术等）的准入。

（3）已有的间接管制制度和机制因直接经济管制放松不到位而形同虚设

以间接准入管制为例，中国目前虽然已经不再对医疗服务投资、医疗机构和医师执业等实行直接准入管制，而是试图通过构建制度和法律平台（其中包括建立医疗机构执业准入制度、执业医师法律制度、医疗机构评级制度等），间接地控制医疗市场准入和医疗服务质量。但是由于公立医院的行政垄断地位并没改变，公立医院可以在药品采购、医疗器械采购、基础设施建设和人力资源引进方面具有较强的垄断优势，他们可以无成本地阻止其他任何形式的医疗机构和医务人员进入医疗市场。从而使得这种间接管制流于形式，形成虚设。再以目前实行的所谓"医疗机构分级分类管理"为例，这种分级分类管理政策的初衷虽然是试图改变以往对医疗机构的直接管制为间接管制。但是，由于公立医院产权改革滞后，现行分级、分类标准本身也存在很大局限性，再加上医疗机构评审机构（医疗机构评审委员会）所具有的浓厚行政机构色彩，从而使得这种间接管制的表面意义大于实质意义。

2. 社会性管制"缺位"，造成医疗服务的公平性与可及性下降

我们知道，医疗市场中还存在确定性公共领域。这些确定性公共领域主要是由于医疗服务本身具有外部性和不确定性的结果。另外，人们对医疗服务的普遍服务要求也是一种确定性公共领域。而且在信息收集成本、司法诉讼成本等各种交易成本很高的情况下，不确定性公共领域也可能转化为确定性公共领域。这些公共领域显然是单纯的市场机制和间接管制所无法治理的。需要有相应的社会性管制与之匹配。

改革开放以来，中国政府十分重视医疗服务的社会性管制问题，在医疗服务信息公开与发布方面，在医疗技术和医疗设备的审查、医疗机构及医疗技术人员执业资格及其认证、医疗服务质量的监控等方面、基本建立了相应的制度和机制。并先后在城市和农村分别建立了城镇医疗保障制度和农村新型合作医疗制度。另外，少数发达城市还建立了医疗救助制度。这对于提高医疗服务质量，避免各种医疗风险，克服医疗资源分配不公及医疗服务可及性下降的问题起到了十分重要的作用。但是，社会性管制"缺位"问题仍然存在，社会性管制的制度体系和具体措施仍然有待于进一步完善和优化。

从管制的内容、制度体系和具体机制角度讲，社会性管制缺位主要表现在以下几个方面：

（1）社会医疗保障制度有待于进一步完善与优化

目前中国的医疗保障制度的主要问题包括：一是城乡二元医疗保障制度，造成城乡医疗市场分割和资源分配不公。二是城乡医疗保障的总

体层次和水平较低，且农村保障层次和保障水平远远低于城镇。全国居民医疗保障支出中，平均自费比例仍然高达70%，其中城市为44.8%；农村为79%[①]。三是医疗保险覆盖率低，差异性大。根据第三次国家卫生服务调查，绝大多数城乡居民没有任何医疗保障，只有少数群体享有"不尽如人意"的医疗保障[②]。近年来，农村低层次的医疗保险覆盖率虽然大大提高（80%以上），但城镇基本医疗保险覆盖率仍然不到城镇总人口的30%[③]。据有关部门调查估计，约有30%的国有企业参保有困难，其中10%的困难企业完全没有能力参保。还有很多城镇的非就业人员没有基本医疗保障。更为重要的是，医疗保障覆盖率还存在显著的性别差异、年龄差异、文化差异和职业差异：城市地区无医疗保险的比例女性高于男性（高出5.4%）；城市享有各种医疗保险人口的比例随年龄降低呈递减的趋势，5岁以下儿童无医疗保险比例高达70%；城市地区无医疗保险人口中，低文化程度比例较高（占26.5%），而高学历人口所占比例较低（只占8.8%）；管理人员中有医疗保险的比例最高，其中64.4%的人有城镇职工医疗保险，农民有医疗保险的比例最低，86.8%的人无任何医疗保险[④]。现有医疗保障体系中制度性、结构性、体制性不平等、不公正状况可见一斑。五是政府劳保机构垄断医疗保险市场，基本医疗保险"一枝独秀"，商业医疗保险不发达。六是医疗保险基金筹集、管理及支付机制不健全，资金浪费严重。

（2）医疗救助制度亟待建立

本书认为，目前中国城乡之间、地区之间和不同人群之间的医疗资源分配差距和医疗服务支付能力差异之所以出现逐步拉大的趋势，是因

---

① 卫生部统计信息中心：《第三次国家卫生服务调查分析报告》，中国协和医科大学出版社2004年版，第210页。

② 卫生部统计信息中心：《第三次国家卫生服务调查分析报告》，中国协和医科大学出版社2004年版，第93页。

③ 参见卫生部：《2006年中国卫生事业发展情况统计计公报》。

④ 卫生部统计信息中心：《第三次国家卫生服务调查分析报告》，中国协和医科大学出版社2004年版，第93—94页。

为地区和行业之间经济发展的不平衡程度和收入分配的差距在不断拉大。医疗资源分配不公、可及性下降恰恰是政府没有有效承担起收入再分配责任造成的。医疗救助是社会或政府针对特殊人群（主要指因为不具备或丧失劳动能力而无收入来源，或因经济困难而无力支付医疗费用的弱势群体）所实施的医疗优惠、医疗补助或免费医疗的制度或政策。医疗救助自古以来就具有平衡收入再分配、实现社会公平的作用。而从目前情况看，全国范围内只有少数经济条件较好的城市和地区（如北京、上海、广州等城市）在逐步建立和完善社会医疗救助制度，大多数地方政府虽然实施了零星的医疗救助活动，但在救助对象、救助的项目、资金筹集和管理、使用范围和救助标准等方面没有明确的制度规范和法律保障，随意性大且保障程度低，不具有可持续性。从各国建立医疗救助制度的经验看，国家应当承担医疗救助的主要责任，而中央财政和地方财政分担是大多数国家的通常做法。

（3）医疗服务质量监管制度有待于进一步完善

目前，中国主要是通过医疗技术和医疗设备的准入审查、医疗机构评级和执业准入、医疗技术人员执业资格审查及其执业准入、医疗机构内部行为规范（包括政治教育和道德说教）等来间接控制医疗服务质量。但缺乏系统科学的医疗服务质量评价指标体系；也没有一套行之有效的质量评价制度和评价规则。独立性、专业性且由群众广泛参与的医疗服务质量评价机构及其运作机制有待于完善和建立。

（4）医疗服务信息公开制度和信息传递机制有待完善

医疗服务中，与疾病诊断、治疗方法、用药种类和仪器检查等相关的一些医疗专业性知识和信息，其获取和收集成本较高。政府可以通过强制性信息公开制度和信息发布制度责令医疗机构与医务人员履行告知义务。也可以通过建立独立于医疗服务之外的专业性信息咨询机构或专家咨询机构来行使"守门人"职责。还可以通过界定信息产权，形成信息交易市场和信息传递机制来实现信息的传递。目前，中国医疗市场的信息公开和信息发布制度与机制尚未完全建立。主要表现在：一是信息公开的范围和方式缺乏明确的界定，信息公开还只局限于传染病防治信息和疫情信息的公开和发布范围内。除了价格公示制度外①，甚至还追寻不到与医疗服务信息公开相关的完整的政策制度，致使信息公开的广度和深度不足。二是信息公开的制度和机制不健全。既没有完善的强制性信息公开制度，更没有间接性信息传递和信息交易机制。三是医疗机构信息化程度低，缺乏足够的信息发布技术平台②。另外，公立医院垄断医疗市场，其外在竞争压力小，这在一定程度上也降低了其自动显示自身信息的动力，提高了公众获取其相关信息的成本。因此，完善的信息公开和传递机制还需要有其他具有竞争促进性的管制制度的有机配合。

6.4.3 多头管制体制与管制乏力

目前，中国的医疗服务行业管理仍然沿用的是以卫生行政部门为主管并联合其他部门实施行政管理的管制体制。这种管制体制具有浓厚的计划经济色彩，不能发挥正常的管制作用，使得医疗市场现行运行机制不但没有实现政府与市场的有机结合，反而兼备了计划经济与市场机制这两种机制的弊端，致使管制乏力甚至无效。这也是医疗市场种种问题的更深层次原因。

1. 多头监管、权力分散，导致管制低效

目前，医疗机构除了接受卫生行政部门的监管外，还要接受财政部门、发改委、中编办、人事部、劳动和社会保障部门等许多相关政府部门的管理；民办非营利医疗机构还要接受民政部的管理；营利性医疗机构还要接受工商部门的管理。在各级地方政府，其监管职能的横向分配基本相同。这种多头监管、权力分散的管理体制从本质上说依然沿袭了计划经济下行政权主导的模式：各部门政事不分、管办不分；相关部门

---

① 参见卫生部等部门联合下发的《医疗机构实行价格公示的规定》。

② 参见余瑶、胡春：《浅谈公益医疗卫生事业服务信息的公开》，载《中国卫生事业管理》2006 年第 8 期，第 456 页。

之间职责不清、权限不明，缺乏有效的协调机制。权力分散且缺乏实质性的协调机制，使得部门之间相互扯皮、发生内耗的现象时有发生①。造成监管成本高，效率低的状况。

2. 管制机构缺乏独立性和中立性，导致管制失灵

按照国际经验，行业监管机构应当是一个相对独立并保持中立的机构。而在中国，卫生行政部门在名义上虽然是医疗卫生行业的主要监管机构，但它不是一个相对独立的机构，而是政府（国务院）下属的一个主管部门。其权力、职责都来自政府的授权，要对政府负责，由政府行使最后管制的决定权。名义上，卫生行政部门有权制定和执行各种医疗卫生管制政策，但在事实上，卫生行政机构并没有独立的决策权力，特别是没有独立的管制政策执行权力。许多医疗改革的政策很少是由卫生行政部门单独出台的，各种政策的执行也需要与其他部门协调才能真正得到落实。一旦遇到其他部门不配合或配合不好的情况就会导致监管失力。此外，更为重要的是，卫生行政部门还拥有并经营大量的国有医院，管办不分，政医合一，与公立医院有着千丝万缕的联系。既是医疗卫生行业的主管部门，又同时具有行业协会和行业管制机构的双重身份，同时还负有实现本行业利益最大化和限制公立医院追求自身利益的相互矛盾的责任。卫生行政部门这种多元目标和双重责任，使得它很难在公立医院与私立医院之间、在大医院与小医院之间，以及在公立医院与消费者之间保持公平、中立的立场。

按照国际经验，管制机构还应当是一个管制法律和管制政策的执行者，而不是政策的制定者。管制法律和政策应当由最高权力机构（立法机构）或由多方公众参与的机构制定。独立管制机构的执法权力要受到制约、监督且这种制约和监督只能由立法机构、司法机构、消费者权利保护机构、行业协会等进行。而在中国，卫生主管部门和其他相关部门却集政策制定者、执行者和监督者以及很多公立医院的上级主管于一

① 中国财政部门、物价部门和卫生部门之间相互扯皮的案例，参见杜乐勋等主编：《中国医疗卫生发展报告》，社会科学文献出版社2006年版，第18—19页。

身。缺乏监督和制约。行政机构既是法律法规和政策的制定者，又是执行者，既是裁判员又是运动员，很难说能够保持中立，秉持公正。

3. 管制方式与程序不透明、技术不规范，导致管制能力不强

一般而言，不同行业和经济领域应当采取不同的管制方式并实施不同的管制机制。而在中国，由于思想认识，管制理念和行政体制上的原因，管制机构更多的是采用行政命令等直接控制方式，而间接性管制方式往往得不到重视，导致直接管制越位、错位，间接管制和直接社会性管制缺位。而且，相关制度和法律规则不完善，管制程序不透明，管制行为和管制技术不规范，随意性大且缺乏有效的问责机制，从而使得管制机构缺乏管制激励和管制动力，管制能力也不强，使得政府管制往往只是流于形式而没有实质性效果。以价格管制为例，改革开放以来，各地都几次调整了医疗服务价格。价格调整也都听取了医院的意见，有的省在制定新价格时还主要依靠医院参与。但这些新的价格却很少得到认真的遵守。卫生行政和物价部门也很少查处乱收费现象，就是查处了，对其惩罚力度也不够，因而根本起不到遏止的作用。医院对居民和病人不公布项目价格，不提供详细收费清单，拒绝和逃避应受到的监督；肢解收费项目重复收费；已明令取消的收费项目继续收费；强制服务、强行收费。如有的医院自立项目收取点名麻醉费、超声诊断图文报告费、心电示波记录费、纸张费等；有的医院在做胃镜检查时，规定收费标准每人次 80 元，实收 150 元；核磁共振检查，规定标准每人次 700 元，实收 860 元；有的医院在做螺旋 CT 检查时，国家规定头部每人次 144 元，其他部位每人次 264 元，而医院将病人胆、胰两个脏器检查分别收费，每人次实收 528 元[①]。所有这些问题，不能说与不合理的监管方式和监管力度不强无关。

---

① 卫生部统计信息中心：《第三次国家卫生服务调查分析报告》，中国协和医科大学出版社 2004 年版，第 10—47 页。

7 中国医疗管制模式
重构的路径选择

上一章的分析表明，经过 20 多年的改革，中国现行的医疗管制制度与体制模式已经完全不同于计划经济时期的严格行政性管制模式。一个逐步适应市场经济发展要求的新型管制模式正在建立和完善之中。尽管成熟和完备的现代管制模式还没有最终确立，但政府医疗管制的制度体系和体制框架已经具有一定雏形。然而，现行医疗管制制度和体制框架仍然还带有浓厚的计划经济色彩，还存在许多制度性和体制性弊端。这些弊端是医疗市场出现"看病难"、"看病贵"和"看不起病"问题的根本原因。因此，进一步深化医疗管制改革，加大管制方式和管制机制转换的力度，实现政府管制与市场机制的有机结合，仍将是中国医疗改革所面临的重要任务。本章主要是根据国际国内医疗管制改革的经验与教训，运用本书所形成的理论框架，分析和探讨中国医疗管制模式重构的路径选择。

7.1 基本理念、目标模式和总体思路

作为一个庞大而复杂的系统工程，医疗管制改革要想取得成功，就必须有一个一致性的指导思想和基本理念，需要有明确的改革目标与基本思路。否则，改革就会失去正确方向，也难以达到理想的效果。

7.1.1 医疗管制改革的基本理念

医疗管制改革的基本理念是医疗管制改革的总体指导思想和改革过程中应当坚持的基本原则，它是医疗管制改革的灵魂，事关改革的成败。本书认为，中国的医疗管制改革应当树立和坚持以下基本理念：

1. 本国实际与国际经验有机结合的理念

不同国家的医疗管制改革既有共性，又有个性，是共性与个性的有机统一。中国的医疗卫生行业在技术特征和经济属性上与其他国家并没有本质的差别，中国的医疗管制改革也不可能游离于其他国家医疗管制改革的大潮之外而不受其影响。它具有各个国家医疗管制改革所具有的共同特点。因此，可以通过借鉴和吸收其他国家的成功经验，促进我国医疗管制改革的顺利进行。与此同时，中国是一个发展中国家，人口多，底子薄，仍然处于社会经济发展的初级阶段，医疗服务业的发展水平及其市场供求有着不同于其他国家的自身特点，从而决定了其医疗管制改革必然要从中国的基本国情出发，要立足于中国实际，而不能完全照搬别国的模式。

与其他国家，特别是与发达国家的医疗管制改革不同，中国的医疗管制改革所面临的大环境是：一是相对于庞大的人口数量和日益增加的医疗服务需求，医疗服务资源和医疗服务供给短缺。这就决定了中国在发展医疗服务行业时，必须注重提高医疗资源的利用效率，选择有效的医疗供给机制和提供方式，采取多形式、多渠道、多层次筹资的办法来提供医疗服务。二是中国的总体经济实力还不够强大，经济条件还不十分富裕，这就决定了中国政府不可能把包括医疗服务在内的所有卫生产品全包揽下来。中国计划经济时期的那种由政府全包全管的做法已经被证明是不符合中国国情的。三是中国地域辽阔，区域间医疗资源的差异很大，医疗服务的需求结构和层次千差万别。这也决定了中国的医疗服务供给必须采取多样化的形式才能满足多层次的需求。同时，中国政府不可能也不应该对所有的人实行一视同仁的政策，而是应当针对不同地区和不同人群采取不同的政策。特别是对落后地区和弱势人群实行倾斜政策。四是中国虽然已经基本建立了市场经济体制，政府职能转变的理念已经确立，但医疗管制的外部经济环境、政治和文化环境还有待于进一步完善和优化。

在以上大环境下，中国医疗管制改革的特殊性在于：

第一，中国的医疗服务行业是在计划经济时期发展起来的。医疗服务一直被视为与公共卫生，传染病、职业病和地方病预防等一样的公共产品或准公共产品，由政府举办的公立医院提供。公立医院从未有成为市场竞争的主体，也没有经历过自由竞争的洗礼，医疗服务市场的最大特点是公立医院行政性垄断。因此，中国医疗管制改革与其他国家医疗管制改革的第一个不同之处，就是它首先需要面对的问题是改变"政医合一"的局面，打破公立医院垄断，培育市场竞争主体。

第二，中国原来的经济管理制度大都是由部门规章和规范性文件组成，管制体制是一种行政性计划管理。中国尚未建立起市场经济国家那种比较成熟的政府管制制度和管制体制。因而，政府管制改革实际上是在创建一种新的制度模式和管制体制，而不能是在原有制度与体制基础上进行修修补补。是在构建新的管制制度与体制的同时，要对旧的制度与体制进行清理，消除其消极影响。这是与其他国家所不同的。

第三，在医疗服务资源短缺和医疗服务需求不断增长的情况下，如果要实现公平而又高效的医疗服务供给，那么，以市场机制为基础进行资源配置就显得十分必要。一般来说，政府管制产生的外部环境和现实基础实际上正是市场经济运行过程中的市场失灵。如果没有完善的市场经济体制，政府的一切管理活动都不能称为现代意义上的政府管制。因此，中国政府管制改革实际上面临双重任务：一方面要放松或取消计划经济时期所形成的不合理行政性管制方式，构建市场竞争平台；另一方面又要避免市场运行中可能发生的各种问题，构建规范的新型管制制度和体制框架。这也是其他国家医疗管制改革所不具有的特点。

第四，中国医疗管制改革所针对的是目前中国医疗服务领域中所出现的新矛盾与新问题。改革的措施和路径必须有利于这些新矛盾和新问题的解决。

然而，医疗管制改革也是有规律可循的。医疗服务业本身的经济技术特征和基本运行规律在任何国家都是一样的。中国医疗管制改革虽然处在特殊环境中，具有自身特点，但改革过程中可以借鉴其他国家成功的经验。比如在管制方式的选择和管制机制的设计方面，发达国家的经验（如美国的间接价格管制、管理保健制度和英国的医疗服务"守门人"制度等）是值得我们借鉴的。因此，在医疗管制改革与重构过程中，应当杜绝两种倾向：一是崇洋媚外，照搬别国模式的倾向；二是故步自封，过分强调本国国情或夸大本国特殊性，盲目排外的倾向。

2. 公平与效率兼顾的理念

从管制产生和发展的历史来看，无论过去还是将来，政府管制的根本目的应当是"增进社会福利"。尽管利益集团管制理论和大多数经济自由主义者对管制能否增进社会福利都持有怀疑态度[1]。但在人们的主流理念中，社会公众还是有望通过各种有效的程序、制度与规则建设，通过各种努力来避免政府失灵、实现对管制者的管制的。这实际上也正是各国民主政治进程所具有的内在逻辑。到目前为止，政府（广义的）这种权力组织形式仍然是各种可供选择的组织形式中，能够承担起公共利益代表角色的主要组织形式，否则，政府和政府管制的确就没存在的理由和根据。

增进社会福利就是要在保证效率，促进发展的同时，实现经营者、消费者的利益均衡和社会公平。即兼顾效率与公平目标。

（1）效率的含义

一般而言，效率指的是以尽可能少的投入获得尽可能多的产出，包括生产效率和资源配置效率。"生产效率是指在投入既定的情况下，生产行为能够获得最大产出"。配置效率又分为产品组合效率和消费效率。

---

[1] 在他们看来，政府有可能被强势集团所"俘获"；政府官员甚至可能是一些公共权力的寻租者；官僚体系运作机制是一个低效率的运作机制。

"产品组合效率是指，在生产技术和消费偏好既定的条件下，应生产出的最优产品组合"；"消费效率是指，在其收入及所购买商品的价格既定的条件下，消费者应以使它们的效用最大化的方式来安排其收入——用正式的术语来讲，就是每个人的边际替代率均等相等"[①]。

就生产效率而言，由于生产产出（产品或服务）具有不同的形式和特征[②]，所以，不同形式与特征的产出（或产品）只有在选择了合适的提供方式时才是最有效率的。理论和实践已经证明，私人产品只有通过市场竞争的方式来提供才是最有效率的。这是因为，虽然市场参与的主体是以利润最大化为主观追求的目标，但是只要这些市场参与者在法律规定的框架下进行竞争，他们就必须以争取最大的产出、以实现资源的有效配置为手段。市场的效率并不是市场参与者的主观追求，它只是市场活动的附带结果[③]。就医疗服务领域而言，其产出是健康，其生产效率指的是在投入既定的条件下，以最能保障和提高公民的健康水平的方式提供服务，或者说是用尽可能低的投入使患者的疾病得到治疗，使公民健康水平得到提高。医疗服务领域的生产效率虽然不能仅仅以医生或医院提供服务的数量来衡量，更不能仅仅以医生和医院赚取的利润来衡量。但医疗服务的数量与质量提高需要相应的成本和医生的大量付出。效率的提高意味着运用更少的成本获得更多的服务数量与更高的服务质量。医疗服务是一种私人产品，所以，通过市场方式提供医疗服务可以提高医疗服务的效率。医疗管制必须建立在保证市场有效竞争，促进效率提高的基础之上。

就资源配置效率而言，它意味着任何生产要素都必须按照平等的规则，以平等的机会加以利用，从而达到最佳组合；同时，它也意味着达

[①] 尼古拉斯·巴尔：《福利国家经济学》，中国劳动社会保障出版社 2003 年版，第 75—77 页。

[②] 在物质生产领域，产出体现为物品的数量和质量；在服务领域，产出更多地体现为服务的效果。

[③] 杨伟民：《论医疗服务的公共属性和社会属性》，载《社会》2006 年第 2 期，第 192 页。

到消费均衡时，"每个人的边际替代率均相等"。具体到医疗服务的资源配置效率，就是要保证医疗资源利用上的机会平等和医患之间的公平交易，使患者对医疗服务支出的边际效用与其他支出的边际效用相等。这种效率的实现是建立在市场公平竞争的基础之上的，实际上是一种市场公平和竞争均衡。当然，即使实现了这种市场公平和竞争均衡，让患者按其应该付出的价格购买服务提供者的商品和服务，但在许多社会仍有一部分患者因为无力购买这些商品和服务而使健康状况得不到改善，甚至因病致穷。另外，医疗服务配置效率还意味着医疗服务资源的供给不能完全取决于全部成员的医疗需要。即由于资源的稀缺性，"为所有的病人提供最好的医疗服务是社会负担不起的，即使富裕的社会，包括把很大一部分资源用于医疗卫生事业的社会也负担不起；穷国自然更负担不起了"[①]。

既然社会中存在无力支付医疗费用的人群，且任何社会又不可能为所有的人提供其所需要的全部医疗服务，那么，一个社会在医疗服务领域就不可避免地要面对这样一些问题：即如何才能在保证市场效率的前提下，为最需要的人提供医疗服务？在资源有限的条件下，应当优先为哪些人的哪些疾病提供治疗，以及如何设置优先权才是合理的？这些问题实际上就是一个社会公平问题。

（2）公平的含义

从一般意义上讲，社会公平是一个涉及价值判断的概念，也是一个具有广泛意义的范畴，不同的人对何谓社会公平有不同的看法。经济公平是社会公平问题的核心。市场经济下，经济公平主要包括[②]：①经济竞争的起点公平。即参与竞争的主体在资格或条件上是平等的，它们取得资源、信息的条件相等，也就是机会均等。②经济竞争规则及其操作公平。政府对于参与竞争的主体的调节和管制一视同仁；有关经济竞争的法律、法规对于一切参与竞争的主体具有同等的约束力。③分配公

---

①　J. 布吕内·雅里：《导言》，载《国际社会科学杂志》2000 年第 3 期。
②　周诚：《关于公平问题的探索》，载《中国经济时报》2004 年 8 月 17 日。

平。包括初次分配公平和再分配公平两大部分。④结果公平。即经过再分配之后的经济利益格局基本公平。第一项公平指的是市场公平，它与效率只是同一术语的两个方面。它加上后几项内容就构成了社会公平的核心内容，是一种广义的公平。

（3）公平与效率的关系

学术界普遍认为，公平与效率是辩证统一的关系，表现为一种相互作用、相互制约的矛盾运动。效率的提高是实现社会公平的物质基础；而社会公平又是进一步提高效率的前提条件。经济学理论也告诉我们，当市场竞争符合标准的市场假设时，市场机制在保证效率的同时也能够保证机会均等。然而，当市场不能满足标准假设时，市场机制也就不可能实现机会均等意义上的公平，当然更不可能实现平等意义上的社会公平。在这样的情况下，为了保证效率和公平，就需要政府采取某种形式的干预，其中包括政府管制。在这里，政府管制既有促进效率责任，也有保证公平的义务。政府不仅要创造条件保证市场运行效率和机会均等，同时还要保障社会公平。

就中国目前的现实情况来说，医疗服务资源配置效率低下、医疗服务的公平性和可及性不高。这是摆在中国医疗管制改革面前的两大重要任务，也是必须尽快解决的难题。因此，医疗市场管制及其改革必须树立公平与效率兼顾的理念，把公平与效率两个目标放在同等重要的位置。

3. 政府管制与市场机制有机结合的理念

公平与效率目标的实现和政府管制与市场机制的关系密不可分。在任何国家，任何行业的发展都不可能只是发挥政府管制或市场机制单一方面的作用就能实现的，对于医疗服务行业来说，只有将政府管制与市场机制有机结合才能使医疗行业的发展更具公平性和效率性，才能真正实现公平与效率兼顾的目标。

政府管制是政府为实现一定的社会经济目标，依据管制法律和管制制度，通过管制机制的强制力来实现资源配置的手段。从资源配置角度

看，管制机制与市场机制并无本质上的差异，它们都是资源配置的重要
手段，只是在不同的经济领域其各自的作用范围与程度，以及各自发挥
作用的效果与效率有所不同而已。一般来说，政府管制和市场机制都存
在失灵问题，但可以相互补充，克服对方的失灵与不足。市场机制在促
进效率的提高方面能够发挥其更为重要的作用；而政府管制则在实现社
会公平方面更能发挥其重要作用。管制改革（包括管制放松与重构）
的过程就是要根据管制机制和市场机制各自作用的效果和效率不同，在
两者之间进行相互转换、重新划分边界的过程。即哪些经济活动宜于交
由市场、哪些经济活动宜于交由政府管制，需要不断做出重新界定。当
然，这种重新界定，并不意味着把政府管制与市场活动严格隔离起来使
之截然对立，而是使政府管制与市场活动越来越交叠在一起，使绝对的
管制（如国有制）和绝对的市场（如所谓的完全竞争市场）的作用范
围与空间越来越狭小。通过管制放松与重构，政府将以一种更加微妙的
和宽松的方式作用在市场之上，引导市场发挥资源配置功能，并保证实
现社会公平。

　　就医疗服务领域而言，由于医疗服务具有私人产品性质，市场竞争
有利于扩大医疗服务供给，提高服务效率和服务质量，所以，应当使市
场机制成为资源配置的基础性机制。但是医疗市场运行也并不是不需要
政府管制，政府管制应当在克服市场缺陷和保证公平方面发挥其应有的
作用。医疗管制改革实际上就是重新划分政府管制与市场机制的合理边
界，在保证市场机制发挥效率作用的同时，选择适当的管制方式与管制
机制弥补市场运行中的不足。

　　在中国医疗改革实践中，有两种倾向值得关注：一是把所有的改革
活动都视为市场化改革①，进而把医疗服务领域中出现的一切问题都归

---

　　① 事实上，许多地方的所谓"改革"是打着市场化改革的幌子，进行的是"伪市场化"
的活动。市场化就是改革行政化的计划经济，建立法制化基础上的平等交易经济，而不是放
任自流。更不是为"权钱交易"、"医药合谋"等提供方便。参见余晖：《医疗改革的困境与
出路》，载《转轨通讯》2005 年第 4 期。

结为市场化改革的结果，从而否定市场化改革，主张政府全面管制和回归"计划化"；二是主张全面市场化，否定政府管制。存在这两种倾向的根本原因，就是没有正确理解现代市场经济体制的真正含义，把政府管制简单地理解为政府的行政干预，而把市场机制仅仅理解为理想的自由竞争并扩大其失灵范围，从而把政府管制与市场机制截然对立起来。事实上，中国医疗服务的市场化程度并不高，正如我们在上一章所分析的那样，目前的医疗市场是一个行政性垄断较强的市场。医疗服务领域中的许多问题不是市场化改革的问题，而是政府直接管制放松不到位的问题，是在管制放松的同时，相应的管制重构滞后的问题、是管制乏力的问题。一句话，就是没有把政府管制机制与市场机制有机结合起来。

4. 依法管制、科学管制的理念

政府管制是政府有关机构（管制机构）依照法律法规的规定对市场主体实施的规范和限制活动。政府管制涉及管制法律与制度的制定与实施，涉及管制方式的选择与管制机制的设计及执行，离不开立法、执法和司法三个方面的协调配合，是一个复杂的政治与经济过程。管制机构的管制行为必须是经过法律授权，并严格按照法律法规规定和制度要求履行管制职责，做到有法可依、有法必依、执法必严、违法必究；做到民主、公正；做到科学、有效。管制改革的最终目的应当是使管制机构树立依法管制、科学管制的理念。

顾名思义，依法管制就是要按照法律法规的规定实施管制；科学管制就是要有公正科学的管制制度、合理的管制方式、科学的管制机制和执行机制。按照现代市场经济的法治理念，科学有效的管制应当具备以下构成要素：

（1）要有一套公正的管制立法和管制制度制定程序与规则，以约束立法机构中的各方利益相关者在管制立法和制度设立过程中的博弈行为。

（2）要有完备的基本法律制度体系，能够做到有法可依，管制有据。

（3）要选择合理的管制方式，设计科学的管制机制，既能激励并规范管制机构的管制行为，又能规范和约束被管制者的行为。

（4）有一个公正合法并有能力履行管制职责的管制（执行）机构。

（5）管制机构在管制执法过程中应坚持以下原则。一是公正性原则，即对所有的利益相关者都同等对待。二是透明性原则，即规则内容、执行过程和结果是透明的和公开的。三是专业性原则，即对医疗服务市场进行管制需要涉及比较复杂的专业知识，需要有相应的人力资源和组织能力（如专家评审委员会）来执行管制功能。四是诚信性原则，即管制机构只有通过严格公正地依法管制，才能获得民众的信赖。五是独立性原则，即管制机构履行管制职责时不受其他各方利益相关者的干扰。六是民主性原则，即管制机构在实施管制过程中应广泛吸收群众的参与，认真听取和接受各方面的意见。同时，管制机构的权力应该是有限而明确的，应该有科学的机制对它进行约束，如针对管制机构的裁决而进行的行政复议和司法审查等。

7.1.2 医疗管制改革的目标模式与基本思路

1. 医疗管制改革的目标模式

医疗管制模式是对政府管制机制与市场竞争机制各自在医疗服务体系中的作用范围、作用程度、结合方式及其具体实现形式的总体概括。本书认为，中国医疗管制改革的目标模式应当是建立一种"有管制的竞争"模式或称为"管制—竞争"型模式①。这一模式的总体框架是由间接经济管制和社会性管制的基本法律制度与机制、独立性管制机构、管制的执行机制及其相应的管制体制组成。医疗管制的基本法律制度和基

---

① 还有人将这种模式称为"有管理的竞争"或"有管制的竞争"模式。名称虽然不同，但管制模式的基本框架和内容是相同的。因为，在现代市场经济条件下，各行业的政府管制都不再是以往那种完全替代或否定市场竞争的管制，而是在保证市场竞争条件下，克服市场缺陷的管制。都是政府管制与市场竞争有机结合，公平与效率兼顾的模式。只不过在不同行业中，政府管制的作用范围与作用程度不同而已。

本管制机制源于立法机构；独立性专业管制机构作为管制执行机构，在享有基本法律授权的前提下，可以设计医疗市场管制机制，并按照一定的执行机制实施管制行为，作用于医疗服务市场，规范市场行为，克服市场弊端①。

这一模式既是政府管制机制与市场机制有机结合的模式，也是公平与效率目标兼顾的模式；既是对医疗服务行业基本经济特征及其管制特点进行理论分析的结论，也是对国内外医疗改革经验进行概括总结，特别是考虑到中国医疗管制现存问题而做出的选择。

第一，这一模式是本书理论分析的结论。根据本书第 3 章的分析，医疗市场是一种私人领域、不确定性公共领域和确定性公共领域并存的特殊市场。针对不同的公共领域，需要选择不同的治理方式。医疗市场的政府管制体系应当是直接经济性管制方式以外的各种管制方式进行优化组合的有机整体。在这个由各种管制方式及其管制机制组成的管制架构中，间接经济性管制和间接社会性管制主要是为了避免和治理不确定性公共领域。同时，直接社会性管制与间接管制相配合，主要控制市场中的确定性公共领域以及由不确定性公共领域转化而来的确定性公共领域。这种管制方式及管制机制之间的协调与配合共同构成了一种现代市场经济条件下的新型管制制度架构。是现行医疗管制制度体系改革与重构的目标模式。

第二，这一模式是对国外医疗管制改革趋势进行概括总结的结果。本书第 5 章的分析指出，世界各国原来的医疗管制模式可以分为政府主导型（英国为代表）、市场主导型（美国为代表）、政府与市场结合型（德国、新加坡等为代表）三种。各种模式都有自己的优劣，也都进行了一系列地相应改革，并试图规避现有弊端，提高医疗服务的有效性和公平性。例如，英国医疗管制改革是将传统政府主导型管制模式改革为提供者与购买者分离，利用公共合同来代替原来的行政关系，减少政府

---

① 这一模式的制度体系架构，参见本书第 3 章末尾的结构示意图 3 – 5。包括管制体制在内的完整模式，参见本章结尾的结构示意图。

在医疗市场中的直接参与作用，通过引入内部市场来增加竞争，发挥市场机制在配置资源方面的效率优势。德国则是在巩固原来就已经存在的政府与市场结合模式的基础上，将改革的重点放在设计科学的管制机制（如激励相容合同），将患者角色由被动支付者变为寻找成本有效服务的主动谈判者来加强医疗费用控制，降低医疗费用支出的模式中来。美国则一方面通过管理保健和新的付费形式来降低卫生费用的开支；另一方面通过医院集团化、规模化和社会化来规避市场机制的副作用、充分发挥市场机制优胜劣汰、规模经济和范围经济以及专业化分工的优势。典型国家医疗管制改革的历程表明，尽管各国国情互不相同，各种管制模式所面临的矛盾问题也各有侧重，但是各国医疗管制改革的基本取向却是一致的，有一个共同的发展趋势，那就是都在试图有效地融合"有形之手"和"无形之手"的力量，将政府管制机制和市场机制进行更有效的结合，形成一种"有管制的竞争"模式。

第三，这一模式更是针对中国医疗管制的现存问题而应做出的选择。根据本书第6章的分析，中国医疗管制的现存问题是：直接经济管制放松不到位，管制越位、错位，导致市场竞争程度低；间接管制和社会性管制缺位，导致市场秩序混乱和医疗败德行为严重；管制体制僵化、多头管理，造成管制乏力。因此，中国医疗管制改革必须在进一步放松直接经济管制的同时，强化间接管制和社会性管制，深化现行医疗管制体制改革，形成有利于市场竞争并能保证社会公平的管制模式。

2. 医疗管制改革的基本思路

基于以上认识，本书认为，中国医疗管制改革的基本思路是：

第一，进一步放松直接经济管制，促进市场有效竞争。主要包括：①针对整个医疗卫生行业实施"分类—分管"模式。即改革医院"混业"经营模式①，构建名副其实的医疗服务市场；同时对整个医疗卫生

---

① 这里的"医院混业经营"是指医疗机构（特别是医院）既提供医疗服务（私人产品），还提供公共卫生、公共预防、妇幼保健和特殊疾病的治疗等（公共产品）服务，是一种把公共服务与私人服务相混同的服务提供模式。

市场进行分类，然后分别采取不同的管制模式。即对于分离出的医疗服务市场逐步建立"管制—竞争"模式；对于像公共卫生服务这类纯公共产品行业和其他准公共产品行业，实施政府主导型管制模式。②深化公立医院产权改革，建立规范的医院治理结构，形成医疗市场竞争主体。③取消扭曲性直接定价管制，消除政策性和制度性进入壁垒，并实施不对称管制，打破公立医院垄断，创造市场公平竞争环境。

第二，强化和优化间接经济管制和社会性管制，保证医疗市场的效率与公平。主要措施是：①强化医疗管制立法，构建完备的医疗管制法律制度体系，为政府实施间接管制提供法律基础。②完善和优化间接经济管制。包括建立基于标尺竞争模型的医疗价格间接管制机制并实施较为严格的间接准入管制。③强化社会性管制。包括建立以顾客满意度指数模型为核心的医疗质量评估与监督机制；建立医疗信息强制性公开机制；完善社会医疗保险制度和疾病风险分担机制；建立和完善医疗救助制度；以社区医院为基础构建医疗服务"守门人"制度等。

第三，深化医疗管制体制改革，规范政府管制行为，提高管制的有效性。包括建立独立的医疗管制机构、严格管制执法程序、设计科学的管制管制者的励约束机制等。以防止管制失灵，实现依法管制、科学管制。

7.2　进一步放松直接经济性管制，促进市场有效竞争

本书第6章的分析使我们知道，直接经济性管制"越位"与"错位"是导致中国医疗服务市场竞争不充分、出现价格不合理上升和费用失控、造成"看病贵"问题的重要原因之一。因此，医疗管制改革的首要任务就是要进一步放松直接经济性管制，改革或取消与直接经济性管制有关的各种不合理制度，促进市场竞争，形成名副其实的医疗服务市场。

7.2.1 改革医院"混业"经营模式，构建"分类—分管"模式

1. 医院"混业"经营与政府"混业"直接管制模式

根据经典经济学理论，不同形式或不同性质的产品（或服务）应当采取不同的供给模式和治理模式：私人产品由私人以市场方式来提供才更有效率，而公共产品或准公共产品则主要由政府或准政府组织来提供才更有效率。但是，对于医疗服务而言，长期以来的主流理念是把它与公共卫生和公共预防等卫生服务活动相提并论，把包括医疗服务在内的所有卫生活动都看成是社会福利事业。因此，由政府承担医疗服务的主导责任并通过举办公立医院来直接为社会提供低廉甚至免费的服务，就变成了人们心目中理所当然的事情。

在中国，大部分医院之所以成为"政医不分"的事业单位或行政机构附属物，政府之所以一直不敢轻易放松对医疗服务的直接经济管制，其中的主要原因之一就在于：中国的医疗机构（特别是医院）不仅仅承担着提供医疗服务这种私人产品的任务，而且还承担着提供公共卫生和公共预防、妇幼保健和特殊疾病治疗等这种公共服务的任务。可以说是一种"混业"服务供给模式。更为重要的是，对于卫生服务中的哪些服务应当以市场化方式由私人提供，哪些服务应当以公共方式由政府承担主要供给责任，我们还没有一个清晰的认识。对于医疗机构的经营范围或业务范围缺乏明确的划分与界定。这种情况下，"一刀切"式的政府直接供给模式和直接管制模式虽然不是最合理和最有效的模式，却是最简便且最省力的办法。由此，直接管制放松不到位也就成为一种自然而然的结果。管制模式也形成了一种单一方式的"混业"（什么都管）的管制模式。

2. 医疗卫生的"分类经营"和"分类管制"

当然，把整个医疗卫生服务活动十分清晰地划分为公共产品、准公共产品和私人产品，分别选择不同形式的医疗机构来提供，并将医疗服

务从整个卫生服务中分离出来，可能也不是一件十分容易的事情，但这种分离是必要的，也是可行的。

根据本书的分析，医疗卫生服务领域中的产品可以明确地分为三类：①纯公共产品。包括环境卫生、职业卫生、劳动卫生、食品和饮食卫生等公共卫生活动和各种疾病的公共预防。②准公共物品。包括妇幼保健；传染病、地方病和职业病的预防与治疗；部分医疗科技与医学教学等。③私人产品。包括大部分非传染疾病的治疗与康复、特需医疗与保健等①。即，本书所说的医疗服务。相应的，卫生服务的基本供给模式、供给机构及其管制模式可以有三种（见图7-1）：

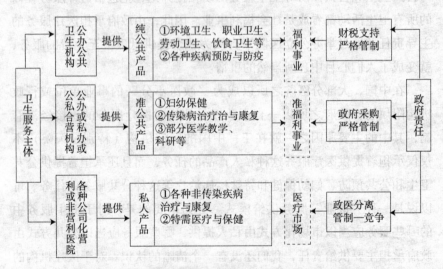

图 7-1　卫生服务分主体、分类供给及其所对应的管制模式

第一种模式：主要针对第一类产品（纯公共产品）。因为纯公共产品不可能由私人以市场方式来保证足够且有效提供，所以，在这种模式中，政府应当承担主要责任。政府可以通过建立公共卫生机构和公共预防机构来提供。政府对这类机构应实行严格管制，包括直接经济性管制和社会

---

① 参见本书第3章的表3-1。

性管制。其中，直接经济性管制主要包括直接准入管制和直接价格管制。直接准入管制主要是以审批的方式严格控制这类卫生机构的设置数量并严格界定其职责范围和主要服务功能；直接价格管制主要是由政府直接定价，经费和投资全部纳入国家预算并实行收支平衡、不以营利为目的财务管理政策。中国目前已经拥有隶属于各级政府的这类卫生机构，包括公共卫生局、卫生防疫站（所）以及相应的基层卫生组织。可以按照精简、高效的原则对其数量、职能和服务性质进行重新定位，发挥其应有的作用。

第二种模式：主要针对第二类产品（准公共产品）。这些准公共产品虽然具有竞争性，可以由私人以市场的方式提供，但这类产品不具有排他性，由私人提供往往造成供给不足。所以，在这种模式中，政府也应当承担主要责任。可通过举办特殊机构来承担这种服务活动，由政府通过采购方式购买这种服务，但不能市场化。目前，中国各级政府已经举办了大量的这类特殊医疗机构，其中包括妇幼保健站（院）；传染病院、结核病院、麻风病院、地方病院、精神病院、戒毒所、性病和艾滋病的治疗机构等；代表医学发展方向的示范医院、高科技医院、教学医院等等。这些特种医院可以继续由政府举办，也可以通过产权改革委托给私人医院经营，或通过公私合营方式经营，实行公司化运作，但不能以营利为目的。同时，政府必须对这些医疗机构在进入数量、服务范围、供给数量与质量，以及价格方面实行直接经济性管制。政府应当给予足够的财政支持，其经费和投资纳入国家预算。

第三种模式：针对的主要是第三类产品（私人产品）。这类私人产品就是狭义医疗卫生活动中的医疗服务活动，具有排他性和竞争性，因此，可以由私人以市场的方式来提供。这样，我们就可以把医疗服务从整个卫生服务中分离出来，选择合适的提供主体，构建名副其实的医疗服务市场。主要思路是：一是把现有医院承担的大部分公共和准公共服务业务剥离出去，分别交由上述第一、二类医疗机构承担。医院只能从事医疗服务业务，提供私人产品。或者，在医院进行登记注册时，只能登记为提供和经营医疗服务业务的机构。明确界定医院的服务范围和服务性质。二是现有医院，无论是公立医院还是民营医院，虽然都可以自愿登记为营利性医院和非营利性医院，但政府不再对其承担医疗救助和履行政府强制性义务以外的任何投资、财政补助等方面的责任，而是实行自负盈亏，照章纳税的财政税收政策。三是对公立医院进行产权改革和公司化改造。通过产权改革，使之成为只承担医疗服务业务的独立法人，成为真正的市场竞争主体，真正做到"政医分开"。在这里，政府的主要责任不再是举办公立医院直接提供这种私人产品，也不应当对其实施直接的准入与价格管制（包括投资、财政补贴和税收方面的支持），而应当是营造市场竞争平台，在保证市场竞争的前提下，实施合理有效的管制，以避免和缩小市场中的公共领域。管制的模式就是本书所说的"管制—竞争"模式，使医疗市场成为管制型竞争市场。本书所主张的直接经济性管制放松，针对的就是这一领域。

需要指出的是，改革开放以来，中国在医疗机构管理领域实行了所谓"分级"、"分类"管理政策。该政策的目的是试图打破医疗机构的行政隶属关系和所有制关系，引入竞争机制，实现"政医分开"。但是，政策的效果并不十分明显，而且带来了一系列新问题。暂且不论分级和分类过程中的程序是否得当，单就分级和分类的标准而言，这一政策本身的有效性就值得商榷。因为它主要是以医院的功能、任务和规模等为标准对其进行评级，以医院的所有制性质为标准对其进行分类。评级和分类的结果只是把医院分成了不同的等级，形成了营利和非营利的医院类别，并由此实施不同的财政与税收政策。但大部分医院仍旧是"混业"经营、"公私不分"、"政医不分"。而且，这种评级和分类在客观上还在医院之间形成了新的不平等关系，难以实现医疗市场公平竞争。本书认为，在实施医疗机构"分业"改革，构建医疗服务市场的同时，还应当进一步改革这种"分级"、"分类"管理制度①。

---

① 改革的思路主要是以医疗服务质量等级评审制度代替现行分级分类管理制度。即以服务质量为标准对医院进行分级。取消现行医疗机构管理中按照规模大小和行政隶属关系划分等级的做法。

7.2.2　深化公立医院产权制度改革，培育市场竞争主体

把医疗服务从整个大卫生业中分离出来，构建医疗服务市场，还必须选择具有独立法人资格的医院作为市场竞争主体。没有具有独立法人资格的医院作为市场竞争主体，医疗市场就难以成为真正的市场。目前，中国医疗服务的主要提供者仍然是公立医院，但公立医院仍然不是真正意义上的市场竞争主体，而是政府机构的附属物[①]：第一，公立医院是政府举办的、资产属于国家或政府机构。第二，公立医院是财政预算单位，执行政府预算会计制度。第三，公立医院几乎是政府统收统支。虽然实行收支两条线的管理办法，但没有节约成本，提高效率的激励。第四，公立医院不是独立法人，不能独立承担法律责任。第五，公立医院仍然分别隶属于其举办单位。公立医院这种政府机构附属物地位之所以难以改变，根本原因就在于其产权制度存在局限性。即所有权虚化、权利不清、职责不明、管理乏力、效率低下。这种产权制度不利于提高医院经营活力，不利于实现医院自我约束，也不利于发挥市场机制的作用，实现医疗资源的优化配置。

当然，产权制度改革并不等于资产所有权的转移，而是明晰产权，分清责任、理顺利益关系，最终形成科学有效的法人治理结构，构造市场竞争主体。就目前而言，产权制度改革的形式多种多样。可以是股份制、股份合作制、合作经营制；也可以是租赁制、托管制；还可以是医院集团制[②]。目前，国内比较有代表性的改革模式有：一是以江苏省泗洪县为代表的将区域内全部或部分医院全部私有化的模式；二是以浙江金华等地为代表的实施部分医院的产权多样化模式；三是以山东泰安等地为代表的医院集团管理模式；四是以江苏无锡为代表的托管制模式；

---

① 杜乐勋等主编：《中国医疗卫生产业发展报告》，社会科学文献出版社 2004 年版，第 6 页。

② 蔡仁华、李卫平：《医疗机构产权制度改革探讨》，载《中国医院管理》2000 年第 1 期，第 14 页。

五是以上海为代表的医院资产管理模式等等。以上模式和国际上公立医院改革和运作的成功经验为我们设计和推进公立医院产权制度改革提供了许多有益的经验。但无论哪一种模式，都应当按照我国公司法及其他相关法律，构建科学合理的法人治理结构，实施公司化管理。

对于公立医院的国有资产，可以借鉴国有企业公司化改造的经验，通过建立国有资产出资人制度和国有资产经营公司，实现医院中国有资产的保值增值；也可以实行不包含国有产权的股份制改造，使国有资产以债权的形式逐步退出。在医院内部建立公司化法人治理结构，从事日常的经营管理。

公司化法人治理结构的本质是通过明晰产权关系，强化竞争、激励、监督和制约机制，引入私立部门的组织结构、经营理念和管理方式，以提升公立医院的管理水平和运行效率。公司化改革明晰了公立医院的所有权和经营权关系，代表了公立医院治理结构改革的方向，应为中国公立医院产权制度改革的现实最佳选择和主流模式。其他国家和地区公立医院的改革表明，公司化医院比较注重医院文化的塑造，注重以人为本的服务理念，注重吸纳现代企业经营管理中的一些新型的管理手段，如目标管理、绩效管理等。在医院的发展方向方面，强调要充分认识自身的发展现状和竞争优势、外界环境的机会和需要，以确立正确的目标和方向；在医院的科学决策方面，强调组织决策过程涉及目标定位、功能划分、职责设定、工作安排、资讯流通、沟通方式、授权关系、人员配置等多项程序，在每个程序中都要充分考虑环境变化、事业性质和组织的发展阶段三个重要影响因素，以保证决策的科学性；在医院的运营效率方面，强调资源的合理整合，注重发挥人和事的协调性与共融性，以充分发挥最佳组合功效。上述的经营管理理念和手段，值得中国公立医院在公司化改革中充分借鉴[1]。

需要指出的是，进行产权制度改革，实现"政医分离"，并不意味

---

① 晏波等：《公立医院体制改革的模式及其借鉴》，载《中国卫生资源》2002 年第 3 期，第 109—111 页。

着万事大吉，政府就没了责任。相反，医院获得的自主权越多，政府所需要依法实施管制的内容也就越多。政府应当强化医院改制过程中的监督与管理，规范改制行为。同时，在改制后，政府还应当制定出一系列相关法规，依法规范医院的市场经营行为，即制定出"游戏规则"，使其在规则内运行。

7.2.3 拆除进入壁垒，实施不对称管制，打破公立医院垄断

1. 公立医院垄断及其政策性根源

目前，中国医疗服务市场的投资准入和执业准入管制虽然已经明显放松，但仍然没有形成公平竞争的格局。其主要表现就是公立医院，特别是大型公立医院垄断。而且，这种垄断并非是一般意义上的私人垄断和自然垄断，而是一种由政府的政策支持与行政保护而形成的行政性垄断。正如本书6.4.1小节中所指出的那样，公立医院特别是大型公立医院行政性垄断带来了一系列不良后果，主要包括：一是导致医疗市场竞争不充分，进而导致信息传递不畅通、医疗资源配置不合理和医疗市场运行效率低下。二是公立医院垄断构成了扭曲性价格形成机制的一个重要根源。公立医院服务价格高于民营医院，医疗价格不合理上升；营利性医院不盈利，而非营利医院却盈利。三是近年来医疗总供给增长缓慢，不能满足日益增长的医疗服务需求。四是导致"医管"合谋、"医药"合谋以及医生诱导需求行为泛滥。五是公立医院垄断医疗人力需求市场，导致医疗技术人员就业困难，等等。这些后果在总体上就表现为人们平常所说的"看病贵"、"看病难"问题。这种垄断不仅使医疗市场竞争缺乏公平性和有效性，而且对其他类型医院构成了较高的进入壁垒。因此，要想构建公平有序、竞争高效的医疗服务市场，就必须打破公立医院行政性垄断。

公立医院垄断与长期以来的"政医不分"、"管办不分"的管理体制和医疗服务供给模式有关，更与政府直接经济管制，特别是与政府对

公立医院的倾斜性经济政策（包括投资、价格、财务管理和财政税收等）有关。长期以来，中国政府奉行了一种"重医疗，轻预防"、"重城市，轻农村"、"重大轻小"的政策，公立医院特别是大型医院在资本与设备投资，人力与技术资源、财政补助与税收政策等方面一直享受着政府的"全包、全管、全负责"的特殊优惠待遇。在政府的大力投资和优惠政策的扶持下，经过几十年的发展，大型公立医院不仅拥有国内最优秀的医疗设备和技术人员，拥有较大的规模优势；而且拥有控制市场供给和操纵市场需求的能力，能够吸引社会上最有支付能力的患者。形成了相对于其他类型医院的绝对优势，并构成了政策与经济两方面的双重进入壁垒。

近年来的医疗改革虽然使政府与公立医院的直接经济关系有所改变，政府对公立医院的支持力度和倾斜政策有所减弱，但是，现行政策与制度中仍然含有大量倾向于公立医院的因素。例如，在投资、人力资源准入和高级技术设备配备与设施方面，公立医院仍然有着其所属政府单位的支持。而且政府对公立医院投资的额度没有考量标准。部分公立医院得到大额补助和项目支持①，即使医院自身的财力可以保证的项目也会得到政府财政补贴。再如，在医疗服务收费和财政税收方面，双向收费和差额补助的财务政策②，致使一些公立医院没有降低成本的激励，可以通过扩大投资，增加固定资产，增加总体收入。同时，在政府难以确定医院真实成本的情况下，公立医院在名义上虽然不以营利为目的，但大部分公立医院在实际上都盈利，而政府却按照"分类管理"政策给予免税优惠。还有，在医疗保险方面，公立医院可以轻易地成为医疗保险定点医疗机构，而且具有较高支付能力的行政事业单位及其干部职工的基本医疗，也都以公立医院为定点医疗单位。而非公立医院在医疗保险方面不仅要面对较高的进入门槛，而且也很难成为行政事业单位及其职工的定点医疗单位。因此，要构建公平竞争的医疗服务市场，

---

① 冯正军：《长沙 30 亿元大造医院》，载《第一财经日报》2005 年 1 月 24 日。
② 相当于自然垄断产业管制中"投资的公平回报率"管制，容易导致 A—J 效应。

就必须进一步改革现行医疗制度，拆除不合理的制度和政策壁垒。

2. 打破公立医院垄断的政策措施

第一，取消政府直接定价和政府在投资、财政补助、人力资源与技术引进等方面对公立医院所承担的经济责任。这是因为，在对卫生服务进行分类、分离出医疗服务市场的情况下，医疗服务市场中的医院一般不再承担公共卫生、公共预防等公共服务任务，也不应当承担妇幼保健、传染病预防与治疗等准公共服务任务。这些医院不再是公共服务或准公共服务的提供者，而是专门从事医疗服务，实行自主经营、自负盈亏的市场竞争主体。政府除了可以对那些承担公共卫生与公共预防服务任务的卫生机构和承担特殊医疗服务（妇幼保健和传染病治疗等）的特殊医院给予必要的投资、财政补助和技术设备与人力支持以外，不应再对医疗市场中的医院承担投资、亏损补助、人员与设备配备等方面的责任。政府也不需要对医疗服务进行直接定价，而是以间接价格管制机制对服务价格进行必要的调控。要配合公立医院产权制度改革，割断政府机构与医疗服务医院之间的不必要经济联系，对医疗服务市场中的公立医院实行"断奶"，使其自主经营，自负盈亏。

第二，重新清理、改革和完善现有各种医疗制度与政策，消除那些不利于医疗市场公平竞争的制度与政策。如医疗保险定点医疗单位管理和医疗机构分类管理中的一些带有歧视性特点的具体制度与管理措施。

第三，实施不对称管制。所谓不对称性管制，是指在放松直接经济管制特别是直接进入管制的背景下，政府为促进公平竞争和提高市场运行效率，对市场中的垄断者、弱小者和新进入者所采取的差别化管制政策。主要是一些扶持弱小者和新进入者、制约垄断者的政策与措施。对于中国的医疗服务市场而言，在放松直接经济管制后，虽有新的民营或私人投资医院进入市场，但公立医院特别是大型医院垄断市场的局面没有改变。在这种情况下，至少在放松管制后的初期，政府可以采取一些间接性扶持政策，扶持新进入的医院或小型医院，提高他们的竞争能力。比如对公司化改造后的公办或民营社区医院与乡镇医院给予人力、财力和技术上的支持，给予税收优惠等。不对称管制只是一种过渡性政策，不宜长期实施。等到新进入医院和小型医院能够与大型医院相抗衡时，这种不对称管制应当取消。

7.3 强化间接管制，规范医疗市场竞争秩序

目前，中国医疗市场中存在着一系列不规范行为。这些不规范行为是导致不确定性公共领域的产生，造成医疗市场秩序混乱的重要原因①。在放松直接经济管制的条件下，及时构建相应的间接管制制度，设计科学的间接管制机制，是规范医疗市场行为，维护市场竞争秩序，治理不确定性公共领域的必然选择。因此，中国医疗管制改革的另一重要任务就是要强化间接管制，弥补间接管制缺位的问题。

7.3.1 完善相关法律制度，为间接管制奠定法律制度基础

间接管制是现代市场经济条件下政府管制的重要特征。间接管制的最大特点是政府管制机构不直接以干预特定市场主体的特定市场行为，而是通过法律制度为所有市场主体提供一视同仁的市场准入要求、市场行为规范、执业资格标准和执业技术标准，以完善的法律制度和各种行为规范及行业标准对医疗市场准入、市场行为和医疗服务质量实施间接调控。在促进市场竞争、提高市场效率的同时，保证社会公平。

1. 中国现行医疗管制法律制度的现状与评价

中国医疗管制的法律制度体系已经具有一定雏形，它由法律、法规、部门规章、规范性文件和各种行业标准、技术规范和相应的市场准

---

① 不规范行为包括滥用市场势力行为、滥用信息优势行为、侵害患者利益行为和各种不正当竞争行为等。参见本书6.4.2小节的分析。

入制度、价格管制制度、执业规则制度、信息披露制度、质量管理制度等组成。法律有《执业医师法》，行政法规有《医疗机构管理条例》、《医疗事故处理条例》，部门规章有《医疗机构管理条例实施细则》、《护士管理办法》、《医疗机构监督管理行政处罚程序》、《大型医用设备配备与应用管理暂行办法》等；规范性文件有《医疗机构评审办法》、《医疗广告管理办法》、《关于清理整顿非法医疗机构，严厉打击"医托"违法活动的通知》等；行业标准和技术规范有《医疗机构基本标准》、《医疗机构诊疗科目目录》、《医用筑舱临床使用安全技术要求》、《医疗事故分级标准（试行）》、《输血技术操作规程》、《医院感染管理规范（试行）》等。另外，改革开放以来，国务院、卫生部和一些相关部门还先后出台了大量带有部门规章和规范性文件性质的改革措施及其贯彻实施意见，包括《关于城镇医药卫生体制改革指导意见》、《关于城镇医疗机构分类管理的实施意见》、《医院药品收支两条线管理暂行办法》、《关于卫生事业补助政策的意见》、《关于改革医疗服务价格管理的意见》、《关于由病人选择医生促进医疗机构内部改革的意见》、《关于在医疗机构改革中加强护理工作的通知》、《医疗服务项目成本分推测算办法（试行）》、《医疗机构向患者提供所用药品价格清单的暂行规定》、《医疗机构实行价格公示的规定》等等。这些法律制度和行业标准，为管制机构实施间接管制提供了有效依据。在规范医疗市场准入、规范医疗服务活动及医疗市场行为等方面发挥了重要作用。为提高医疗服务质量和服务效率，保障医疗安全等奠定了制度基础。但是，从管制方式转换与管制重构的发展趋势来看，现行管制的法律制度和政策依据仍然存在不少问题，不能满足有效间接管制的需要。

2. 有效的间接医疗管制所需具备的法律制度基础

根据国内外经验，有效的间接管制必须以完备的法律制度和行业标准体系及科学的技术规范为基础。一般来说，完备的医疗市场法律制度和标准体系应当包括以下几个方面：

第一，要有一部统领医疗市场的基本法律——《医疗服务法》。

第二，要有有关医疗行业市场主体的医疗机构组织法。包括各类机构和各类医务人员的有关法律。如《医疗机构组织法》、《医疗机构和个体行医管理法》、《医师法》、《临床药师法》、《护士管理法》、《检验技师管理法》、《专科医师管理法》，等等。这是有效间接准入管制的主要依据。

第三，要有一套完整科学的医疗服务技术规范和服务标准体系及相应法律法规。包括：①一般医疗技术规范、规程和行业标准。如各种一般性诊疗服务和借助仪器设备等工具进行诊断、治疗和护理服务的技术规范和技术标准等。②特殊形态（或特殊领域）的医疗服务规范和服务标准及相应法律法规。如有关流动行医、远程会诊、紧急救援、义诊活动、临床试验、业余行医、坐堂行医、性病皮肤病诊治、医疗美容、体检队（站）、健康咨询、戒毒医疗等特殊服务活动的行为规范和技术标准及相应法律法规。③有关医用建筑、设施之设计使用的法律法规和标准。

第四，要有规范医疗市场竞争行为的法律法规。如：对医疗广告、医疗机构冠名、医疗机构市场营销行为的规范；对欺诈和侵害患者生命健康权和财产权行为、不正当竞争行为的认定、规范和处罚等。

第五，要有关于医疗关系中权利救济的法律法规。如患者权益保障法、医疗纠纷调解、医疗纠纷仲裁、医疗事故处理、医疗投诉处理等的法律法规。

3. 中国医疗市场法制建设的措施与内容

因此，中国医疗市场的法制建设还应当做好以下工作：

第一，要制定一部有关医疗市场的基本法律——《医疗服务法》。通过基本法律明确界定医疗服务的性质，进一步明确发展医疗服务业的目的、原则和指导方针；规定政府、医疗机构和患者以及其他利益相关者的权利义务关系和利益关系，规范各方的市场行为及其法律责任。

第二，要在现有《医疗机构管理条例》、《医疗机构管理条例实施细则》和《关于城镇医疗机构分类管理实施意见》等法律、法规和政策文件的基础上，制定《医疗机构和个体行医管理法》，明确医疗管制机构职责、权限和管制程序，形成科学有效的医疗机构管理体制。制定《医疗机构组织法》。明确界定医疗机构（医院）的性质、设立原则、设立程序和执业准入规则；界定医疗机构的服务范围、内部组织机构及其内部管理规则。

第三，要在现有《执业医师法》、《临床药师管理办法》、《护士管理办法》、《检验技师管理办法》、《专科医师管理办法》的基础上，制定系统化、规范化的《医疗服务执业人员法》，科学地界定医疗服务从业人员的执业资格、执业规则、服务标准、技术规范、操作规程等，明确医疗服务从业人员的从业职责和奖惩办法。

第四，要以现有《产品质量法》为基础，制定《医疗服务质量法》，科学设计和构建医疗服务质量指标体系，规范医疗服务质量评价机构的组建程序、人员构成和评价程序。形成公正科学的医疗服务质量评价机制。

第五，在现有《反不正当竞争法》、《消费者权益保护法》的基础上，制定专门针对医疗市场的《医疗服务市场反不正当竞争法》、《患者权益保护与救济法》等法律。以更为专业性的法律明确界定医疗市场中的滥用市场势力行为、滥用信息优势行为和不正当竞争行为的性质与范围，反对各种形式的市场阻挠和限制竞争行为。有效地打击和制裁各种形式的虚假广告、"以医行骗"、诱导需求等道德风险行为和坑害患者利益的行为。同时，与国家司法体系相衔接，建立健全的医疗服务诉讼制度和司法救济制度，为各种医疗纠纷和侵权案件的处理提供司法救济。

第六，在放松直接经济管制的情况下，要逐步建立和完善《医疗服务合同法》、《医疗保险合同法》等医疗市场契约法律制度，通过契约制度形成针对医疗机构和医务人员的激励约束机制，使医疗机构和医务人员真正成为契约机制约束下的代理人。

7.3.2 设计科学的间接管制机制，规范医疗市场行为

管制机制的科学合理与否直接关系到政府管制的成败和管制的最终

效果。因此，强化和优化间接管制必须设计科学合理的间接管制机制。正如本书第4章所分析的那样，间接管制机制包括间接准入管制机制、间接价格管制机制，以及由间接质量管制和间接信息管制为核心内容的间接社会性管制机制。间接准入和间接社会性管制机制的设计和构建过程，实际上就是上述间接管制的法律制度得以建立并逐步完善的过程。由于上文对此已有详细论述，所以，在此主要探讨中国医疗市场的间接价格管制机制的设计问题。

科学合理的价格形成机制是保证市场有效运行的核心与关键，是实现资源公平分配和高效率配置的决定性因素。在中国目前的医疗市场中，由于公立医院产权改革滞后、医疗机构补偿机制不合理和政府直接价格管制越位等问题的存在，价格形成机制却表现为一种"以药养医、以设备养医"的扭曲性机制。因此，在产权改革的基础上，放松直接价格管制，取消政府对公立医院的不合理补偿，是医疗价格管制改革的必然选择。当然，价格管制改革并不是要完全取消政府的价格监控，而是要确立以市场竞争和供求合约关系为基础的价格形成机制。在此基础上，管制机构再根据市场中的各种价格合约，选择其中最为合理的价格合约作为价格管制的基准或标尺，以价格合约为标尺进行管制，形成一种间接的价格管制机制。

根据本书第4章的理论研究和各国价格管制的实践经验，本书认为，政府（基于标尺竞争模型）的间接价格管制机制形成过程及其内容应当是：

第一，选择合理的价格合约，确立间接价格管制的价格标尺。如果以医疗市场中的价格合约为政府间接价格管制标尺，那么，政府管制的首要任务就是要选择合理的价格合约以确定价格标尺。对于中国医疗市场来说，在实现公立医院产权改革、形成医疗服务市场之后，市场主体之间的竞争关系和供求双方的合约关系将构成医疗服务价格的主要决定因素。医疗市场的价格合约一般有两类：一类是不存在第三方付费（医疗保险机构）的情况下，由医患双方根据市场供求状况和市场竞争状况达成的服务价格合约；另一类是存在第三方付费的情况下，由第三方付费者与医疗机构通过谈判签订的价格合约。相比而言，第二类价格合约更适合作为政府间接价格管制的价格标尺。因为，组织起来并以自身利益最大化为目的的第三方付费者（医疗保险机构）在医疗服务信息、讨价还价能力等方面要比众多分散的患者更具优势。同时，在医疗服务成本信息的收集和医疗保险资金的保值增值方面，医疗保险机构又比政府机构更具专业优势。所以，医疗保险机构与医疗机构所签订的价格合约，在内容上要比医患之间直接签订的价格合约更完备。更重要的是，由于这种价格合约所确定的医疗价格是通过讨价还价和公平谈判所形成的，所以这种价格比政府定价更具有灵活性，更能体现市场机制的作用。这种情况下，政府虽然不再对医疗服务进行直接定价，但可以借助医疗保险机构与医疗机构之间形成的价格合约来实现对医疗价格的合理控制[1]。

第三，规范价格合约的内容和缔结过程，为价格合约的形成提供有效的政策法律环境和制度保障。主要是通过完善医疗服务合同法和医疗保险合同法，明确界定和规范医疗服务合同和医疗保险合同的内容，使医疗服务合同和保险合同格式化、法定化。一是要明确规范医疗保险机

---

[1]　很明显，这里隐含的假设前提是医疗保险机构和医疗机构之间不存在价格合谋。否则，其价格合约就不是讨价还价和公平交易下的合约，间接价格管制也就不能以这种合约价格为价格标尺。但本书确信，在防止两者合谋的问题上，人们不会无计可施，很多制度机制都可以避免两者的合谋。如，鼓励公众参与医疗保险基金管理，改革保险机构的内部治理结构和运转机制，促进医疗保险市场的有效竞争等都是其中可行的办法。另外，需要指出的是，与医疗市场一样，中国目前的医疗保险市场也是由政府垄断的。政府保险机构（人力资源与社会保障部门下属的社保中心）只是一个政府行政单位，其职能只不过是根据卫生和物价部门确定的医疗服务价格及医疗保险付费标准履行部分医疗服务收费的报销职责而已。政府医疗保险机构与公立医院之间的关系不是市场交易关系，而是相当于财政部门与其他行政事业单位之间的财政关系。难怪中国的老百姓把政府保险机构形象地比喻为"第二财政"，原因也就在于此。因此，中国的医疗价格管制改革离不开医疗保险制度的配套改革。成功的医疗改革需要有成功的医疗保险制度改革与之相呼应。由于本书仅限于把医疗保险制度作为社会性医疗管制的一个重要方面来看待，主要从医疗管制角度探讨何种医疗保险制度才能够起到更好的社会性管制作用（参见本书第4章和本章后续的分析）。因此，对于医疗保险市场的管制改革问题，本书不做详细分析。

构与医疗服务机构之间所签订价格合约的内容和形式。明确界定医疗服务项目种类或病种种类及付费方式。敦促医疗保险机构在签订价格合约的过程中要选择合理的付费方式、防止医疗机构私立服务项目，任意分解服务项目、随意设立疾病种类并进行乱收费、乱抬价等违背服务合同法的价格行为。防止合同双方串谋损害患者利益。二是要明确规范医疗保险合同的内容。规定医疗保险的缴费比例、理赔或报销的结算比例与方法，防止逆向选择和医疗机构与患者合谋行为。

第二，按照法定管制程序，以价格合约为标尺实施价格管制。在确定价格管制标尺之后，政府价格管制的责任就是将市场合约价格作为政府管制价格，以合同法为指针，以管制价格为标准对市场中的价格行为进行监督。对保险机构不按合同法规定签订合同的行为，对医疗机构私立服务项目，任意分解服务项目、随意设立疾病种类，进行乱收费、乱抬价等违背合同法的行为予以查处和制裁；打击和消除医药合谋、价格歧视、阻止性定价和掠夺性定价等行为。维护市场竞争秩序，保证公平交易。

7.4 强化社会性管制，提高服务的公平性和可及性

目前，中国医疗服务市场的公平性和可及性有下降的趋势，其主要根源就在于社会性管制缺位。因此，中国的医疗管制改革，还必须在放松直接经济性管制的同时，强化社会性管制。

7.4.1 实行强制性医疗保险，建立完善的疾病风险分担机制

科学合理的医疗保险制度及其费用支付机制是避免疾病的不确定性，分散医疗风险的重要途径，也是降低医患信息不对称，制约诱导需

求行为，控制医疗费用不合理上升和医疗价格上涨的有效手段，对于医疗资源的合理配置和公平分配具有重要作用。目前，中国现行医疗保险制度和医疗保障体系仍然存在许多制度性、结构性、体制性弊端，带来了许多新的不平等与不公正问题，难以实现其应有的作用。因此，强化社会性管制的首要任务就是要进一步改革和完善现行医疗保险制度，建立完善的医疗保险体系。

第一，逐步统一城乡医疗保险制度，形成城乡一体化医疗保险体系。一是要充分发挥宣传教育的功能，使广大民众充分认识健康保险的重要性，树立科学的健康价值观念，提高全民健康保障意识，鼓励广大民众积极参与社会医疗保险。二是要在现有城镇基本医疗保险制度和农村新型合作医疗制度的基础上，通过强制性医疗保险制度或通过医疗保障税收制度，扩大社会医疗保险的覆盖范围，使社会医疗保险逐步覆盖全社会。当前扩面的重点是灵活就业人员（包括农民工在内），今后要逐步将城镇各类从业人员和职工家属以及农村人口纳入社会医疗保险范围，最终实现全体国民都能享受社会医疗保险。

第二，改革现行社会医疗保险基金的管理和运营制度。要形成医疗保险基金的市场化经营机制，增强社会医疗保险的功能，就需要改革其基金管理制度。一是通过公司化改造改变政府医疗保障基金管理机构的行政机构性质，构建非营利性社会医疗保险基金经营管理公司，使社会医疗保险基金经营管理公司成为保险基金保值增值的独立法人和主要责任者，成为医疗保险合同和医疗服务合同的主要谈判者。二是规范医疗保险基金管理公司的内部治理结构，形成合理的内部治理机制。三是在同一地区可以建立两家或三家独立性社会医疗保险基金经营公司，并允许其参与商业医疗保险市场的竞争，形成医疗保险市场有效竞争格局。同时，构建激励性管制制度和管制机制，对医疗保险基金管理公司和医疗保险市场实施规范化管理。

第三，合理确定社会医疗保险费用总量、缴费比例和费用支付比例。医疗保险费用应尽力降低社会经济负担，防止医疗保险中的道德风险和逆向选择。一般来说，在商业医疗保险市场中，医疗保险费用的缴费比例和支付比例应当由保险机构与民众通过保险合同来确定，政府没有必要再对其做出具体规定。但在社会医疗保险制度下，政府仍然需要对社会医疗保险的费用总量、缴费比例和支付比例做出科学的设计。一是要控制社会医疗保险费用的总量。要根据国民经济发展水平和发展状况，按照一定的比例确定社会医疗保险费用的总体水平，适时调整缴费总量。二是要进一步调整个人和所在单位的承担比例。1998 年出台的基本医疗保险制度规定，医疗保险费由单位和个人共同缴纳，以单位职工工资总额为基数，单位缴纳 6% 左右，职工个人缴纳 2%。采取了用人单位缴大头，个人缴小头的政策。按照这样的分担比例，在实施中已经暴露出一些问题。主要是一些经济效益比较差的企业和地方财政比较吃紧的地区认为缴费水平太高，企业和地方财政难以承受。一些职工比较年轻的新企业也觉得参保吃亏太多而不愿意参保。因此，应该适时调整单位和个人的分担比例。要按照总量控制，调整分担比例的原则，在适当增加个人缴费的同时，降低单位缴费率。从目前职工个人的实际情况看，逐步将个人缴费提高到和单位缴费相当既是可行的，也是有利于制度建设的①。三是没有工作单位和离退休人员，可以根据其经济收入状况确定其缴费比例（一般是在职职工的一半），或由医疗救助制度解决医疗保障问题。四是取消基本医疗保险的最高支付限度，要结合医疗服务实际发生费用、个人医疗保险费用比例和患者实际平均收入水平确定合理的支付比例。

7.4.2 建立健全医疗救助制度，促进医疗资源的公平分配

医疗救助是市场经济条件下实现医疗服务公平性与可及性的最有效手段，也是政府或社会的重要责任。目前中国的医疗救助制度和救助体

---

① 乌日图：《医疗保障制度国际比较研究》，化学工业出版社 2003 年版，第 286 页。

系还没有完全确立，对于实现医疗资源的公平分配和人人享有健康的目标形成了很大制约。我们要借鉴各国实施社会医疗救助的经验，构建科学有效的医疗救助制度和救助体系。首先要研究制定社会医疗救助的政策，主要内容应该包括以下几个方面：

第一，要确定社会医疗救助的对象和范围。从我国目前的困难人群的实际状况看，急需给予医疗救助的主要有三类人员：一是丧失或没有劳动能力且无任何经济来源的离退休老人、伤残人员和少年儿童；二是享受最低生活保障且没有任何其他保险的人员；三是参加了基本医疗保险但由于个人负担重以至于影响到基本生活的人员；四是农村贫困人口。

第二，确定合理的资金筹集模式和资金来源。社会医疗救助制度主要应体现政府的责任，而且，社会医疗救助的水平是最基本的医疗保障，全国应该大体相当。所以，社会医疗救助资金原则上应该由中央财政和地方财政分担。对困难地区中央出"大头"，但地方一定要匹配资金，以保证资金的使用更有效率。同时，在事权上要明确社会医疗救助为地方政府责任，既调动地方搞好社会医疗救助工作的积极性，又不因地方财政支付的能力而受到影响。在有条件的地区，还可以通过多渠道筹集资金，在城市设立专项医疗救助基金，通过社会捐助筹集社会资金，国家有关部门还可以研究和试行通过发行社会福利彩票、加收烟酒和高档特别消费税等途径筹集医疗救助资金。

第三，明确保障的待遇标准。从目前的国力出发，社会医疗救助只能是低水平的医疗保障，参考国外的做法，一般是采取提供服务和现金救助相结合的方式。对接受疾病治疗者，社会医疗救助可以提供免费或者相对低廉的医疗服务，并对患病期间的生活给予补贴。

第四，管理和服务。考虑到和现行的城市最低生活保障制度相衔接，同时又要提供有效率的服务，建议同城市最低生活保障制度挂钩，由民政部门负责医疗救助对象的收入审核及享受资格的认定。享受社会医疗救助的人员在医疗保障部门确定的定点医疗机构就医，发生的医疗费用由医疗保障部门进行核查和结算。

7.4.3 以社区医院为基础,建立医疗服务"守门人"制度

近几年,我国三级医疗服务体系有了较大的发展,但尚未形成一套适应我国市场经济发展的医疗服务"守门人"制度和可行的转诊制度。其中重要的缺陷之一就是全科医生的首诊制尚未建立。全科医生被认为是卫生服务系统的"守门人",是社区卫生服务得以实现的关键。因此,完善社区医疗服务首先需要建立与完善全科医生首诊制,这是社区医疗服务落实"以居民健康为中心"的关键所在。居民看病应首先找到自己的全科医生,由全科医生决定处理方案,如是否需要转诊和会诊,或需要选择专科治疗。其次,要配合上文提出的医院"分业"经营改革,明确医院和社区卫生服务中心的功能、职责及服务范围。改变社区基层诊所、基层卫生院和卫生服务中心的行政性功能属性;改变医院三级管理体制为分工合理的二级医疗服务体系,并严格限定其各自的服务范围和经营范围。再次,改革医疗保险定点政策的支持方向。目前,许多地方的医疗保险已在居民就诊报销比例上对社区卫生服务给予了政策支持,即提高居民在社区卫生服务中心就诊的报销比例。这个政策对吸引部分居民到社区卫生服务中心就诊能起到积极的作用。此外,还需要提高全科医生业务水平,通过构建激励性约束机制,改善全科医生的服务态度。

7.4.4 建立强制性信息公开机制和服务质量综合评价机制

在信息搜寻成本和信息产权界定成本较高的情况下,信息不对称将导致确定性公共领域的产生。特别是在非常见病和非多发病治疗领域,医患之间的信息不对称问题十分严重,患者只能基于对医生的信赖来作出医疗选择。这种情况下,医疗服务产品是一种"信任品",而非经验品。因此,必须通过强制性信息公开制度和信息披露制度建设,切实有

效地克服信息不对称给医患双方带来的负面影响。通过信息公示减少信息垄断，使价格弹性发挥导医作用，促进医疗服务提供者间的竞争，拟制诱导需求行为；促使医疗供应主体降低服务成本、提高自身的竞争力，避免社会资源的浪费。

本书认为，借鉴国外成功经验，并从中国医疗市场信息公开制度建设中存在的问题出发，强制性信息公开制度建设应当做好以下工作：

第一，要增强管制机构和医疗服务者的信息公开意识，从被动地公开服务信息向主动地公开公布服务信息转变。一方面，管制机构应转变对待公众的传统心态，相信民众有足够成熟的辨别能力和应变能力，加强对服务信息的采集发布和传播，建立健全信息网络，提高市场透明度，把医院的基本情况、规章制度、医疗质量、服务质量、医疗费用等病人和社会都比较关心的信息定期公布，努力为医疗服务机构营造"公开信息、健康竞争"的环境。另一方面，要加强医疗服务提供者对信息公开的认识，创造条件使他们体验到医疗服务信息公开对医院服务意识转变、医院素质提高的重要性。

第二，建立完善的医疗服务信息集中公开机制。一是建立价格集中公示制度。通过深化医疗服务价格公示制度改革，对各种医疗服务项目、病症分类及其名称、内涵、计价单位、价格及其调整情况与执行情况、价格管理形式等有关情况通过有效方式向病人进行公示。医疗服务机构可以通过构建计算机查询系统对住院病人医疗费用全部实行"清单制"①。同时，管制机构要定期向社会公示各医疗机构的病种病例平均费用等信息，引导病人选择满意的医院就医。二是建立和完善医疗技术准入信息公示制度。管制机构应当定期向社会公众公布医疗技术准入的相关管理办法；公布专业评价与认定机构对各种新技术及新设备的安全性、有效性进行论证、认定的评价情况。三是建立医疗服务提供者质量与信誉公示制度。管制机构或医疗服务提供者应当通过合理的方式向社

---

① 郭杰、邢程：《通过医疗服务信息公示与医院评价的相互促进，做好新时期医院管理工作》，载《中国医院》2005 年第 6 期。

会公开与医院服务质量有关的各种信息，包括：有关专业机构对他们进行综合评价的信息；医院的基本情况、技术力量、诊治项目及特色等；医院的规章制度及其执行情况；有关诊断、治疗情况的统计数据，如门诊和住院诊断符合率、治愈率和危重病人抢救成功率和平均住院天数等；医疗工作效率，如平均病床工作日、实际病床利用率及病床周转次数等。医院其他工作情况数据。

第三，以顾客满意度为核心，构建科学的医疗综合评价指标体系。进行医疗信息公示的许多数据均来自于医疗综合评价结果。所以，完善有效的信息公示制度离不开客观科学的医疗综合评价。医院评价的核心在于构建科学的评价指标体系。在制定评价指标体系时，应综合考虑医院和医务人员的准入标准和执业规则、医疗质量、工作效率、医疗费用、医疗技术和医德医风等主要内容。同时也要注重医院外部质量评价——顾客满意度评价。

中国的一些地区已开始探索构建医疗综合评价的指标体系，值得借鉴。一般的评价指标体系共分为 6 个方面：依法执业情况、执行医院规章制度和医疗技术规范的情况、医疗业务水平、优质服务情况、医学科研情况和经济运营情况等。如在服务指标方面，重点考核病人满意度、医疗费用计算机查询系统建立情况、住院病人医疗费用一日清单制和医疗、药品收费公开以及病人选择医生制度执行情况等；在依法执业方面，重点考核医疗机构执行准入制度、财务管理的政策和发布医疗广告的情况；在执行医院规章制度和医疗技术规范方面，重点考核严格执行医疗护理操作规范、严格执行设备操作技术规范，履行岗位职责、医院感染管理、急诊急救以及医疗安全情况；在经济指标中，重点考核住院病人单病种病例平均费用、同品种药品价格、门诊病人例均费用、药品收入占业务收入比例、人均业务收入增长率、固定资产增值率等[①]。这样一个科学全面的医疗评价指标体系充分体现了依法监管、注重质量、

① 闫德胜：《吉林公示医院评价结果》，载《健康报》2002 年 10 月 10 日。

提高效率、改进服务的思想。相信在未来的实践道路上会不断完善创新。但这种评价指标仍然是一种内部三级质量评价方法。应当在此基础上以顾客满意度为核心构建相应的综合评价指标体系。

第四，加强医院信息化建设。医院信息化建设是实现医疗服务信息公开的重要平台。信息化的一个重要方面就是要搭建面向民众、面向医疗机构、面向相关企业的信息平台，建立一整套向服务对象提供信息的系统。中国医疗卫生信息化建设的目标是，到2010年建立起功能比较完备、标准统一规范、系统完全可靠，与医疗改革与发展相适应的医疗服务信息化体系。经济发达地区应达到中等发达国家水平；其余地区要处于发展中国家的前列①。

7.5 重构管制体制，增强医疗管制的有效性

目前，中国的医疗管制体制仍然具有浓厚的计划经济色彩，兼备了计划经济与市场机制这两种机制的弊端，不能发挥正常的管制作用，致使管制乏力甚至无效。因此，在优化和重构管制制度体系的同时，深化医疗管制体制改革，提高管制的效率和管制能力，是建立"管制—竞争"型医疗管制模式的关键所在。

7.5.1 重组管制机构，提高管制的独立性和专业化程度

根据本书的理论分析和国内外其他行业管制改革的经验，要提高管制的有效性，就必须建立起具有独立性、中立性和专业性的管制机构。所谓管制机构的独立性和中立性是指管制机构在行使管制职能和实施管制行为时，不应受其他行政机构和利益群体的干涉与影响，能够保持中

① 赵金相：《浅议建立医疗纠纷数据信息体系的可行性》，载《医与法》2002年第3期，第162页。

立并独立地行使法律所赋予的管制权力。目前，中国的医疗管制是一种行政化的多头管理体制。管制权力分散，管制机构之间职责不清，分工不明；互相扯皮，内耗严重，难以实现有效管制。因此，重组管制机构十分必要。

本书认为，应当坚持独立性、中立性和专业性的原则，采取以下措施重组中国医疗市场的管制机构。

第一，将政府卫生行政部门的卫生监督机构独立出来，并聘请医疗专业人士和消费者代表，共同成立医疗市场的专门管制机构——医疗市场管制委员会。该管制机构直接隶属于各级政府部门（国务院）或各级权力部门（人大），是对政府或人大负责、并受其监督的独立性专业管制机构。

第二，要按照立法与执法分开、管制权力相对集中的原则，明确管制机构的管制权限和职责范围。管制机构的管制权限要由法律赋予，具有明确的授权；管制机构履行管制职责、实施管制行为所依据的基本法律制度应当由立法机构决定。管制机构应当按照法律法规所赋予的权利，严格依法履行医疗市场准入、服务价格、市场行为、服务质量、社会救济和医疗安全等方面的监管职责。与此同时，要改变目前管制权限过于分散的状况，将与医疗市场监管有关的，分散于卫生行政部门、劳动和社会保障部门、民政部门、工商管理部门和其他有关部门的管制权力剥离出来，赋予新成立的医疗管制委员会。另外，在新建管制机构职责范围的界定问题上，要改变现有政府机构将宏观调控、市场监管和公共服务三项职能或其中两项职能集于一身的状况，避免管制机构重蹈"政医不分"、"管办不分"的覆辙，使医疗管制机构真正成为专门负责执行医疗管制的专业性机构。

第三，要形成中央与地方管制机构合理分权、各负其责的协调机制。中央与地方管制机构之间的关系不应当是领导与被领导的关系，而只能是业务指导关系。在中国这种大国，要使管制得力、适宜，管制的业务范围就不能集中于中央，必须在中央与地方之间进行合理分配，使管制行为与各地的实际情况相适应。中国虽然不是联邦制，但在管制体制上可以借鉴联邦制国家中央与地方进行分权管理的办法。一般来说，中央管制机构的主要职责是依法评估地方管制机构实施管制行为的业务能力、技术水平和管制效果，协调地方之间的跨区管制事宜；而地方管制机构则主要负责完成本地医疗市场的具体管制任务。

7.5.2　规范管制执法程序，提高管制的透明度和公正性

管制执法程序是对管制者管制行为的规范与约束，它可以有效地制约人们的机会主义行为和乖僻的个人行为；公开、透明的管制程序有利于监督部门和社会公众对管制行为的监督。理论与实践表明，有效的政府管制依赖于一套科学规范、公开透明的管制程序。管制机构必须按照科学规范、公开透明的管制程序进行管制才能保证管制目标的实现。在目前中国医疗管制执法过程中，忽视执法程序的现象十分普遍。这是滥用职权和执法犯法的一个重要原因，也是管制失灵的重要表现。因此，在重组管制机构的同时，及时建立公开透明的医疗管制程序和管制技术规范十分重要。

管制程序的构成要素包括管制行为方式、步骤、时间和顺序。这里的管制行为方式是指实施和完成某一管制行为的方法及其结果的表现形式。如，是采用秘密的方式还是公开的方式做出决定；管制行为是以书面的方式还是口头方式做出等。管制步骤指完成某一管制行为所要经历的阶段。管制程序一般由程序的启动、进行和终结三个阶段组成。作为管制程序一个子项的管制执法程序可以分为完整程序和实际程序。完整程序是指按行政执法原理设计的一般程序或通过立法规定的一般程序。其特点是概括了各种行政执法的路线和步骤，包括理想中行政执法的全过程和所有环节。实际程序是指行政执法活动实际经过的步骤和路线，它往往是不完整的程序①。

---

① 王万华：《行政程序法论》，载罗豪才：《行政法论丛（第 3 卷）》，法律出版社 2000 年版，第 23 页。

一般而言，一套完整科学规范的管制执行程序由一系列程序制度构成。这些制度应该包括：

（1）情报公开和告知制度。在保证国家机密和个人隐私的前提下，医疗管制机构必须通过适当的信息发布平台，向医院和社会公众公开各种医疗管制制度、管制权限和管制的程序。公开管制机构对被管制者实施的各种管制措施，其中包括对医疗服务主体及其行为所进行检查、审查、裁决、处罚活动的结果和执行情况。管制人员在执法过程中，应当正式着装，出示有效证件，应以适当的方式将有关执法的必要情况告知当事人或相对人，保证当事人的知情权。

（2）听取陈述和申辩制度。在管制程序中加入陈述（申述）这一程序，使违法者有机会对一些问题进行申诉，如对处罚的理由和轻重程度进行申辩。管制机构应向相对人说明理由，听取相对人的意见，不得因为相对人的申辩而进行刁难、处罚或者加重处罚。

（3）非单方接触制度和回避制度。管制人员在进行取证调查和审查时，要有多人在场，不能单方面或私下接触或会见当事人；在处理案件时，与当事人有利害关系的管制执法人员应当回避。

（4）规范性执法文书制度。管制人员在执法过程中应当制作规范性执法文书、听证和询问笔录、制作录像或照片，以充实管制执法证据的有效性。

（5）时效制度和救济制度。管制执法活动应当严格按照法律制度规定的时效进行，不得私自延长或缩短有效执行时间。对于执法过程中出现的问题，应当有相应的行政复议或司法救济程序，允许当事人通过合法途径采取补救措施。

这些程序制度既能够规范被管制的医院和医务人员的市场行为，也能够约束管制者的自由裁量行为，使权钱交易、以权谋私的寻租设租行为受到法律制约；同时也能够有效地避免那种"运动式"的执法活动对公共服务形象和公共秩序带来的负面影响。这些管制程序制度是中国未来医疗管制改革中必须着力建立和完善的制度。

7.5.3 鼓励公众参与，引入监管竞争机制，规范管制行为

科学合理、公开透明的管制程序可以在相当程度上制约管制机构的管制执法行为。但不可能完全消除管制机构的自由裁量权。任何管制机构都不可避免地享有一定程度的自由裁量权。由于自由裁量权的存在，管制者就有可能滥用职权，不按经济福利最大化的原则行事，而是有可能出于某一利益集团的利益或者自身效用最大化的动机，进行以权谋私。因此，除了建立规范的管制程序外，还需要确立与管制程序相配套的制度机制，实现对管制者的有效管制，以保证管制者将公共利益作为行动准则。

这种配套性监督制度机制包括：管制决策失误问责制度、管制执行过错追究制度、管制政策的评估制度、管制绩效的审计制度。通过管制政策的评估，可以知道管制政策是否需要终结以及管制目标的实现程度；对管制机构的绩效进行审计，以决定有限的资源是否得到正确使用，并通过这种审计来实行奖惩；通过对管制政策失误的责任追究，使管制者养成民主决策、科学决策的良好习惯，把他们的行为调整到为公众负责的轨道上来；通过实行管制执行过错的追究，有效抑制管制者与被管制者的合谋行为，为公众合法权益提供合理保障和及时救济。

理论研究和实践证明，为了更好地建立和贯彻实施上述制度机制，可以充分发挥行业自律组织（医师协会）、消费者协会、保险机构、新闻媒体和其他民间性组织的参与作用。赋予这些机构以监督和评价医疗管制机构的权利，适时对管制机构的管制行为和管制效果进行评价和判断，形成强大的社会监督和舆论监督力量。

另外，还可以根据区域比较间竞争理论，引入监管竞争机制。即在同一地区（比如市一级政府管辖区）建立两个或两个以上的医疗管制机构。每个管制机构可以管辖一个小区域范围的医疗市场（比如县级区域），并以公司化形式进行运作。管制机构的收入主要取决于其管制的

范围（医院及其床位数量和区域面积及人口数量等）、管制的效果和社会评价。政府可以根据管制机构的管制绩效和社会评价给予奖励和必要的转移支付，以弥补其运营成本。对于管制绩效和社会评价比较好的管制机构予以奖励，而对于管制绩效和社会评价比较差的管制机构则予以惩罚甚至撤销其管制资格。其管制范围由管制绩效和社会评价比较好的管制机构予以兼并。这样，管制机构之间可以在管制范围、管制效果和效率等方面展开竞争，以提高管制能力和管制效率。

综合本章分析，本书认为，只有通过上述医疗管制制度体系和管制体制的改革与重构，中国医疗市场才能成为一种既有有效竞争，又有有效管制的市场，才能真正实现政府管制机制与市场竞争机制的有机结合，在保证市场有效竞争的同时，实现医疗服务行业的公平有序发展。政府医疗管制的基本模式也终将会发展成为一种"管制—竞争"型的管制模式（如图 7 - 2 所示）。

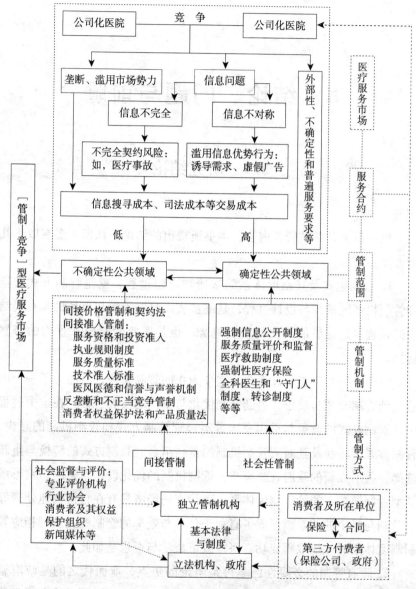

图 7-2　医疗管制改革的目标模式

8 结论、问题与前瞻

8.1 研究结论

概括以上几章的研究内容，本书所得出的结论性认识主要有以下几个方面：

1. 管制模式及其制度体系的塑造与重建过程，就是管制方式转换和管制机制的选择与设计过程，是逐步实现政府管制与市场机制有机结合的过程。这是管制历史的发展趋势，也是医疗管制模式重构的必然选择。

政府管制的历史变迁表明，迄今为止的管制实践，已经历了一个由管制到管制改革与放松，再到管制优化与重构的发展过程。在这个过程中，管制模式的改革与重构意味着不合理管制方式和管制机制的减少、管制方式的转换及其对应管制机制的重新组合。管制方式的转换与重新选择，将形成新的政府管制模式；管制机制的优化设计与重组，将形成新型管制模式下的管制制度体系。现代市场经济只有在它正确地处理好了管制与竞争的关系、形成了有利于公平与效率的管制模式及其相应管制制度体系时才能取得成功。医疗改革成功与否也是如此。

2. 政府管制的必要性已不再是争论的焦点，取而代之的是政府管制的广度和深度问题，即政府管制与市场竞争的边界问题，或者说是管制方式和管制机制的选择与设计问题。同样，在医疗服务领域中，"不完全竞争市场与无效率的政府管制之争"也已经失去其理论价值，现在的问题是如何选择合理的管制方式和设计什么样的管制机制来实现政府与市场的结合、重构医疗管制模式的问题。

政府管制问题研究的历史演进表明，迄今为止，管制理论经历了一个由公共利益管制理论到利益集团管制理论，再到激励性管制理论的发展过程。在这个过程中，早期的公共利益管制理论认识到了市场失灵的危害性，在"政府是公共利益代表"的假设前提下，以各种市场失灵为依据论述和强调了政府直接管制的必要性，并提出了相应的管制政策。而随后发展起来的利益集团管制理论则认识到了管制失灵的危害，并以管制失灵来解释管制改革与放松，几乎否定了政府管制的必要性。经过理论的反复与不断修正之后，作为理论演进之最新成就的激励性管制理论则既承认市场失灵的存在又不否认政府管制的必要性，把管制问题的研究重心集中在管制机制的设计问题上，设计出了一系列比较合理的政府管制政策。可见，管制的必要性问题已不再是争论的焦点，取而代之的是采取何种方式和设计何种机制来重构管制模式、构建管制制度体系的问题。

3. "公共领域"范畴是指产权没有或者无法得到界定，从而使市场交易机制无法发挥作用的领域，是解释市场失灵和政府管制边界的一致性理论基础，也是管制模式改革与重构中管制方式选择和管制机制设计的重要依据。公共领域的范围和边界决定了政府管制的范围与边界。理解管制、管制放松与管制模式重构的基本逻辑是：产权不清（产权模糊）—公共领域—强化管制或重构管制；产权清晰—私人领域—放松管制。

公共领域可以区分为"非公共领域"（私人领域）、"不确定性公共领域"和"确定性公共领域"。相应的，针对不同的公共领域，可以根据管制方式及其相应管制机制的作用特点，进行管制方式选择和管制机制设计，以重构管制模式和管制制度体系。即在产权清晰且能够明确界定的非公共领域（私人领域），可放松直接管制，实施间接管制；在产权虽然可以界定，但产权界定的各种交易成本很高或由于其他原因而使产权模糊的不确定性公共领域，也可放松或取消直接管制，选择间接管制；而在产权因技术原因或成本方面的原因而没有界定或无法得到界定的确定性公共领域，政府的直接管制责任则不可或缺。分析政府管制模式重构的逻辑思路是："范围界定—方式选择—机制设计"。

4. 医疗市场是一种私人领域、不确定性公共领域和确定性公共领域并存的特殊市场。其管制模式是由直接经济管制方式以外的其他各种管制方式（主要是间接经济管制和社会性管制方式）有机组合而成的有机整体，是一种"有管制的竞争"模式（或者称为"管制—竞争"模式）。

（1）医疗市场中的私人领域是放松其直接经济管制的一个重要依据

医疗服务的私人产品性质决定了医疗市场中非公共领域（私人领域）的存在。非公共领域的存在是医疗市场竞争的基础。医疗市场的有效竞争在一定程度上有利于医疗信息传递和医疗机构信誉的确立，有抑制诱导需求行为和医疗价格上涨的作用，有利于医疗服务水平与服务质量的提高。而医疗服务的政府直接供给和对医疗市场的直接价格与准入管制却往往会导致行政性垄断和价格机制僵化，从而抑制市场竞争，造成医疗服务供给不足、效率低下；还有可能强化市场中的逆向选择和道德风险行为，造成社会福利损失。因此，针对医疗市场的直接经济性管制应当放松。

（2）在一定条件下，医疗市场中的不确定性公共领域可以通过间接管制方式（包括间接经济性管制方式和间接社会性管制方式）得以治理

直接经济管制的放松并不意味着医疗市场不需要政府管制。在医疗市场中，由于垄断、信息不对称等问题，有可能发生滥用市场势力行为、不完全契约风险和道德风险行为等，这将导致不确定性公共领域的产生。在产权的界定成本和司法诉讼成本等交易成本较低的情况下，这种不确定性公共领域可以通过市场竞争或通过以法律制度为基础的间接

管制方式加以克服和消除。但是，在产权的界定成本和司法诉讼成本等交易成本较高的情况下，这种不确定性公共领域就不再具有不确定的性质，而是确定性公共领域。这是市场机制和单纯的间接管制方式所难以消除的，还需要选择其他管制方式来补充间接管制方式的不足，以治理这种公共领域。

（3）医疗市场中的确定性公共领域是直接社会性管制的重要依据

在信息收集成本和司法诉讼成本等交易成本很高的情况下，医疗市场中的一些不确定性公共领域实质上就是一种确定性公共领域。更为重要的是，由于医疗服务的外部性、消费的不确定性以及医疗服务的公平和普遍服务要求等问题的存在，使得医疗市场中还存在着确定性公共领域。对于这种确定性公共领域，市场机制和间接管制也是无能为力的，需要通过政府的直接管制才能消除。然而，由于直接管制方式（主要包括直接经济性管制和直接社会性管制）中的直接经济性管制又存在一系列弊端，因此对于医疗市场中的确定性公共领域，应当选择直接社会性管制方式。这也是因为直接社会性管制具有"针对社会性问题，而不是经济问题，并直接消除社会所不希望发生的事情"这种特点所决定的。

（4）医疗市场的政府管制模式是一种"管制—竞争"型模式

医疗市场是私人领域、不确定性公共领域并存的特殊市场，相应的，其管制模式也是一个由直接经济性管制方式以外的其他各种间接管制方式和社会性管制方式同时并存且协调配合的有机整体。其中的间接管制方式具有规范医疗市场准入、约束医疗服务行为和市场竞争行为、维护市场秩序，从而治理不确定性公共领域的作用；而直接社会性管制方式则具有防范疾病风险、保证医疗资源公平利用和实现医疗服务普遍可及性，从而治理确定性公共领域的重要作用。所以，医疗市场的管制模式是一种"管制—竞争"模式。

5. "管制—竞争"型医疗管制模式的制度体系是由一系列间接经济管制机制和社会性管制机制构成的有机整体。

医疗管制模式的制度体系应主要包括：

第一，基于标尺竞争模型的间接医疗价格管制机制和按疾病诊断分类定额付费机制（DRGs-PPS）。

第二，由医疗服务质量标准、技术标准、设备与设施利用标准、医院与医生资格标准、各种执业规则和行为规范等法律和制度构成的，具有较高准入标准要求的间接准入管制机制。

第三，完善的医疗市场反垄断和反不正当竞争法律及标准规范的合同法律；针对医疗市场的患者权益保护法律和服务质量法律等规范医疗市场行为的间接管制机制。

第四，以顾客满意度为核心的医疗服务质量评估与监督机制、医疗服务信息披露与强制性公开机制、完善的医疗保险制度和疾病风险分担机制、完善有效的医疗救助制度、全科医生与医疗服务"守门人"制度等社会性管制机制。

6. 构建一种"有管制的竞争"模式是典型国家医疗管制改革与重构的共同趋势。这种共同的医疗管制改革路径和一致性取向，无疑为中国医疗管制改革的路径选择提供了经验支持。

典型国家医疗管制改革与重构的实践表明：尽管各国国情互不相同，改革所面临的主要问题各有侧重，其医疗服务体系和政府管制的初始模式也存在差异，但是，它们的医疗管制改革都具有一个共同的发展趋势，那就是：都试图通过放松直接经济管制，强化或优化间接经济管制和社会性管制，通过管制的改革与重构来有效地融合"有形之手"和"无形之手"的力量，将政府管制机制和市场竞争机制更有机地结合起来，构建一种"有管制的竞争"模式。

7. 中国医疗管制模式的主要问题是：直接经济管制"越位"与"错位"，而间接经济管制和社会性管制"缺位"，相应的管制体制也不完善。因此，中国医疗管制模式重构的基本思路应当是：通过进一步放松直接经济管制，促进医疗市场竞争；通过强化和优化间接经济性管制和社会性管制及其相应的管制机制，规范市场行为，促进医疗服务的公平与普遍可及性；深化医疗管制体制改革，规范政府管制行为，提高政府管制的有效性，进而构建"管制—竞争"型模式。

8.2　问题与前瞻

本书的研究虽然在一定程度上解释了医疗服务领域为什么和如何放松政府管制，又为什么和如何重构政府管制模式等问题，形成了一个相对较为完整的有关医疗管制模式重构的理论分析框架，得出了一些有益于中国医疗管制模式重构的分析结论，在某些方面还实现了理论观点和研究方法上的初步突破，但相对于医疗管制模式改革问题研究的发展趋势而言，本研究仍然存在许多值得进一步探讨的问题：

1. 本书的研究范围仅限于狭义医疗卫生——医疗服务领域的政府管制改革问题，并没有考虑和涉及公共卫生、传染病预防和妇幼保健等领域中的政府管制问题。本书在 7.2.1 小节中，虽然提出了整个医疗卫生领域应当构建何种管制模式的问题，但因本书研究范围所限而没有对这一问题作更为细致的理论分析，因而也没有形成有关整个医疗卫生行业的政府管制改革分析框架。因此，与公共卫生、传染病预防和妇幼保健等有关的政府管制改革问题研究，将是政府医疗卫生管制问题进一步研究的一个重要组成部分。

2. 本书的研究过程基本上是建立在"政府是公共利益代表"这一假设前提之上的，并没有涉及和考虑医疗市场中政府管制生成的政治原因和利益集团政治博弈过程，没有对医疗管制机构本身的行为动机进行理论分析，也没有对管制机构行为的治理机制问题进行理论分析。这也将是医疗管制改革问题研究不可缺少的重要组成部分。

3. 由于医疗服务行业是一个事关人类健康和社会经济发展的特殊而又复杂的系统，针对该行业的政府管制模式重构工作显然也是一个极其复杂的系统工程。新型的医疗管制模式及其制度体系和体制架构涉及许多复杂的制度机制和制度要素。而在我们的分析框架下，还有许多制度机制和具体问题没有得到进一步的深入研究。就中国医疗管制改革而言，医疗管制模式重构如何与医疗服务体系和医疗供给模式重建相结合的问题、医疗管制模式重构如何与医疗保障制度改革相结合的问题、医疗管制模式重构如何与公立医院产权制度改革相衔接的问题、医疗管制体制改革如何与政治体制相对应的问题、如何构建适合中国国情的医疗救助制度和医疗服务"守门人"制度的问题等，所有这些问题，都将是医疗管制改革问题研究值得进一步关注的问题。可以预计，医疗管制问题研究，将是未来政府管制理论研究的热点和重点领域。

参考文献

一、英文文献

1. Alexander, S. , 2000, *The Economics of Private Participation in Health Care: New in Sights from Institutional Economics,* World Bank.

2. Antel, John J. , and colleagues, 1995, "State Regulation and Hospital Costs", *Review of Economics and Statistics,* 77.

3. Arrow, K. J. , 1963, "Uncertainty and the Welfare Economics of Medical Care". *American Economics Review,* December, 53(5).

4. Armstrong, S. Cowan, and J. Vickers, 1994, *Regulatory Reform: Economic Analysis and British Experience,* MIT Press.

5. Baron, D. , and Myerson, 1982, "Regulating a Monopolist with Unknow Costs", *Econometrica,* 50.

6. Becker, G. S. , 1983, "A Theory of Competition among Pressure Groups for Political Influence", *Quarterly Journal of Economics,* 98(3).

7. Becker, G. S. , 1985, "Public Policies, Pressure Groups and Dead Weight Costs", *Journal of Public Economics,* 28(3).

8. Carr, W. John, and Paul, J. Feldstein, 1967, "The Relationship of Cost to Hospital Size", *Inquiry,* 4.

9. Coase, R. H. , 1960, "The Problem of Social Cost", *Journal of Law and Economics,* 10(3).

10. Cowing, Thomas G. , and Alphonse G. Holtmann, 1983, "Multi-product Short-run Hospital Cost Functions Empirical Evidence and Policy Implica-

tions from Cross-Section Data", *Southern Economics Journal*, 49.

11. Conover, C. J., and F. A. Sloan, 1998, "Does Removing Certificate of Need Regulations Lead to a Surge in Health Care Spending?" *Journal of Health Politics: Policy and Law*, 23.

12. Dranove, D., 1991, "The Five Ws of Utilization Review", American Enterprise Institute Conference on Health Policy Reform, October.

13. Dranove, D., and Kenneth Cone, 1985, "Do State Rate Setting Regulation Really Lower Hospital Expenses?" *Journal of Economics*, 4.

14. Dranove, D., M. Shanley, and C. Simon, 1992, "Is Hospital Competition Wasteful?" *RAND Journal of Economics*, 23.

15. Dranove, D., M. Shanley, and W. White, 1993, "Price and Concentration in Local Hospital Markets: The Switch from Patient-driven to Payer-driven Competition", *Journal of Law and Economic*, 31.

16. Djankov La. Porta Lopes-de-Silanes, and Shleifer, 2002, "The Regulation of Entry", *Quarterly Journal of Economics*, February.

17. Ekelund, R. B., 1998, *The Foundations of Regulatory Economics*, Edward Elgar Publishing Limited, Cheltenham, UK-Northampton, MA, USA, Vol. 1, 11.

18. Ellis, R., McGuire, T., 1993, "Supply-side and Demand-side Cost Sharing in Health Care", *Journal of Economic Perspectives*, 7.

19. Ermann, Danny, 1988, "Hospital Utilization Review: Past Experience, Future Directions", *Journal of Health Politics: Policy and Law*, 13.

20. Farrer, T. H., 1902, *The State in Its Relation to Trade*, London: Macmillan.

21. Feldstein, M. S., 1967, *Economics Analysis for Health Service Efficiency*, Amsterdam: North-Holland.

22. Fomell, C., 1999, "Customer Satisfaction and Shareholder Value", Fourth World Congress for Total Quality Management, shell field, June.

23. Frank Ramsay, 1927, "A Contribution to the Theory of Taxation", *Economic Journal*, March.

24. Frech, H. E. III, and Lee R. Mobley, 1995, "Resolving the Impasse on Hospital Scale Economies: A New Approach", *Applied Economics*, 27.

25. Gaynor, M. , 1994, "Issues in the Industrial Organization of the Market for Physician Services ", *Journal of Economics and Management Strategy*, 3.

26. Graddy, Elizabeth, 1991, "Interest Groups or the Public Interest: Why Do We Regulate Health Occupations?" *Journal of Health Politics: Policy and Law*, 16.

27. Grossman, S. J. , 1981, "The Information Role of Warranties and Private Disclosure about Product Quality", *Journal of Law and Economics*, 24.

28. Hart, O. , A. Shleifer, and R. W. Vishny, 1997, "The Proper Scope of Government: Theory and an Application to Prisons", *Quarterly Journal of Economics*, Vol. 112.

29. Holmstrom, Bengt, and Paul Milgrom, 1987, "Aggregation and Linearity in the Provision of Inter-temporal Incentive", *Econometric*, 55.

30. Holmstrom, Bengt, and Paul Milgrom, 1991, "Multitask Principal Agent Analysis: Incentive Contracts, Asset Ownership, and Job Design", *Journal of Law, Economics and Organization*, Special Issue.

31. Holmstrom, 1996, *Lectures of the Special Seminar in the Economics of Organizations*, Bengt. MIT, spring, 15.

32. Ingbar, Mary Lee, and Lester D. Taylor, 1968, *Hospital Cost in Massachusetts*, Cambridge, MA: Harvard.

33. Gullies, John G. , and Peter A. West Martin, 1979, *The Economics of Health—An Introduction*, Robertson & Company Ltd.

34. Mill, John Stuart, 1848, *Principles of Political Economy with Some of their Applications to Social Philosophy*, W. J. Ashley, Ed London.

35. Jim Rossi, 2002, "The Electric Deregulation Fiasco: Looking to Regulatory Federalism to Promote a Balance between Market and the Provision of Public Goods", *Michigan Law Review*, May, 100 (6).

36. Snoe, Joseph A., 1998, *American Health Care Delivery System*, West Group, St. Paul, MINI.

37. Kahn, A. E., 1970, *The Economics of Regulation: Principles and Institutions*, New York: Wiley.

38. Kahn, A. E., 1990, "Deregulation: Looking Backward and Looking Forward", *Yale Journal on Regulation*, 7(2).

39. Kalt, J., and M. Zupan, 1984, "Capture and Ideology in the Economic Theory of Politics", *American Economic Review*, 74.

40. Keeler, E., and G. Melnick, 1999, "Effects of Competition on Nonprofit and For-profit Hospital Prices", *Journal of Health Economics*, 18.

41. Kessler, D., and M. McClellan, 2000, "Is Hospital Competition Socially Wasteful?" *Quarterly Journal of Economics*, 115(2).

42. Kly, R. T., 1937, *Outlines of Economics*, New York: Macmillan.

43. Laffont, J-J., 1994, "The New Economics of Regulation, Ten Years after", *Econometrica*, 62(3).

44. Laffont, J-J., and J. Tirole, 1993, *A Theory of Incentives in Procurement and Regulation*, MIT.

45. Lave, Judith R., and Lester B. Lave, 1970, "Hospital Cost Functions", *American Economic Review*, 60.

46. Lazear, E., and S. Rosen, 1981, "Rank-order Tournaments as Optimal Labor Contracts", *Journal of Political Economy*, 89.

47. Leffler, Keith B., 1978, "Physician Licensure: Competition and Monopoly in American Medicine", *Journal of Law and Economics*, 21.

48. Gaynor, Martin, and William B. Vogt, 2003, "Competition Among Hospitals", *NBER Working paper*.

49. Mayo, John W. , and Deborah A. MeFarland, 1989, "Regulation, Market Structure, and Hospital Costs", *Southern Economics Journal*, 55.

50. McGuire, T. G. , and M. V. Pauly, 1991, "Physician response to fee changes with multiple payers", *Journal of Health Economics*, 10.

51. Melnick, G. , et al. , 1992, "The Effects of Market Structure and Bargaining Position on hospital Prices", *Journal of Health Economics*, 11.

52. Michael Hantke-Domas, 2003, "The Public Interest Theory of Regulation: Non-existence or Misinterpretation?" *European Journal of Law and Economics*, 15 (2).

53. Mitnick, B. , 1980, *The Political Economy of Regulation*, New York: Columbia University Press.

54. Navarro, Peter, 2004, "On the Political Economy of Electricity Deregulation-California Style", *Electricity Journal*, March, 17(2).

55. Nelson, P. , 1970, "Information and Consumer Behavior", *Journal of Political Economy*, 78.

56. Newhouse, J. P. , 1970, "Toward a Theory of Nonprofit Institutions: An Economic Model of a Hospital", *American Economics Review*, 60(1).

57. Newhouse, J. P. , 1996, "Reimbursing Health Plans and Providers: Selection Versus Efficiency in Production", *Journal of Economic Literature*, 34 (3).

58. Oliver, Richard W. , 1980, "A Cognitive Model of the Antecedents and Consequences of Satisfaction Decision", *Journal of Marketing Research*, November.

59. Olson, M. , 1965, *The Logic of Collective Action*, Cambridge: Harvard University Press.

60. Owen, B. M. , and R. R. Braeutigam, 1978, *The Regulation Game: Strategic Use of the Administrative Process*, Cambridge, MA: Ballinger.

61. Paul, Chris, 1984, "Physician Licensure and the Quality of Medical

Care", *Atlantic Economics Journal*, 12.

62. Gertler, Paul J. , and Donald M. Waldman, 1992, "Quality-adjusted Cost Functions and Policy Evaluation in the Nursing Home Industry", *Journal of Political Economy*, 100.

63. Pauly, M. V. , 1978, "Is Medical Care Different? *In Competition in the Health Care Sector: Past, Present, and Future*, L. Goldberg and W. Greenberg, eds. , Washington, D. C. : Federal Trade Commission.

64. Peltzman, S. , 1989, "The Economic Theory of Regulation after a Decade of Deregulation", *Brookings Papers on Economic Activity, Special Issue*.

65. Peltzman, S. , 1976, "Toward a More General Theory of Regulation", *Journal of Law and Economics*, 19(2).

66. Posner, H. A. , 1974, "Theories of Economic Regulation", *Bell Journal of Economics and Management*, 5(2).

67. Rees, R. , 1988, "Inefficiency, Public Enterprises and Privatization", *European Economic Review*, 32.

68. Richard F. Hirsh, 1999, *Power Law: The Origins of Deregulation and Restructuring in the American Utility System*, Cambridge: MIT Press.

69. Dorfman, Robert, and Peter O. Steiner, 1954, "Optimal Advertising and Optimal Quality", *American Economic Review*, 44(12).

70. Robinson, J. C. , and H. Luft, 1985, "The Impact of Hospital Market Structure on Patient Volume, Average Length of Stay, and the Cost of Care", *Journal of Health Economics*, 4.

71. Roemer, Milton I. , 1961, "Bed Supply and Hospital Utilization: A National Experiment", *Hospitals*, JA HA, 35.

72. Bivand, Roger, and Stefan Szymans ki. , 1997, "Spatial Dependence Through Local Yard-stick Competition: Theory and Testing", *Economics Letters*, 55(2).

73. Rosko, Michael D. , and Robert W. Broyles, 1988, *The Economics of*

Health Care, New York: Greenwood.

74. Salkever, David S. , and Thomas W. Bice, 1979, *Hospital Certificate of Need Controls: Impact on Investment, costs, and Use*, Washington: American Enterprise Institute.

75. Schwartz, A. , and L. L. Wilde, 1979, "Intervening in Market on the Basis of Imperfect Information: A Legal and Economics Analysis" *University of Pennsylvania Law Review*, January, 127.

76. Shain, Max, and Roemer, Milton I. , 1959, "Hospital Costs to the Supply of Beds", *Modern Hospital*, 92.

77. Shleifer, A. , 1985, "A Theory of yardstick Competition", *Rand Journal of Economics*, 16(3).

78. Simpson, J. , and R. Shin, 1997, "Do Non-profit Hospitals Exercise Market Power?" unpublished paper, Federal Trade Commission.

79. Sloan, Frank A. , and A. Bruse Steinwald, 1980, "Effects of Regulation on Hospital Costs and Input Use", *Journal of Law and Economics*, 23.

80. Stano, M. , 1987, "A Further Analysis of the Physician Inducement Controversy", *Journal of Health Economics*, 6(3).

81. Stigler, G. J. , 1971, "The Theory of Economics Regulation", *Bell Journal of Economics*, 2.

82. Stigler, G. J. and C. Friedland, 1962, "What Can Regulation Regulate? The Case of Electricity", *Journal of Law and Economics*, 5(10).

83. Stiglitz, J. E. , 1998, *Economics of Public Sector(2nd Ed)*, New York: W. W. Norton & Company.

84. Utton, M. A. , 1989, *The Economics of Regulation Industry*, Basil Blackwell.

85. Viscusi, W. K. , J. M. Vernon, and J. E. Harrington, 1992, *Economics of Regulation and Antitrust*, Cambridge: MTT Press.

86. Von. Witzke, H. , and C. H. Hanf, 1992, *BST and International Agri-*

cultural Trade and Policy, M. C. Hall berg, ed., Bovine Somatotropin and E-merging Issues: An Assessment (West-view Press, Boulder, Co.).

87. Weisbrod, B. A., 1988, *The Nonprofit Economy*, Cambridge, Mass: Harvard University Press.

88. Weitman, D. C., 1980, "Efficient Incentive Contracts", *The Quarterly Journal of Economics*, 94.

89. Wickizer, Thomas M., John R. C. Wheeler, and Paul J. Feldstein, 1989, "Does Utilization Review Reduce Unnecessary Hospital Care and Contain Costs?" *Medical Care*, 27.

90. Wooley, J. M., 1989, "The Competitive Effects of Horizontal Mergers in the Hospital Industry", *Journal of Health Economics*, 8.

二、中文文献

91. ［美］舍曼·富兰德、艾伦·C. 古德曼、迈伦·斯坦诺:《卫生经济学》(第三版),中国人民大学出版社 2004 年版。

92. ［美］保罗·J. 费尔德斯坦:《卫生保健经济学》(第四版),经济科学出版社 1998 年版。

93. ［美］雷克斯福特 E. 桑德勒:《卫生经济学》,北京大学出版社 2006 年版。

94. ［法］让—雅克·拉丰、让·梯诺尔:《政府采购与规制中的激励理论》,上海三联书店、上海人民出版社 2004 年版。

95. ［法］让—雅克·拉丰、大卫·马赫蒂摩:《激励理论(第一卷):委托—代理模型》,中国人民大学出版社 2002 年版。

96. ［西］因内思·马可—斯达德勒、J. 大卫·佩雷斯—卡斯特罗里:《信息经济学引论:激励与合约》,上海财经大学出版社 2004 年版。

97. ［美］丹尼尔·史普博:《管制与市场》,上海三联书店、上海人民出版社 1999 年版。

98. ［日］植草益:《微观规制经济学》,中国发展出版社 1992 年版。

99. ［日］植草益：《日本的产业组织》，经济管理出版社 2000 年版。

100. ［美］斯蒂格勒：《产业组织与政府管制》，上海三联书店、上海人民出版社 1996 年版。

101. ［美］保罗·A. 萨缪尔森：《经济学》（上册），商务印书馆 1979 年版。

102. ［美］保罗·A. 萨缪尔森等：《经济学》，首都经贸大学出版社 1996 年版。

103. 张昕竹等：《网络产业：规制与竞争理论》，社会科学文献出版社 2000 年版。

104. ［美］丹尼斯·卡尔顿、杰弗里·佩罗夫：《现代产业组织》，上海三联书店、上海人民出版社 1998 年版。

105. ［美］肯尼思·W. 克拉克森、罗杰·勒鲁瓦·米勒：《产业组织：理论、证据和公共政策》，上海三联书店 1989 年版。

106. ［美］埃莉诺·奥斯特罗姆等：《公共服务的制度构建：都市警察服务的制度结构》，上海三联书店、上海人民出版社 2000 年版。

107. ［美］埃莉诺·奥斯特罗姆、拉里·施罗德、苏姗·温：《制度激励与可持续发展：基础设施政策透视》，上海三联书店出版 2000 年版。

108. ［美］阿尔钦：《产权：一个经典注释》，载［美］R. H. 科斯等：《财产权利与制度变迁》，上海人民出版社 1994 年版。

109. ［美］E. C. 菲吕博腾、S. 配杰威齐：《产权与经济理论：近期文献的一个综述》，载［美］R. H. 科斯等：《财产权利与制度变迁》，上海人民出版社 1994 年版。

110. ［美］巴泽尔：《产权的经济分析》，上海人民出版社 1989 年版。

111. ［德］哈伯玛斯：《公共领域的结构转型》，上海学林出版社 1999 年版。

112. ［英］尼古拉斯·巴尔:《福利国家经济学》,中国劳动社会保障出版社 2003 年版。

113. ［美］汉娜·阿伦特:《人的条件》,上海人民出版社 1999 年版。

114. ［英］加雷斯·D. 迈尔斯:《公共经济学》,中国人民大学出版社 2001 年版。

115. 王俊豪:《自然垄断产业的政府管制理论》,浙江大学出版社 2000 年版。

116. 王俊豪:《政府管制经济学导论》,商务印书馆 2003 年版。

117. 余晖:《政府与企业:宏观管理与微观管制》,福建人民出版社 1997 年版。

118. 夏大慰、史东辉等:《政府规制:理论、经验与中国的改革》,经济科学出版社 2003 年版。

119. 陈富良:《放松管制与强化管制——论转型经济中的政府管制改革》,上海三联书店 2001 年版。

120. 肖兴志:《自然垄断产业规制改革模式研究》,东北财经大学出版社 2003 年版。

121. 张昕竹:《中国规制与竞争:理论与政策》,社会科学文献出版社 2000 年版。

122. 袁持平:《管制的经济分析》,人民出版社 2005 年版。

123. 刘小兵:《政府管制的经济分析》,上海财经大学出版社 2004 年版。

124. 张维迎:《博弈论与信息经济学》,上海三联出版社 2004 年版。

125. 张维迎:《信息、信任与法律》,北京三联书店 2003 年版。

126. 张培刚:《微观经济学的产生与发展》,湖南人民出版社 1997 年版。

127. 谢识予:《经济博弈论》,复旦大学出版社 2002 年版。

128. 黄涛：《博弈论教程——理论与应用》，首都经贸大学出版社2004年版。

129. 张红凤：《西方规制经济学的变迁》，经济科学出版社2005年版。

130. 谢地：《政府规制经济学》，高等教育出版社2003年版。

131. 曲振涛、杨恺钧：《规制经济学》，复旦大学出版社2006年版。

132. 杨君昌：《公共定价理论》，上海财经大学出版社2002年版。

133. 方福前：《公共选择理论：政治的经济学》，中国人民大学出版社2000年版。

134. 藏旭恒等：《产业经济学》，经济科学出版社2005年版。

135. 巨荣良、王丙毅：《新经济视角的产业组织理论研究》，知识产权出版社2005年版。

136. 胡善联：《卫生经济学》，复旦大学出版社2003年版。

137. 周绿林：《卫生经济及政策分析》，东南大学出版社2004年版。

138. 储振华：《国外卫生经济学概论》，南京大学出版社1991年版。

139. 任真年：《现代医院医疗质量管理》，人民军医出版社2001年版。

140. 蔡仁华：《发达国家医疗保险制度》，时事出版社2001年版。

141. 蔡仁华：《中国医疗保险制度改革大全》，中国人事出版社1996年版。

142. 乌日图：《医疗保障制度国际比较》，化学工业出版社2003年版。

143. 杜克林：《贫困人群医疗救助——理论、案例及其操作指南》，人民卫生出版社2002年版。

144. ［日］金泽良雄：《经济法》（新版），有斐阁书店1980年版。

145. 吴崇其：《中国卫生法学》，中国协和医科大学出版社 2004 年版。

146. 杨平：《卫生法学》，人民军医出版社 2004 年版。

147. 赵同刚：《卫生法》，人民卫生出版社 2001 年版。

148. 何勤华：《外国法制史》，法律出版社 2004 年版。

149. 何勤华：《20 世纪外国经济法的前沿》，法律出版社 2002 年版。

150. 庞正、严海良：《外国法制史纲》，南京师范大学出版 2001 年版。

151. 由嵘：《外国法制史》，北京大学出版社 2000 年版。

152. ［美］蒋中一：《数理经济学的基本方法》，商务印书馆 2002 年版。

153. 钱颂迪等：《运筹学》（修订版），清华大学出版社 1998 年版。

154. ［英］伊特韦尔等编：《新帕尔格雷夫经济学大辞典》，经济科学出版社 1992 年版。

155. 张维迎：《医疗体制的主要问题在于政府垄断》，载《医药产业资讯》2006 年第 13 期。

156. 顾昕、高梦滔、张欢：《医疗救助体系与公立医疗机构的社会公益性》，载《江苏社会科学》2006 年第 3 期。

157. 马维胜：《医疗改革的核心问题与未来出路》，载《中国工业经济》2006 年第 4 期。

158. 纪玉山：《我国医疗服务公平问题的经济学分析》，载《工业技术经济》2006 年第 5 期。

159. 毕四岭、袁长海：《医疗卫生事业发展中政府与市场机制的定位分析》，载《中国卫生资源》2006 年第 2 期。

160. 杨伟民：《论医疗服务的公共属性和社会属性》，载《社会》2006 年第 2 期。

161. ［美］P. 克鲁格曼、R. 韦尔斯，新晴摘译：《美国医疗卫生的困境》，载《国外社会科学》2006 年第 3 期。

162. 王晓京、朱士俊：《医疗费用支付方式比较》，载《中华医院管理杂志》2006 年第 7 期。

163. 张录法、黄丞：《国外医疗卫生体系改革的四种模式》，载《国际医药卫生导报》2005 年第 11 期。

164. 刘晓惠：《国外医疗服务支付方式综述》，载《经济与管理研究》2006 年第 3 期。

165. 邹富良：《寻租活动对医疗服务价格影响的分析》，载《中国卫生经济》2006 年第 5 期。

166. 陈伟、徐兰飞：《英国医疗服务监管体系简介》，载《卫生经济研究》2006 年第 1 期。

167. 葛延风：《德国的医疗卫生体制及对中国改革的启示》，载《科学决策》2006 年第 8 期。

168. 李林贵等：《山东省医疗服务项目规范实施与价格调整评价研究》，中国卫生经济学会第六次招标课题，卫生部卫生经济研究所网站，2006 年 10 月 5 日。

169. 余瑶、胡春：《浅谈公益医疗卫生事业服务信息的公开》，载《中国卫生事业管理》2006 年第 8 期。

170. 刘薇：《中国医改 20 年演变，前卫生部副部长解读医改历程》，载《京华时报》2006 年 3 月 8 日。

171. 林关征：《政府管制与管制放松的制度经济学分析》，载《经济体制改革》2006 年第 6 期。

172. 高世楫等：《推进医疗服务体制改革必须加强监管体制建设》，载《中国发展观察》2006 年第 1 期。

173. 郭萍：《信息不对称与医疗服务市场的规制》，载《兰州学刊》2006 年第 2 期。

174. 陈富良：《规制政策设计中机制设计理论的局限性》，http://www. sina. com. cn，2007 年 10 月 15 日。

175. 顾昕：《走向有管理的市场化：中国医疗体制改革的战略性选择》，载《经济社会体制比较》2005 年第 6 期。

176. 余晖：《医疗改革的困境与出路》，载《转轨通讯》2005 年第 4 期。

177. 国务院发展研究中心课题组：《对中国医疗卫生体制改革的评价与建议》，载《中国医院院长》2005 年第 16 期、第 17 期。

178. 国务院发展研究中心课题组：《中国医疗卫生体制改革（概要与重点)》，中国新闻网，2005 年 7 月 29 日。

179. 罗必良：《公共领域、模糊产权与政府的产权模糊化倾向》，载《改革》2005 年第 7 期。

180. 赵敏、马建华：《关于杭州市医疗卫生体制改革若干问题的思考》，载《中国卫生经济》2005 年第 4 期。

181. 张录法、黄丞：《"看门人"制度的作用及其在我国的实现途径》，载《经济问题探索》2005 年第 1 期。

182. 黄丞等：《社区"看门人"制度能有效促成我国大中型城市"三医"良性联动》，载《中国卫生经济》2005 年第 5 期。

183. 徐芬、李国鸿：《国外医疗服务体系研究》，载《国外医学》（卫生经济分册）2005 年第 4 期。

184. 郭杰、邢程：《通过医疗服务信息公示与医院评价的相互促进，做好新时期医院管理工作》，载《中国医院》2005 年第 6 期。

185. 冯正军：《长沙 30 亿元大造医院》，载《第一财经日报》2005 年 1 月 24 日。

186. 周诚：《关于公平问题的探索》，载《中国经济时报》2004 年 8 月 17 日。

187. 杨敬宇等：《卫生服务市场与政府职能》，载《发展》2004 年第 9 期。

188. 高淑华：《浅谈市场经济条件下医疗服务市场的特点》，载《山东煤炭科技》2004 年第 3 期。

189. 龚舒琴、尹明芳：《进一步完善医保医疗费用支付方式的对策与措施研究》，载《中国卫生经济》2004 年第 4 期。

190. 周耀东：《不对称信息与激励性管制选择》，载《经济评论》2004 年第 2 期。

191. 余东华：《激励性规制的理论与实践述评》，载《外国经济管理》2003 年第 7 期。

192. 钟东波：《我国医疗行业政府管制的制度框架》，载《中国卫生经济》2003 年第 1 期。

193. 郑大喜：《试论医疗服务市场失灵、信息披露及其管制》，载《中国卫生质量管理》2003 年第 4 期。

194. 王绍光：《人民的健康也是硬道理》，载《读书》2003 年第 7 期。

195. 陈宁姗、李建：《各国政府卫生投入及其对中国的启示》，载《卫生经济研究》2003 年第 7 期。

196. 王元昆：《美国医疗卫生体制的变迁》，载《中华医院管理杂志》2003 年第 6 期。

197. 许诺等：《基于绩效的管制模式及其应用》，载《电力系统自动化》2003 年第 5 期。

198. 孟庆跃：《医疗服务价格扭曲的测量及其分析》，载《卫生资源》2003 年第 3 期。

199. 张宝库、张明：《医院质量管理的新视角：患者感知服务质量》，载《医院质量》2003 年第 5 期。

200. 梁小威等：《英国医院的市场化体制改革实践》，载《医院管理论坛》2003 年第 3 期。

201. 邹建锋：《构建农民医疗安全网——访国务院发展研究中心农村经济研究部部长韩俊》，载《中国经济时报》2003 年 5 月 27 日。

202. 周其仁：《自然垄断不自然》，载《中国经济研究中心简报》2002 年 5 月 1 日。

203. 杜传忠：《激励规制：规制经济学的最新发展》，载《聊城大学学报》2002 年第 4 期。

204. 武汝廉：《议我国卫生服务市场政府管制》，载《中国卫生经济》2002 年第 8 期。

205. 蔡湛宇、陈平雁：《病人满意度的概念及测量》，载《中国医院统计》2002 年第 12 期。

206. 陈建平：《英国医院私人筹资计划解析》，载《中国卫生资源》2002 年第 5 期。

207. 龚向光、胡善联：《英国医院体制改革》，载《卫生经济研究》2002 年第 3 期。

208. 龚向光等：《德国医院体制改革》，载《卫生经济研究》2002 年第 7 期。

209. 晏波等：《公立医院体制改革的模式及其借鉴》，载《中国卫生资源》2002 年第 3 期。

210. 闫德胜：《吉林公示医院评价结果》，载《健康报》2002 年 10 月 10 日。

211. 赵金相：《浅议建立医疗纠纷数据信息体系的可行性》，载《医与法》2002 年第 3 期。

212. 张维迎：《张维迎教授关于管制与放松管制系列谈话录》，载《21 世纪经济报道》2001 年 3 月 19 日。

213. 戚津东：《自然垄断管制的理论与实践》，载《当代财经》2001 年第 12 期。

214. 储振华：《美国非营利性医院与营利性医院比较研究》，载《国外医学》（卫生经济分册）2001 年第 3 期。

215. 王延中：《中国农村医疗保障制度研究》，"中国农村社会保障制度研究"课题报告之二，中国社会科学院课题组，2001 年。

216. 董军等：《医院服务质量管理》，载《中国医院管理》2001 年第 7 期。

217. 蔡仁华、李卫平:《医疗机构产权制度改革探讨》,载《中国医院管理》2000年第1期。

218. 傅卫、陈迎春、姚岚等:《中国农村卫生改革与发展背景资料》,载《中国农村卫生改革与发展国际研讨会专辑》,人民卫生出版社2000年版。

219. 张肖敏:《美国的卫生管理与保险制度(上)》,载《卫生经济研究》2000年第7期。

220. 吕坤正、王新生:《实施医院质量管理新策略》,载《中华医院管理杂志》2000年第8期。

221. 王万华:《行政程序法论》,载罗豪才主编:《行政法论丛》(第3卷),法律出版社2000年版。

222. 王俊豪:《区域间比较竞争理论及其应用》,载《数量经济技术经济研究》1999年第1期。

223. 周惠中:《略谈伪劣商品和打假——不对称信息理论的应用》,载汤敏、茅于轼主编:《现代经济学前沿专题》(第三集),商务印书馆1999年版。

224. 韩雷亚、张振忠:《对贫困人口实施医疗救助》,载《中国卫生经济》1999年第11期。

225. 马进、李恩奎等:《医疗费用供方支付方式比较研究》,载《中国卫生经济》1998年第2期。

226. 王鸿勇:《不同医疗费用支付方式的利弊分析及适宜制度选择》,载《国外医学》(卫生经济分册)1998年第1期。

227. 王小万:《英国国家卫生服务制度改革》,载卫生部国际合作司编:《国外卫生考察报告专集》(第一卷),人民卫生出版社1997年版。

228. 程晓明:《英国国家卫生服务制度沿革与评价》,载卫生部国际合作司编:《国外卫生考察报告》,人民卫生出版社1997年版。

229. 宋文舸、赵郁馨:《英国卫生改革与医院组织的重建(上)》,

载《卫生软科学》1996 年第 5 期。

230. 胡德全、石晓钟、李贺栓：《医院单病种质量管理的探讨》，载《中华医院管理杂志》1996 年第 9 期。

231. 黄慧英：《诊断相关分类法在北京地区医院管理中的可行性研究》，载《中华医院管理杂志》1994 年第 10 期。

232. 刘明新、汪宏：《美国的医疗卫生改革》，载《中国卫生经济》1994 年第 4 期。

233. 杜乐勋等：《中国医疗卫生发展报告 NO. 2》，社会科学文献出版社 2006 年版。

234. 杜乐勋等：《中国医疗卫生产业发展报告 NO. 1》，社会科学文献出版社 2004 年版。

235. 赵郁馨、蔡仁华：《中国卫生总费用研究报告（2004）》，卫生部内部资料 2005 年版。

236. 国家信息中心：《CEI 中国行业发展报告（医疗服务业）》，中国经济出版社 2005 年版。

237. 卫生部：《中国卫生管理与医院经营决策数据依据》，中国协和医科大学出版社 2004 年版。

238. 劳动和社会保障部医疗保险司：《10 省市医疗保险制度改革综合调研报告汇编》，内部资料，2002 年。

239. 劳动和社会保障部医疗保险司：《日本韩国医疗保险制度考察报告》，内部资料，2002 年。

240. 劳动和社会保障部、中共中央文献研究室：《新时期劳动和社会保障重要文献选编》，中国劳动社会保障出版社、中央文献出版社 2002 年版。

241. 劳动和社会保障部社会保险事业管理中心：《基本医疗保险费用结算办法实用指南》，中国财政经济出版社 2001 年版。

242. 劳动和社会保障部社会保险研究所：《世纪抉择——中国社会保障体系构架》，中国劳动社会保障出版社 2000 年版。

243. 劳动和社会保障部医疗保险司：《中国医疗保险制度改革政策与管理》，中国劳动社会保障出版社 1999 年版。

244. 中国药学会、药事管理专业委员会：《中国医药卫生改革与发展相关文件汇编》，中国医药科技出版社 2001 年版。

245. 卫生部基层卫生与妇幼保健司：《农村卫生文件汇编（1951—2000）》，中国发展出版社 2001 年版。

246. 世界银行：《卫生保健筹资：中国的问题与选择》，中国财政经济出版社 1998 年版。

247. 卫生部国际合作司：《国外卫生考察报告专集》（第一卷），人民卫生出版社 1997 年版。

248. 《当代中国的卫生事业》编写组：《当代中国的卫生事业》，人民卫生出版社 1984 年版。

249. 《当代中国的卫生事业》编写组：《当代中国卫生事业大事记（1949—1990）》，人民卫生出版社 1993 年版。

250. 卫生部办公厅：《中华人民共和国卫生法规汇编（1978—1980）》，法律出版社 1982 年版。

251. 卫生部卫生政策法规司：《中华人民共和国卫生法规汇编（1984—1985）》，法律出版社 1986 年版。

252. 卫生部卫生政策法规司：《中华人民共和国卫生法规汇编（1986—1988）》，法律出版社 1989 年版。

253. 卫生部卫生政策法规司：《中华人民共和国卫生法规汇编（1989—1991）》，法律出版社 1992 年版。

254. 王康久等：《北京市卫生史料：医疗篇（1949—1990）》，北京科学技术出版社 1993 年版。

255. 马洪、王怀超主编：《中国改革全书（1978—1991）：医疗卫生体制改革卷》，大连出版社 1992 年版。

256. 卫生部：《医院分级管理办法（试行)》1992 年版。

257. 国务院办公厅：《关于城镇医药卫生体制改革指导意见》，国办发〔2000〕16 号，2000 年 2 月 1 日。

258. 卫生部等部门：《关于城镇医疗机构分类管理的实施意见》，卫医发〔2000〕233 号，2000 年 7 月 18 日。

259. 财政部、卫生部、国家计委：《关于卫生事业补助政策的意见》，财社〔2000〕17 号，2000 年 7 月 10 日。

260. 卫生部、财政部：《医院药品收支两条线暂行管理办法》，卫规财发〔2000〕229 号，2000 年 7 月 8 日。

261. 国家计委、卫生部：《关于改革医疗服务价格管理的意见》，计价格〔2000〕961 号，2000 年 7 月 20 日。

262. 卫生部等：《医疗机构实行价格公示的规定》，2006 年。

263. 国务院：《关于建立城镇职工基本医疗保险制度的决定》，国发〔1998〕44 号，1998 年 12 月 14 日。

264. 卫生部等五部门：《关于发展和完善农村合作医疗的若干意见》，1997 年。

265. 卫生部：《大型医用设备配置与应用管理暂行办法》，1994 年。

266. 卫生部：《医院分级管理办法（试行）》，1992 年。

267. 卫生部统计信息中心：《2006 年中国卫生事业发展情况统计公报》，卫生部网站：www. moh. gov. cn，2007 年 5 月 9 日。

268. 卫生部统计信息中心：《2005 年中国卫生事业发展情况统计公报》，卫生部网站：www. moh. gov. cn，2006 年 5 月 11 日。

269. 卫生部统计信息中心：《2004 年中国卫生事业发展情况统计公报》，卫生部网站：www. moh. gov. cn，2005 年 5 月 15 日。

270. 卫生部统计信息中心：《2003 年中国卫生事业发展情况统计公报》，卫生部网站：www. moh. gov. cn，2004 年 4 月 27 日。

271. 卫生部统计信息中心：《2002 年全国卫生事业发展情况统计公报》，卫生部网站：www. moh. gov. cn，2003 年 5 月 26 日。

272. 卫生部统计信息中心：《2001 年全国卫生事业发展情况统计公报》，卫生部网站：www. moh. gov. cn，2002 年 4 月 26 日。

273. 卫生部统计信息中心：《1997—2001 中国卫生事业发展简报》，卫生部网站：www. moh. gov. cn，2003 年 1 月 23 日。

274. 中华人民共和国卫生部编：《中国卫生统计年鉴》，中国协和医科大学出版社。

后　　记

　　近年来，医疗改革已成为社会各界关注的热点和焦点问题。国内学者从产业管制角度对医疗改革所进行的研究也渐渐增多。但是，现有研究与卫生经济研究、医疗保险研究、宏观卫生政策研究等相关研究相比，特别是与自然垄断产业管制改革研究相比，仍然处于起步阶段。管制经济学对医疗卫生改革的关注大大逊色于其对自然垄断产业改革的关注。这对管制经济学的未来发展来说，无疑将是一种难以弥补的缺憾。作为从事产业经济学、管制经济学和财政学教学与研究工作的教师，加上曾经所拥有的经济法学教学经历，本人实感有责任在医疗卫生管制改革研究方面有所建树。因此，在博士论文选题之前，自己就试图以医疗行业的政府管制问题作为博士论文的研究主题。后来，经过导师尹音频教授的同意，并在尹老师的亲切指导下，经过多次论证，最终确定了论文的研究思路和分析框架。

　　本书是在我博士论文基础上进行修改而成的。为此，首先要感谢我的导师尹音频教授。尹老师严谨务实的治学态度，睿智灵活的科研思想、渊博深厚的学术功底和她那种学无止境、开拓进取、勇于拼搏的精神，给我留下了深刻印象；她心地善良、待人宽厚，既是良师，也是益友，是我终生学习的榜样和今后努力的方向。其次，感谢我的同事宋士云、匡平等老师。是他们在我论文写作和书稿修改过程中，提出了宝贵意见，使我从中受益匪浅。另外，本书参考了许多专家学者的一些研究成果。他们的相关研究使我开阔了视野，受到了启发。在此对他们表示衷心感谢。最后，要感谢我的妻子陈朝晖老师。是她在我论文写作和书稿修改过程中承担了所有家务和照料女儿上学的责任，使我有时间和精力潜心于写作。论文中也倾注了她对我无私的关爱和牺牲。

本书得到了聊城大学学术出版基金的资助，得到了人民出版社的大力支持。出版过程中，陈登编辑剔纰补漏，付出了艰辛劳动。在此一并致以诚挚的谢意。

政府医疗管制问题研究是一项极其复杂而艰巨的系统性研究课题，既需要有坚实而深厚的经济学理论功底，又需要有广博的医疗卫生知识，更需要科学而严谨的研究方法。由于本人学识浅薄，书中纰漏甚至错误之处在所难免，敬请专家、学者和广大读者批评指正。

王丙毅

2008 年 11 月